国家出版基金项目
NATIONAL PUBLICATION FOUNDATION

新中国地方中草药文献研究（1949—1979年）

土单验方卷 8（中）

「十三五」国家重点出版物出版规划项目

国家出版基金资助项目

张瑞贤 张卫 刘更生 蒋力生 主编

SPM 南方出版传媒
广东科技出版社
北京科学技术出版社

目　录

草药验方汇编（第一辑）

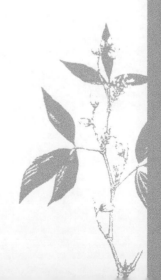

提 要

新余县医药防治站、新余县草药汇编小组编。

共 272 页，其中插页 6 页，前言 2 页，目录 4 页，正文 254 页，索引 6 页。黑白绘图 104 幅。平装铅印。

前言简介了本书编写缘起。编写组编印这本《草药验方汇编》，作为向中华人民共和国成立 20 周年的献礼。在本书编写过程中，编者始终依靠广大群众，拜他们做老师，经过短短的 1 个月，收集了大量宝贵的第一手资料，并经全县草医代表会议讨论和审查，最后确定了疗效良好、资源丰富的草药 100 余种、验方和秘方 300 余个，附图 104 幅。

本书分为草药和验方秘方选编类两大部分。其中草药部分分为传染病类药、内科类药、外科类药、伤科类药、妇科类药、儿科类药、五官科类药、毒蛇咬伤类药、肿瘤类药共 9 类。每药下有别名、形态、性味、功效、民间应用等内容，并附有黑白绘图。验方秘方选编类部分按所治疾病科别分为传染病，内科病，外、伤科病，五官科病，妇产科病，儿科病和其他。各科别下先列疾病，每种疾病下又有数量不等的验方。

书后附有治疗病名索引。

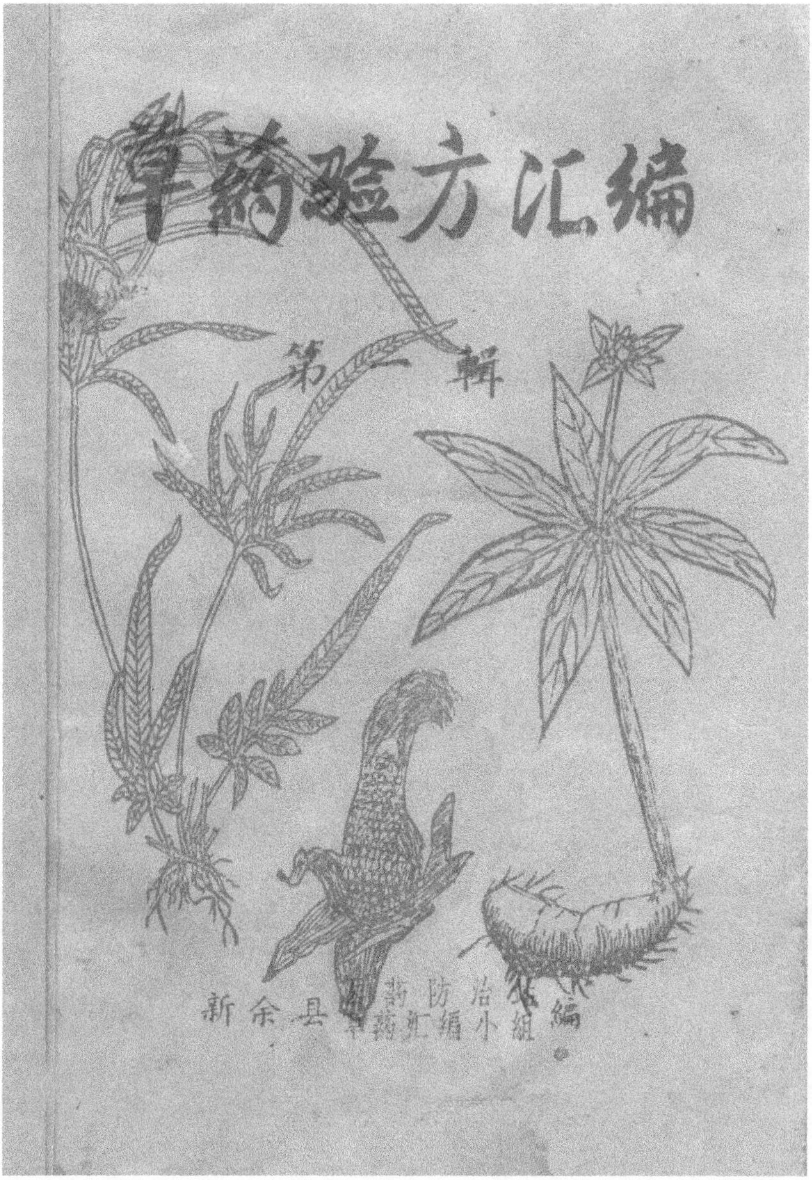
草药验方汇编
第 辑
药防治
新余县 汇编小組 编

目　　录

傳染病类藥

內科类藥

外科类药

伤科类药

妇科类药

儿科类药

五官科类药

毒蛇咬伤类药

肿瘤类药

験方密方选編类

傳染病

內科病

外、伤科病

五官科病

妇产科病

儿科病

其他

治疗病名索引

傳染病类药

十大功劳

别名：功劳。

形态：十大功劳属小檗科多年生常綠灌木。奇数羽状复叶，叶似狗勒，但莖較之为黄。果实为卵园形，熟时成紫黑色。多生于高山阴凉处。根莖叶入藥用。

性味：性凉，味稍苦，无毒。

功效：清热利湿，止咳化痰，退骨蒸潮热。

民間应用：

（1）黄疸（肝炎）：十大功劳根或莖五錢（湿者加倍），煎水內服。或用：十大功劳五錢，黄枝子兜三錢，狗勒兜五錢，金錢草三錢，酸竹管五錢，車前草二錢，煎水內服效佳。

（2）风溫犯肺，咳嗽，气喘（肺炎）：十大功劳四錢，茅栗子兜四錢．黄枝子兜三錢，綉花針三錢，土常山兜二錢，黄荆兜三錢，車前草二錢，露珠罐四錢，野灯芯兜为引，煎水內服。

（3）腹痛、腹泻：十大功劳三錢，金錢草三錢，叫得草三錢，車前草二錢，青木香二錢，白蓼草三錢，煎水內服效佳。

（4）水湿黄肿：十大功劳四錢，白馬骨三錢，黄荆兜二錢，金錢草三錢，大青叶三錢，金櫻子兜三錢，酸竹管兜三錢，水楊柳兜二錢，煎水內服。

（5）胃脘痛：十大功劳三錢，青木香二錢，土木香二錢，煎水內服，效佳。

（6）紅白痢：十大功劳四錢，六月回霜三錢，煎水內服有效。

（7）肝癌：水蜈蚣二錢，酸竹管五錢，金錢草五錢，白馬骨四錢，十大功劳四錢，三白草二錢，化骨丹二錢，煎水內服。（按：肝癌为西医不治之症，草医草藥对此病，目前亦尚未徹底解决，然肝癌患者經服上方，临床症状有一定的好轉，故介紹于此，供大家参考。）

（8）跌打損伤：十大功劳三錢，八角楓三錢，矮脚樟四錢，大活血四錢，小活血四錢，鴉血藤四錢，安痛藤四錢，过山龙三錢，紅絲根四錢，煎水，酒对服。

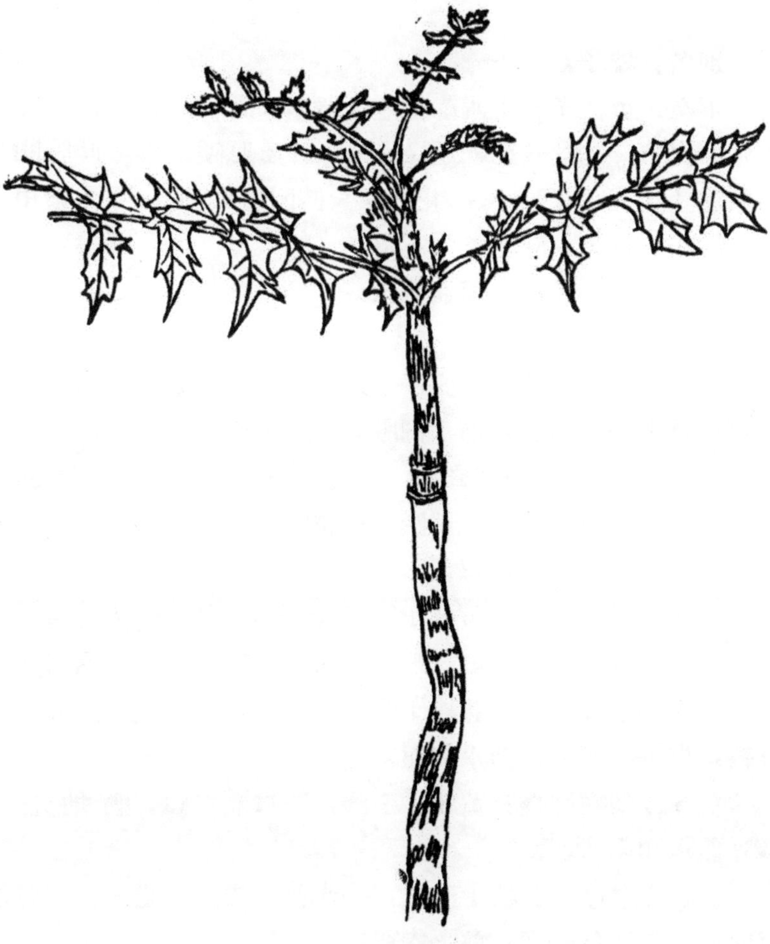

十大功劳

黄枝子

别名：枝子。

形态：黄枝子属于茜草科常綠灌木。高約五、六尺。叶对生，卵园形，先端較銳，边緣完整，叶質厚硬。春季叶腋間开白色漏斗状花，花瓣六片，花后結长椭园形果。兜、果入藥用。

性味：性寒、味苦。无毒。

功效：淸热泻火，凉血解毒。

民間应用：

（1）黄疸：黄枝子兜，十大功劳，鸡爪黄連，黄荆兜各三錢，蘿卜一个为引，煎水內服。

（2）小儿肺脹（肺炎）：黄枝子兜二錢，常山兜二錢，黄荆兜二錢，公茅栗子兜三錢，綉花針二錢，露珠罐兜三錢，野灯芯兜为引，煎水內服。

（3）高热不退：黄枝子兜三錢，七九藤四錢，大叶金錢四錢，大青叶四錢，露珠罐二錢，鸡爪黄連二錢，煎水內服有效。

（4）睾丸肿脹：黄枝子兜三錢，七九藤四錢，大叶金錢五錢，夜关門四錢，煎水內服。

（5）咽喉肿痛：黄枝子三錢，开口箭二錢，磨地走三錢，煎水频频含服。

（6）嘔血：黄枝子五錢，一步血五錢，生地一两，外紅消四錢，还魂草一两，煎水內服。

（7）小便紅白：黄枝子三錢，六月回霜四錢，白車前草四錢，精肉四两，加水煮，取湯及肉內服。

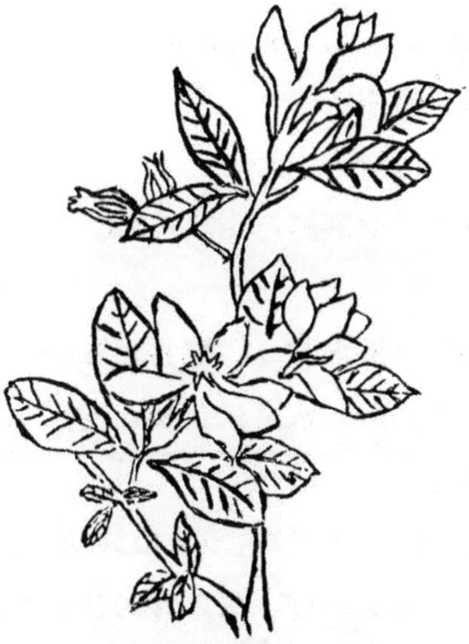

黄枝子

酸竹管

别名：九龙鞭，虎杖，酸竹筒。

形态：酸竹管为蓼科多年生草本。高約二至三尺，莖粗大中空而分节。叶互生，广卵形，先端尖。夏季莖端及叶腋間开白色或淡紅色小花。地下莖为木質，色黃。多生于野外田埂上，水沟边。根入藥用。

性味：性平，味酸苦，无毒。

功效：利水通淋，活血調經，止咳祛痰。

民間应用：

（1）水肿（腎性水肿）：酸竹管五錢，三白草三錢，土茵陈三錢，車前子二錢，水楊柳四錢，蘆根五錢，雁爪勒三錢，煎水內服有效。

（2）黃疸：酸竹管五錢，小叶金錢四錢，黃枝子兜四錢，酸酒藤四錢，十大功劳四錢，白馬骨四錢，煎水內服。

（3）燙伤：酸竹管根，洗净晒干研末备用，用棉花油調搽患处效佳。

（4）咳嗽（热咳）：酸竹管四錢，小叶金錢四錢，桑白皮三錢，十大功劳三錢，煎水內服。

（5）产后瘀血不下，胎盘残留：酸竹管五錢，大当天貫五錢，益母草五錢，煎水內服有效。

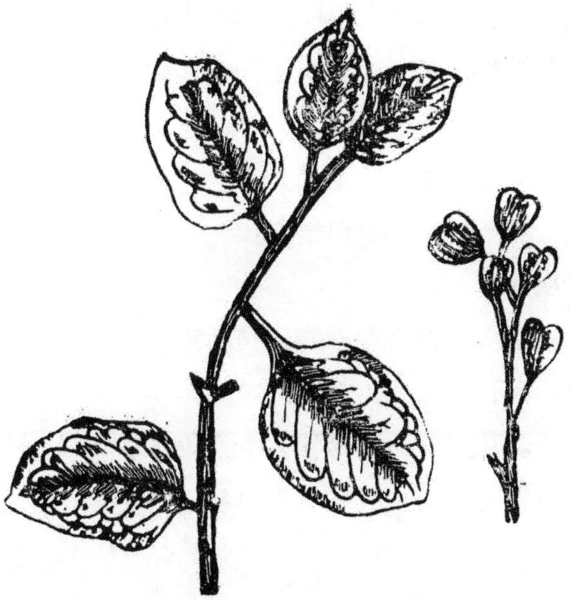

酸 竹 管

白馬骨

别名：过路黄荆，白花蓮。

形态：白馬骨为多年生落叶灌木。多野生于田野水沟边。高約一、二尺。莖白色，园柱形。叶对生，小叶瓜子形，常于叶腋处又生出对生的小叶。春夏間叶腋及莖端开白色小花。全草入藥用。

性味：性凉，味甘，无毒。

功效：清热利湿，調和諸藥。

民間应用：

（1）黃疸：白馬骨五錢，狗勒兜五錢，黃枝子三錢，金錢草三錢，酸竹管四錢，煎水內服。

（2）調和諸草：白馬骨和中藥的甘草相似，能調和諸草，緩和藥物的烈性，故草藥方中多用之。

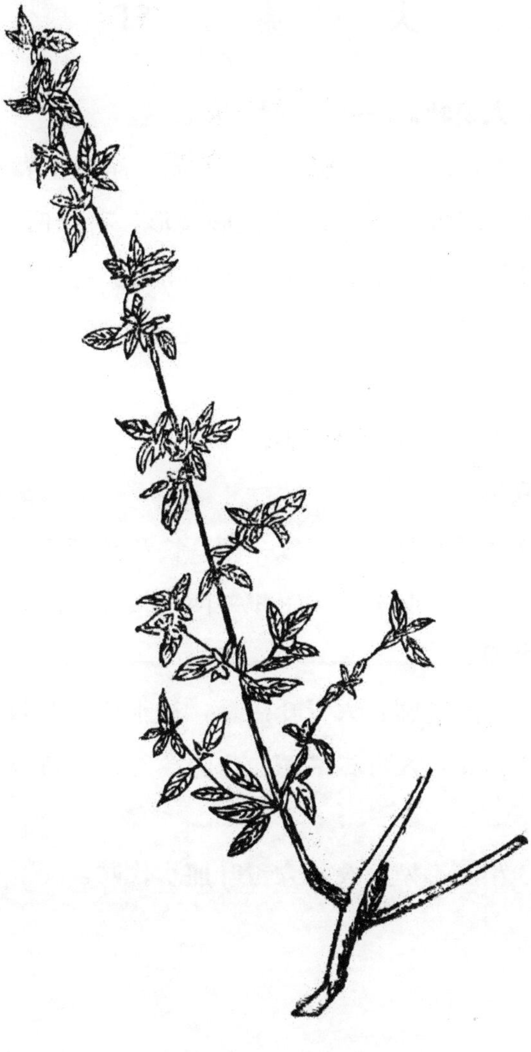

白馬骨

·9·

大　青　叶

别名：大菜叶。

形态：大青叶为十字花科，大青属，越年生灌木样草本。高二、三尺，深青色，下部之叶倒椭园形，有叶柄，上部之叶披針形，无叶柄，抱茎而生，叶边有粗鋸齿。夏日茎梢上开多数黄色小花，果实扁平或长椭园形。多生于山野。根茎叶入藥用。

性味：性大寒，味苦，无毒。

功效：泻火解毒，凉血化斑。

民間应用：

（1）咽喉肿痛：大青根一两，搗汁频频含服。

（2）黄疸（肝炎）大青根一两，猪肝二两，百草霜三錢，煎水內服。

（3）防治疮癤：大青叶适量，泡水代飲有效。

（4）肺痈：大青根二两，魚腥草五錢，黄豆二两，水煎服。

（5）預防乙型脑炎：大青叶煎水代飲。

大青叶

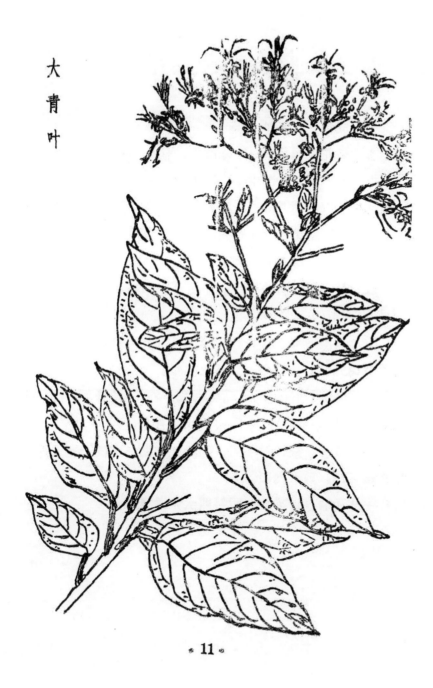

綉花針

别名：虎刺，鳥不踏。

形态：綉花針属茜草科常綠灌木。莖高約二尺，如伞状。莖园柱形，长針刺。叶对生，小卵园形，先端稍尖，叶厚边完整，短叶柄。五、六月間，叶腋处开白色漏斗形花，花后結小园果（不易落）。多生于山野阴凉处。全草入藥用。

性味：性平，味苦，无毒。

功效：祛风湿，利关节。利小便，退黃疸。

民間应用：

（1）风湿痹症：綉花針一两，五加皮五錢，三加皮五錢，鑽山楓五錢，安痛藤五錢煎水內服。

（2）痞块（肝脾肿大）：綉花針一两，化骨丹五錢，水蜈蚣五錢，丹参一两，煎水內服，約一月余。

（3）黃疸：綉花針一两，狗勒兜一两，黃枝子兜五錢，大叶金錢五錢，煎水內服。

（4）牙痛：綉花針一两，煎水含漱有效。

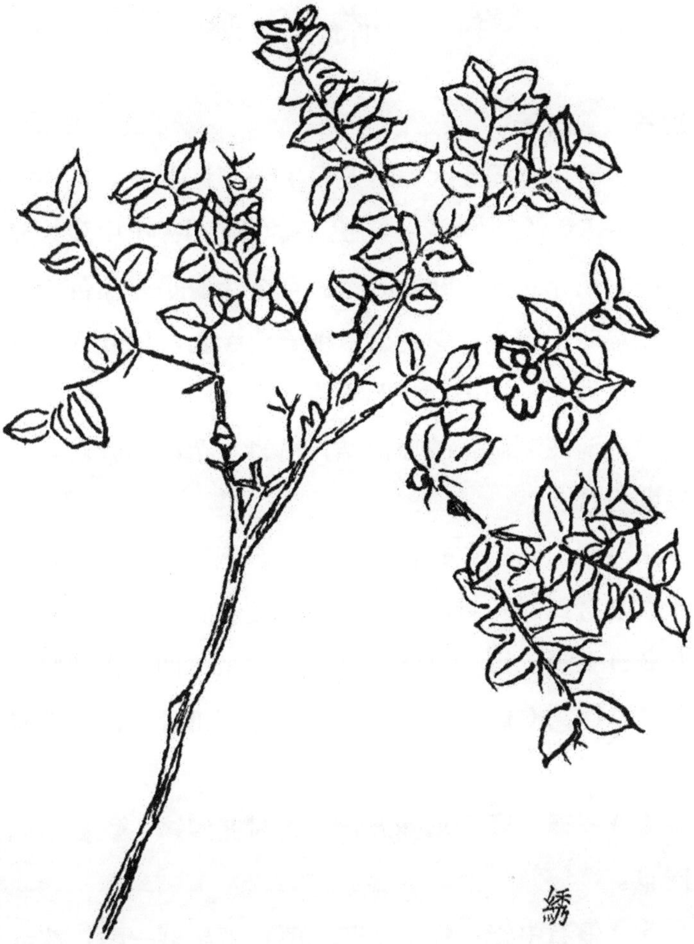

绣花針

•13•

野南瓜

别名：算盘子。

形态：野南瓜属于大戟科多年生落叶灌木。自生于山野。莖高一米左右，幼莖有少許茸毛。叶互生，叶片为长卵形。叶边完整，质厚，叶背叶脉显露。夏季叶腋間开黄色小花，七至十月結扁球形蒴果，似南瓜，种子黄赤色，根叶入藥用。

性味：性凉，味苦濇，无毒。

功效：清热利湿，破血散結，解毒。孕妇禁服。

民間应用：

（1）水湿黄肿：野南瓜五錢，黄荆兜二錢，金樱子兜四錢，十大功劳四錢，野河树四錢，黄枝子兜四錢，煎水內服。

（2）黄疸：野南瓜叶二錢，炒大米二两，水煎服。

（3）腹泻（急、慢性腸炎）：野南瓜叶二两水煎服，数日甚效。

（4）咳嗽：野南瓜兜五錢，大青兜四錢，鉄扫帚四錢，煎水內服。

（5）信石中毒：野南瓜兜二两，解毒荊一两，煎水內服有效。

（6）瘰癧：野南瓜兜三两，明矾一錢，煎水分二次內服，每日一剂。

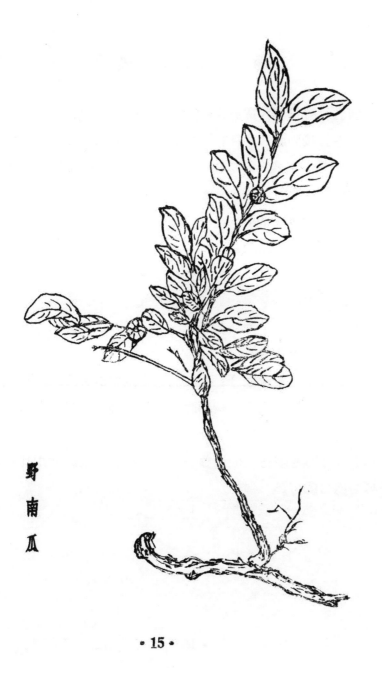

野南瓜

酸　　酒　　藤

别名：河白草，雷公藤。

形态：酸酒藤为蓼科多年生蔓状草本。莖生逆刺，叶互生，长叶柄，叶呈三角形或盾状，托叶多园形，莖或枝貫穿它的中心。六、七月莖端开白色小花，花后結球状质硬果实。多生于原野、路边。全草入藥用。

性味：性寒，味酸。

功效：清热利湿，利尿通淋。

民間应用：

（1）黄疸：十大功劳五錢，金錢草五錢，茵陈五錢，酸酒藤五錢，煎水內服。

（2）水肿（肾性）：用酸酒藤适量煎水熏洗。并用酸酒藤四錢煎水內服。或用：酸酒藤四錢，矮脚樟三錢，車前草三錢，商陆一錢，煎水內服。

（3）毒蛇咬伤：酸酒藤一两搗汁，酒調服。并用其叶搗烂外敷伤口即可。

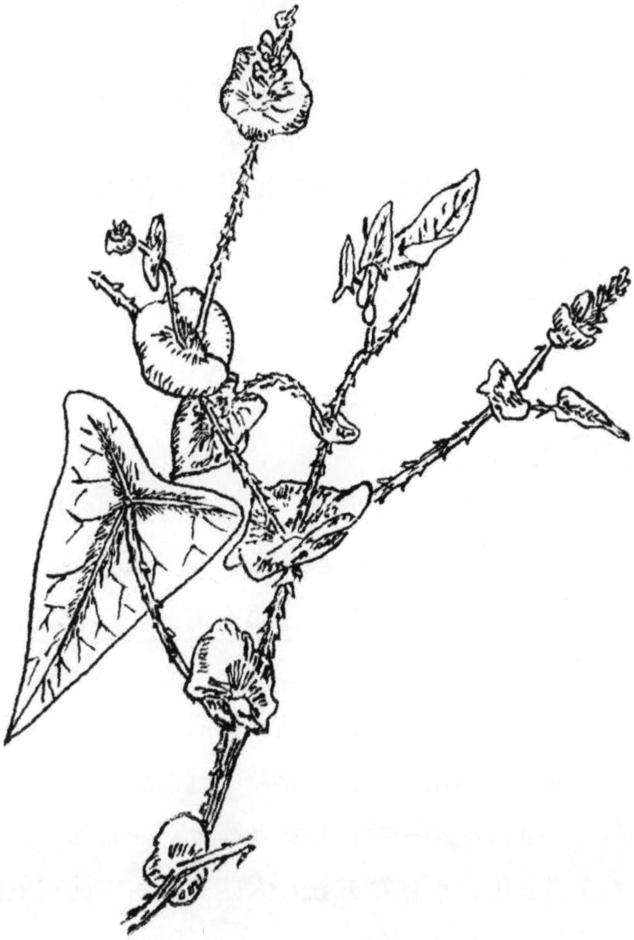

酸酒藤

夏枯草

别名：芒錘草。

形态：夏枯草属于唇形科多年生草本。高約五寸至一尺。莖四方形，叶对生，椭园形或披針形，有粗鋸齿，莖叶上有茸毛。五、六月間，莖端生紫色唇形花，呈穗状花序。多生于山野。花穗及全草入藥用。

性味：性寒，味苦辛，无毒。

功效：清肝明目，散結解毒。

民間应用：

（1）瘰癧（淋巴結結核）：夏枯草熬胶，每服一湯匙，每日二次，并用此胶貼患处。或用夏枯草三錢，毛道人四錢，鉄拳头四錢，鑽山甲五錢，煎水內服亦有效。

（2）目赤肿痛：夏枯草五錢煎水內服。或用夏枯草五錢，野烟叶三錢，野菊兜五錢，煎水內服。

（3）肺痨（肺結核）：夏枯草十斤，紅糖一斤，加水煎至2500毫升，每日早晚一次，每次8毫升。一月为一疗程。

（4）高血压：夏枯草五錢，大蓟五錢，車前草五錢，煎水內服，长服有持久降压作用。

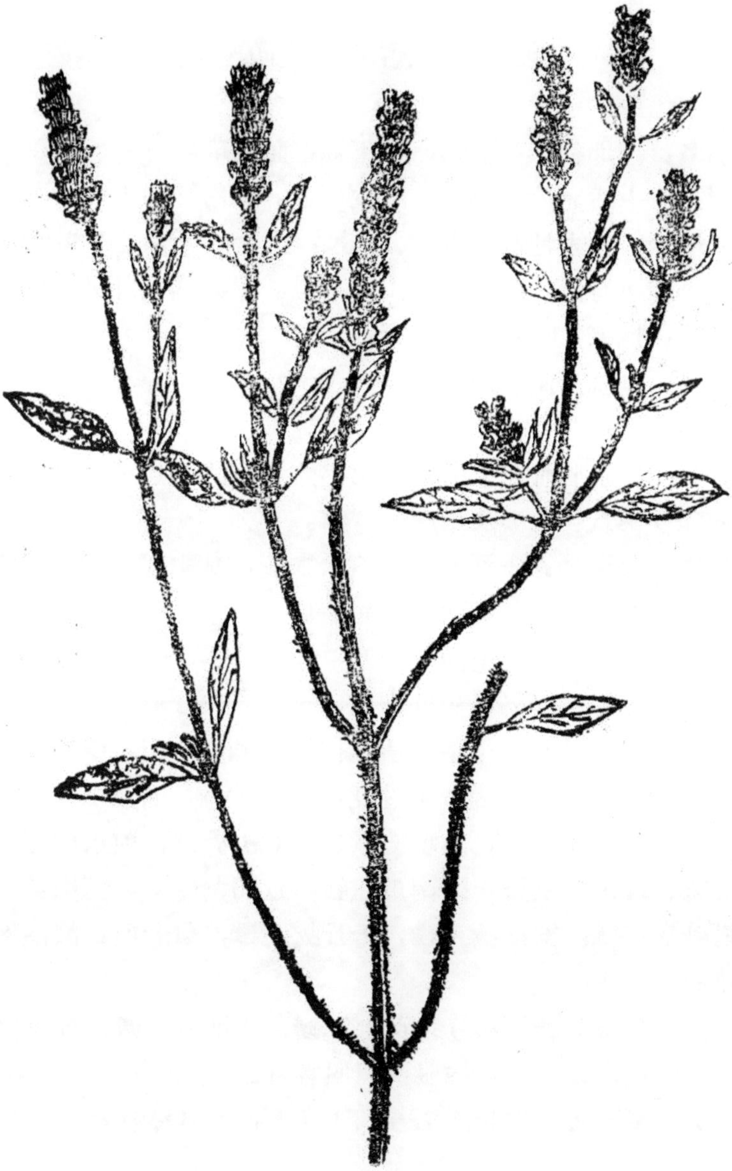

夏枯草

• 19 •

土活血

别名：扑地紅，关公須，根下紅，血見草。

形态：土活血为唇形科二年生草本。根色紅如須状。莖基部有叶丛生。春末抽莖，高一、二尺，莖上的叶对生，叶为长椭园形，叶边有齿。多野生于山野路边。根、莖、叶入藥用。

性味：性凉，味甘辛，无毒。

功效：凉血止血，活血散結。

民間应用：

（1）咳血嘔血：土活血一两半煎水去渣加烏鸡婆蛋一二枚（去壳）稍煮，取湯及蛋內服有效。

（2）偏头痛：土活血一两煎水去渣，加鴨蛋一枚（去壳），取湯及蛋內服，連服二次可癒。

（3）乳痈初起：土活血一两，地榆一两，煎水內服。並用土活血适量，搗烂外敷患处有效。

（4）无名肿毒：土活血适量搗烂，酒糟为引，敷患处。

（5）悶气吐血（因劳累过度，飲水过急，而致肺絡受伤）：先用土活血一两，烏鸡婆蛋二枚（去壳），煎水內服。再服伤藥：过山龙三錢，野南瓜三錢，过江龙四錢，辣椒草二錢，皺紗皮三錢，安痛藤三錢，千斤拔三錢，薄酒煎，濃酒对服效佳。

（6）肺痨（肺結核）：百部二錢，土活血一两，野河树三錢，夏枯草四錢，煎水內服，連服数月。

（7）蟻子丹（带状泡疹）：土活血取汁外搽有效。

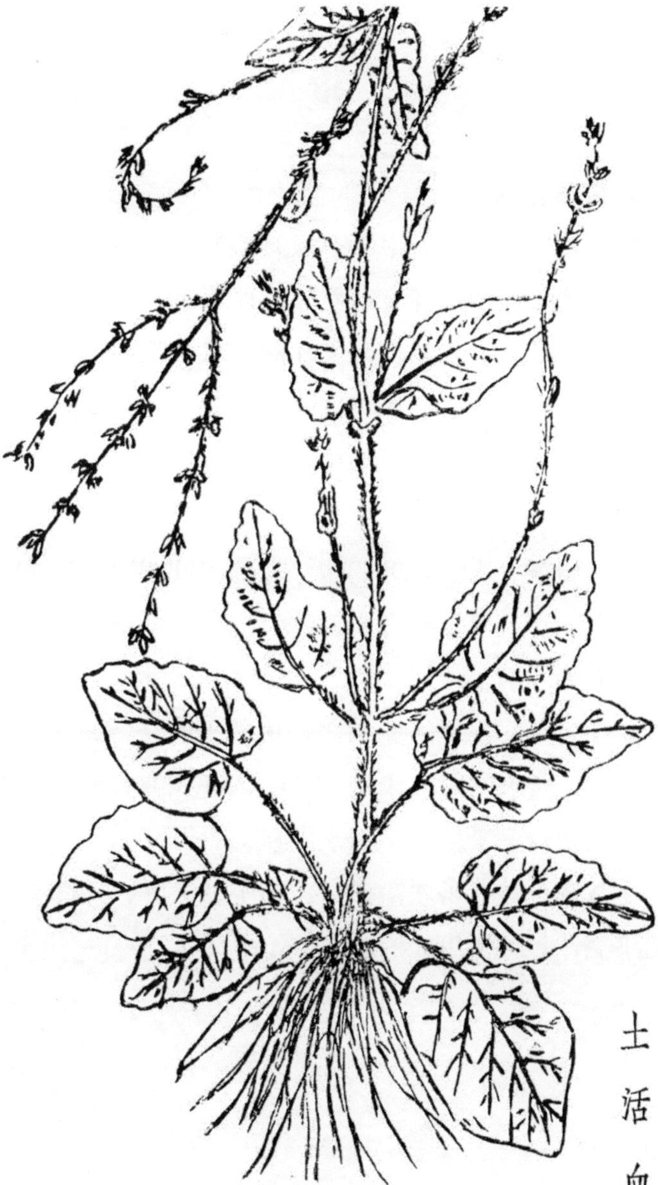

土活血

毛道人

别名：野甘草。

形态：毛道人属于多年生宿根纏繞植物。多生于山野阴凉处。常纏繞他物向空中伸展。莖叶密被茸毛。叶互生，为花瓶形或长卵形，叶边有細鋸齿，长叶柄。根入藥用。

性味：性凉，味甘。无毒。

功效：清热解毒，散結消肿。

民間应用：

（1）瘰癧：毛道人兜四錢，野蕎麦兜四錢，夏枯草三錢，鑽山甲五錢，算盘子兜四錢，烏桕兜三錢，肺痨核一两，煎水內服，水酒为引。

（2）疝气：毛道人兜四錢，黃藥子四錢，矮脚樟四錢，細茶根五錢，煎水內服。或用：毛道人兜四錢，鑽山楓三錢，过山龙三錢，黃藥子三錢，煎水內服。

（3）蟻子丹（带状泡疹）：用毛道人叶，小叶金錢叶适量，洗净搗汁，外搽患处有效。

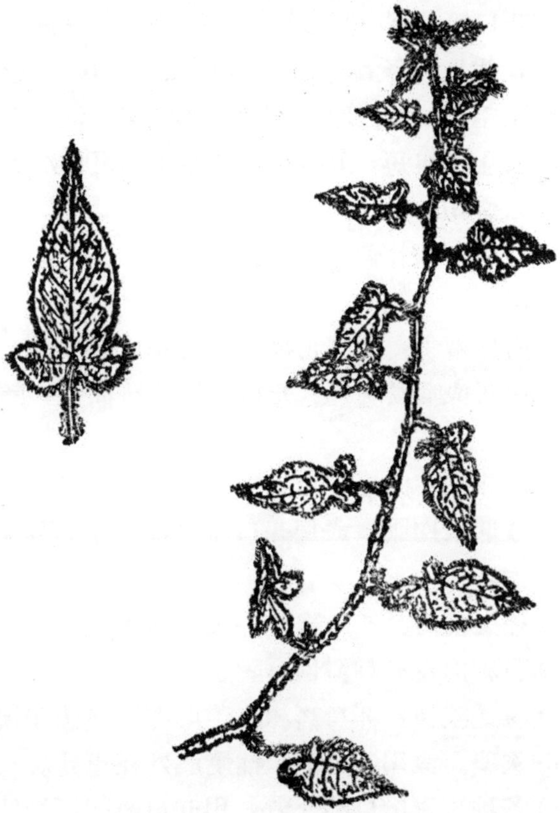

毛 道 人

• 23 •

开 口 箭

别名：万年青，斬蛇劍，白河車。

形态：开口箭为百合科多年生常綠草木。高約一尺。叶自根基部丛生，为披針形或倒披針形，叶长約一尺，边緣完整，叶質厚且光滑无毛。春季叶腋間抽花梗，梗端簇生淡綠白色小花，穗状排列。其主根粗短，多須根。多生于山野阴凉处或人工栽培。根及叶入藥用。

性味：性寒，味甘苦，有小毒。

民間应用：

功效：清热解毒，消肿止痛，强心利尿。

（1）白喉或咽喉肿痛：开口箭根洗凈擂汁，頻頻含服有效。

（2）齿齦紅肿疼痛（胃火）：开口箭二錢，切碎，鴨蛋一个（去壳）煎水內服。或用开口箭根，洗凈切薄片，置痛牙处，止痛功速。

（3）狂犬咬伤：开口箭叶一尺长煎水內服，可預防狂犬病，但必禁服狗肉及有刺激性食物。

（4）毒蛇咬伤：开口箭根，苧麻兜适量洗凈搗烂外敷伤口，日换一次藥，或用开口箭根擂燒酒外搽患处。

（5）各种疮毒撥口不开者：用开口箭兜打烂外敷即可撥开口。

（6）腹痛（热痛）：开口箭根二錢煎水內服即可止痛。

（7）跌打損伤（新伤）：开口箭根二錢，煎水內服，酒为引。

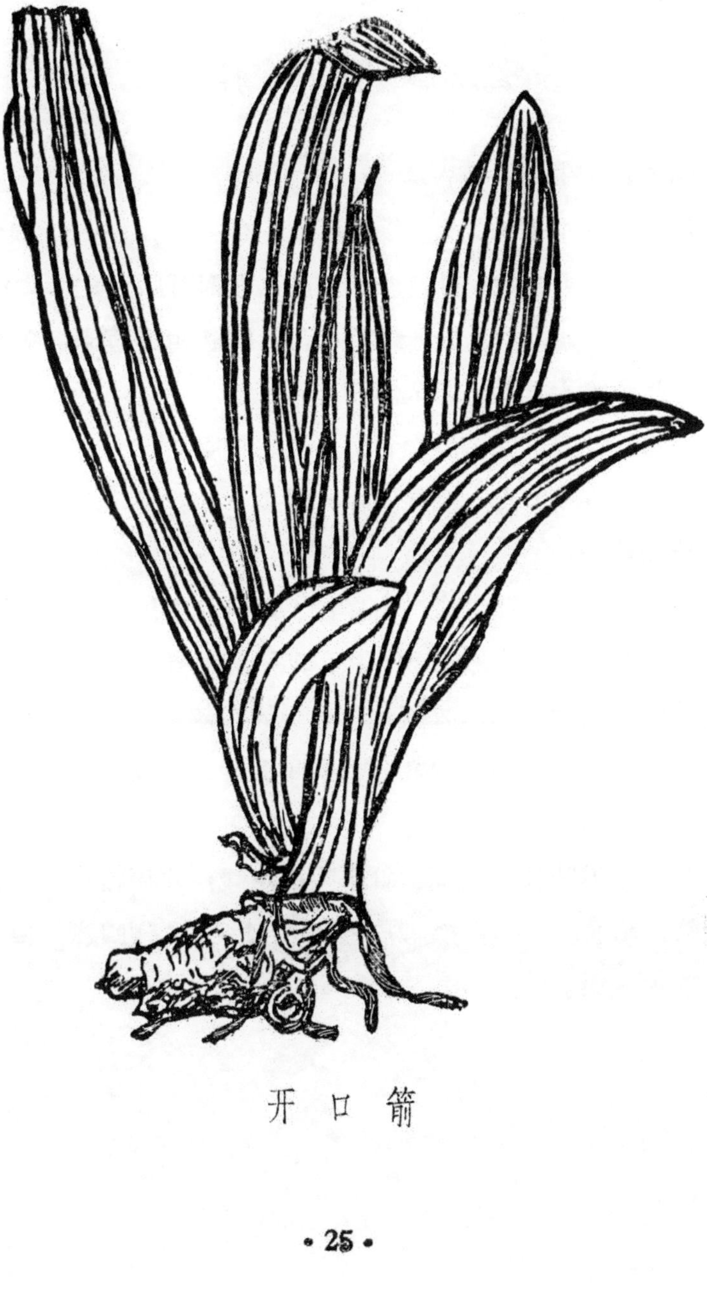

开 口 箭

紅牛膝

别名：土牛膝，节古草。

形态：紅牛膝为莧科多年生草本。高約二、三尺。叶对生，橢园形，头尖銳，叶背淡紅色，莖方形有脹大之节，如牛之膝。夏日莖端及叶腋处开綠色小花，結橢园形苞果。多生于山野、路旁或水沟边。根入藥用。

性味：性寒，味苦酸。无毒，孕妇禁服。

功效：清热解毒，利咽消肿，引藥下行。

民間应用：

（1）白喉：紅牛膝根切片含于口內。或用新鮮紅牛膝根五錢至一两，搗汁含服有效。按：据研究报导，紅牛膝有中和白喉桿菌毒素的作用，并有預防白喉的功效。

（2）咽喉肿痛，用紅牛膝根擂水含服。或用紅牛膝根适量搗烂取汁內服，效更佳。

（3）下肢关节疼痛：紅牛膝根四錢，安痛藤四錢，伸筋藤三錢，鸡血藤三錢，皺紗皮三錢，过路竹鞭四錢，藕节为引，煎水內服。

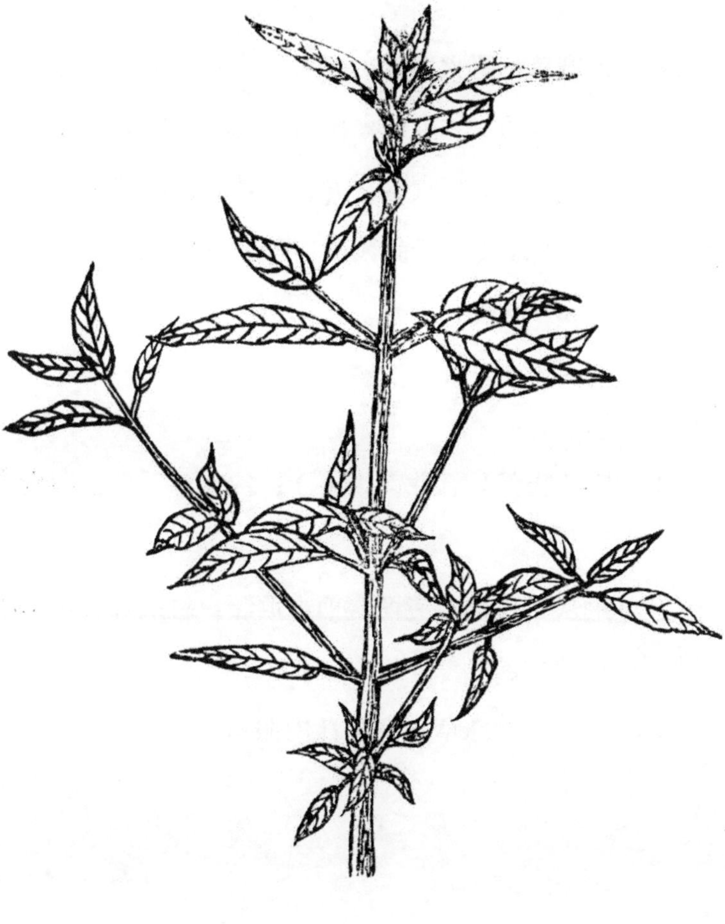

紅牛膝

珍 珠 草

别名：火廂草，野火廂草。

形态：珍珠草为一年生草本植物。高約一尺。叶椭园形，叶边有鋸齿，互生，叶似火廂。五、六月間，叶腋抽短莖，其叶上长一綠色小珠。多生于家园或田野。全草入藥用。

性味：性寒，味苦，无毒。

功效：泻火燥湿，理气消脹。

民間应用：

（1）霍乱吐泻（急性胃腸炎）：珍珠草三两，煎水內服效佳。

（2）痢疾：珍珠草三两，煎水取汁，紅痢加紅糖，白痢加白糖調服，效佳。

（3）盐斑：珍珠草二两搗汁內服有效。

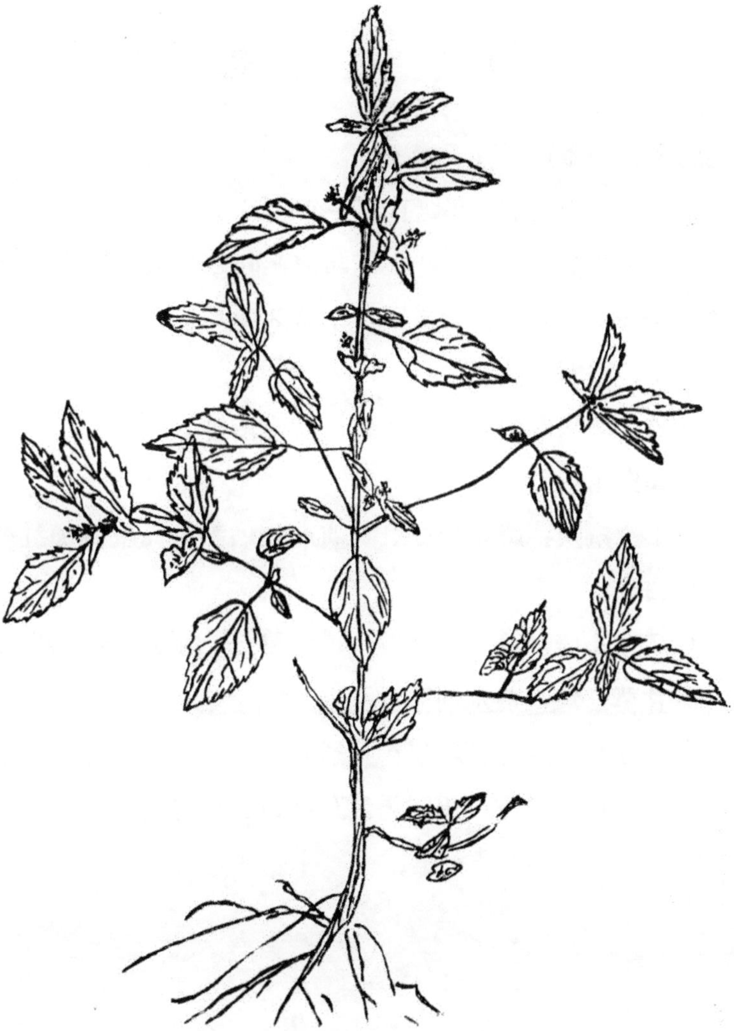

珍 珠 草

•29•

馬　齿　莧

别名：长命草，九头獅子草。

形态：馬齿莧属于馬齿莧科一年生草本。莖叶肉质多汁，紫紅色，常平臥于地上。叶小倒卵形，叶厚边园似馬齿。夏季枝梢开小花。多生于田野家园。全草入藥用。

性味：性寒，味甘。

功效：清热利湿，利水通淋，解毒消肿。

民間应用：

（1）痢疾：鮮馬齿莧二两煎水加糖調服。紅痢加紅糖，白痢加白糖。

（2）小便澀痛（尿道炎），妇人赤白带下：馬齿莧一两，粉甘草三錢，煎水內服。

（3）无名肿毒：鮮馬齿莧适量洗净，打烂外敷患处。

（4）黄蜂刺伤：用鮮馬齿莧叶取汁外搽有效。

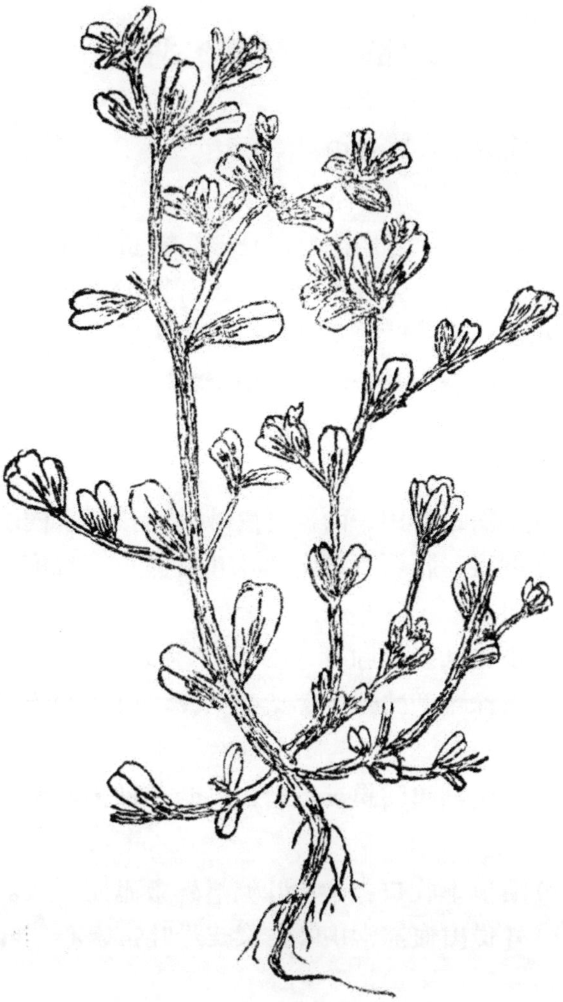

馬齿莧

常　　山

别名：布望子，野常山，土常山。

形态：常山属于虎耳草科多年生落叶小灌木。多生于山野，茎高二、三尺。茎园柱形，全株密被黄色茸毛。叶对生，椭园形，先端較尖，基部楔形，叶边有鋸齿。短叶柄。夏季开淡兰色小花。花后結兰色浆果。根、叶入藥用。

性味：性微寒，味苦辛，有小毒。

功效：劫痰截瘧，外用止血。

民間应用：

（1）瘧疾：常山一两，臭皮丹一两，煎水內服效佳。

（2）痢疾、腹泻：鲜常山叶五錢煎水，紅痢加紅糖，白痢加白糖調服。

（3）小儿肺脹（肺炎）：常山二錢，黃枝子兜三錢，黃荆兜二錢，露珠罐兜二錢，茅栗兜二錢，灯芯兜为引，煎水內服。

（4）偏头痛起翳膜者：常山二两，精肉四两加水煮服有效。

（5）潰瘍不收口：常山叶嚼烂外敷患处有效。

（6）外伤出血：常山叶，臭皮丹叶，寒心草叶，嚼烂趁热外敷。

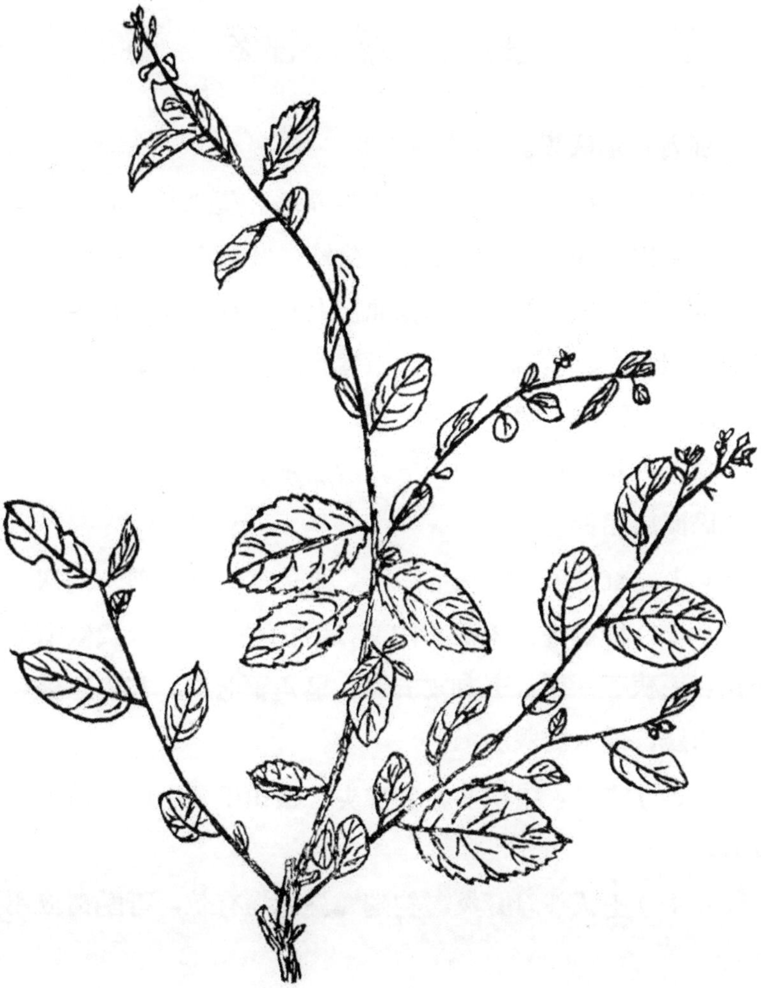

常　山

• 35 •

土 茯 苓

别名：地茯苓。

形态：土茯苓为百合科攀緣性灌木。莖細长，叶长椭园形，先端尖，基部楔形，質厚色深綠，叶背色淡，叶边完整，叶基部有二卷須，常借此攀緣他物上升。夏日开紅綠色小花，結球形浆果。根莖扁园柱形，微弯曲。根、莖入藥用。

性味：性平，味甘淡。

功效：解毒除湿，利关节，消瘰瘰。

民間应用：

（1）紅白痢：土茯苓一两，筷子草一两，煎水內服。

（2）楊梅疮：土茯苓四两，皂角子七个，煎水代飲有效。或用：土茯苓一两，五加皮五錢，皂角子七个，苦参三錢，金銀花四錢，煎水內服亦效。

（3）瘰癧：土茯苓，鉄拳头，鑽山甲各一两，煎水內服有效。

（4）土茯苓对肝炎、鈎端螺旋体病有效，可酌情应用。

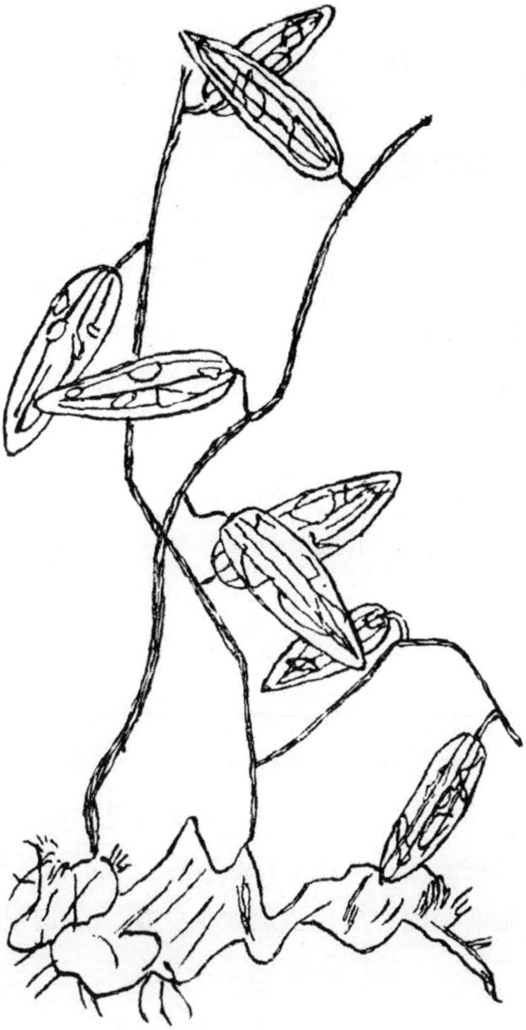

土茯苓

凤尾草

别名：大野鴙尾草。

形态：凤尾草为水龙骨科凤尾蕨属多年生常綠草本。自生于山間石壁阴湿处。根莖短，質硬，直立或斜臥，密披細小鱗片。叶丛生，叶柄細长，羽状分裂，叶边完整或微波状，叶呈鴙爪排列。夏日叶背沿边密生子囊群，褐色隆起呈带状，孢子散落而繁殖。全草入藥用。

性味：性寒，味酸苦，无毒。

功效：清热解毒，止血止痢。

民間应用：

（1）咳血，尿血：凤尾草，一步血，黃枝子各五錢，煎水內服。

（2）痢疾：凤尾草五錢，珍珠草一两，煎水內服，效佳。

（3）狂犬咬伤：凤尾草适量，嚼烂外敷伤口有效。

（4）毒蛇咬伤：凤尾草、糯米藤适量，搗烂外敷伤口。

（5）咽喉肿痛：凤尾草加食盐少許，取汁內服效佳。

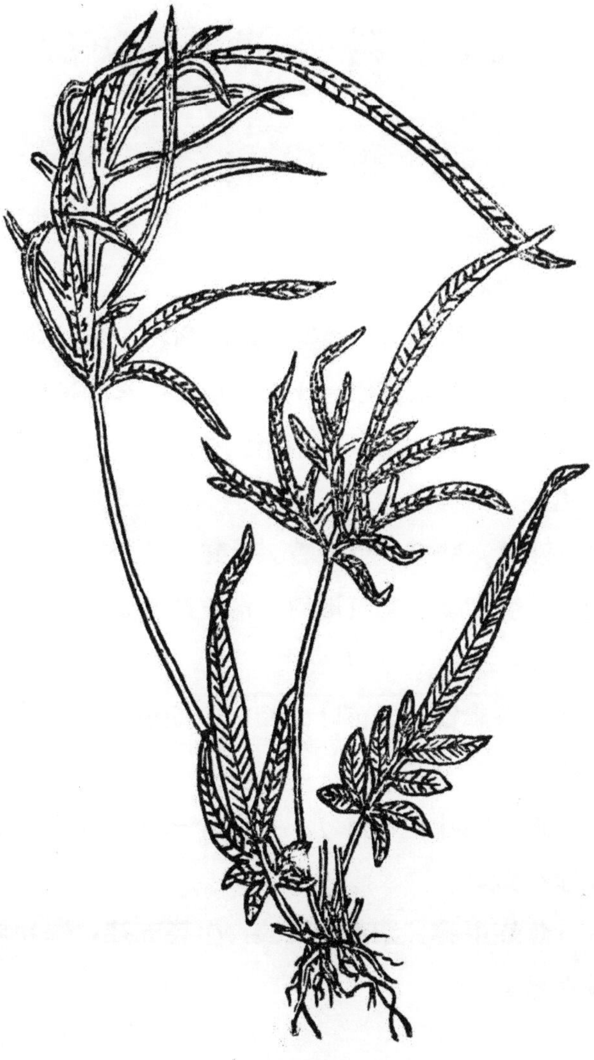

凤尾草

·37·

内科类药

紫苏

别名：苏叶。

形态：紫苏为唇形科一年生草本。高約一米，莖方形，分枝甚多。叶卵园形，紫紅色，叶边有鋸齿，长叶柄，对生。夏秋开唇形小花。花后結小坚果。多生于村庄附近或人工栽培。全草入藥用。

性味：性溫，味辛，气芳香。无毒。

功效：辛溫解表，理气健胃，解魚虾毒。

民間应用：

（1）风寒感冒：紫苏叶四錢，山胡椒二錢，煎水內服，取微汗而癒。

（2）妊娠嘔吐（偏热）：紫苏叶三錢，黃連四分，煎水內服，頻服有效。

（3）魚虾中毒：紫苏叶五錢，生姜五錢，生甘草一两，煎水內服有效。

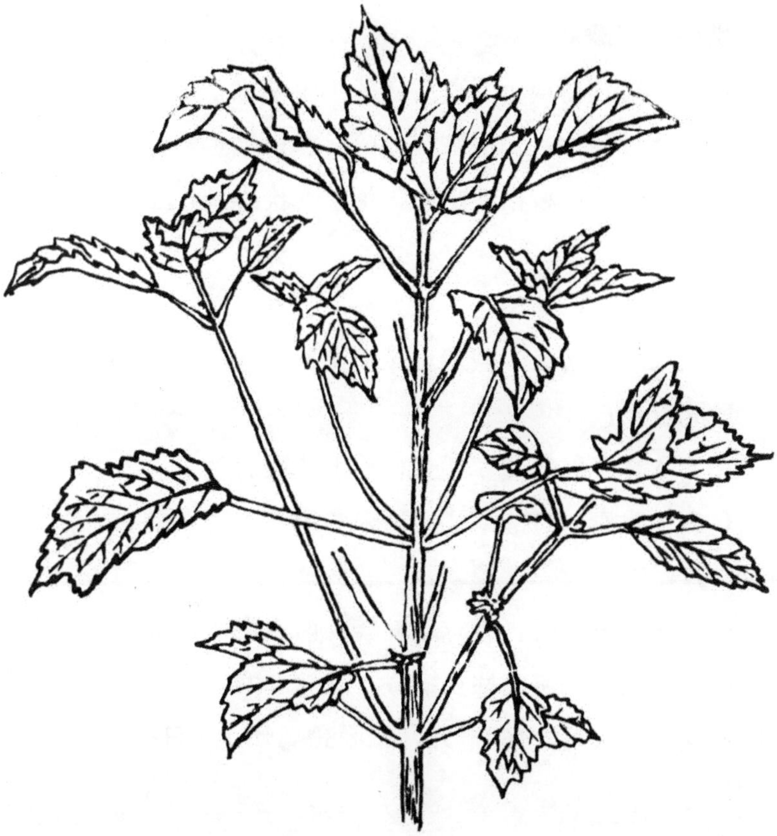

紫　苏

· 39 ·

青 蒿 草

别名：香蒿。

形态：青蒿草属于菊科艾属多年生草本。多生于田野水沟边。最初就地丛生，形似紅蘿卜苗。春日抽莖，梢上之叶細裂如絲，叶腋出枝，枝梢开小头状花，穗状排列，呈黃綠色。全草入藥用。

性味：性寒，味辛苦，气芳香，无毒。

功效：清热解暑，截瘧止痒，退骨蒸劳热。

民間应用：

（1）身痒：青蒿草适量，煎水外洗有效。

（2）截瘧：青蒿草晒干研末备用，于瘧发前一、二小时內服二錢，五天为一疗程。

（3）暑天感冒：青蒿草五錢，煎水內服，取微汗而癒。

（4）流火（班氏絲虫病）：青蒿二两，黃荆叶二两，威灵仙五錢，煎水取汁160毫升，每服80毫升，一日二次。

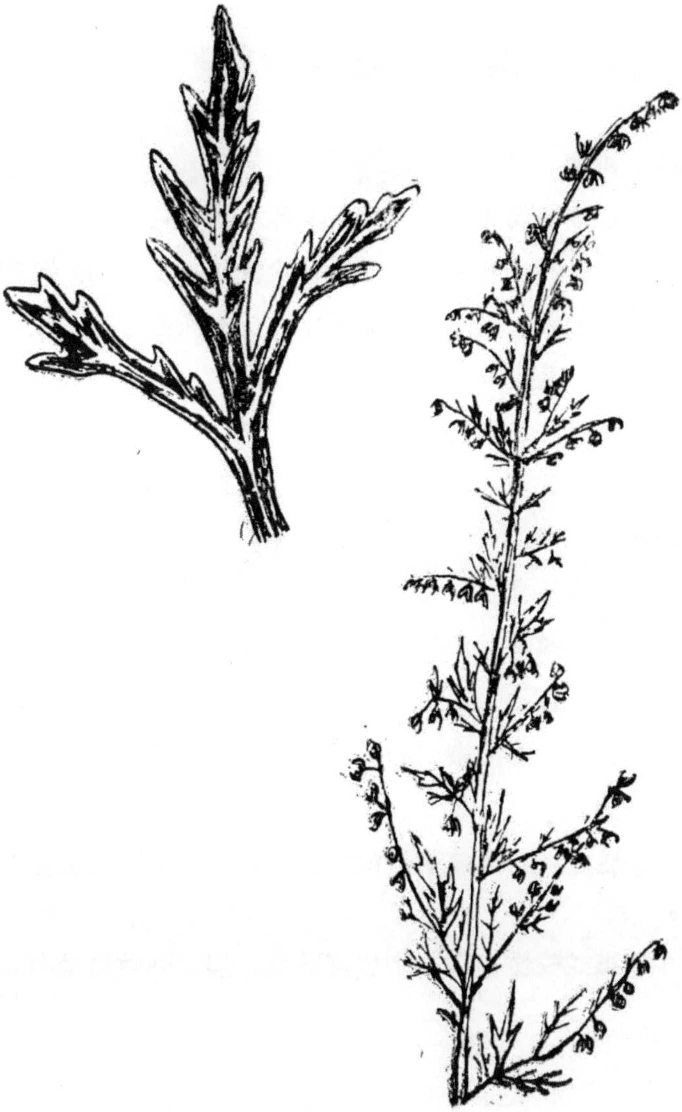

青蒿草

山胡椒

别名：蜀椒。

形态：山胡椒属于芸香科多年生落叶乔木。高約一丈，莖上有对称的針刺。叶对生，奇数羽状复叶，小叶卵状披針形，叶边有疏鋸齿，先端尖。春天叶腋开黃綠色小花，秋天結紅色球形小果。果实入藥用。

性味：性溫，味辛苦，有小毒。

功效：溫胃散寒，止痛止瀉，外用消肿散結。

民間应用：

（1）胃腹冷痛：山胡椒二錢煎水內服，效佳。

（2）风寒咳嗽：山胡椒一錢，生姜三錢，煎水內服，取微汗而癒。

（3）疝气：山胡椒二錢，黃荆兜二錢，黃枝子兜三錢，煎水內服有效。

（4）崩疔：（迅速潰烂的疔疮）：山胡椒叶适量搗烂外敷有效。

（5）毒蛇咬伤：山胡椒根皮适量，搗烂外敷患处有效。

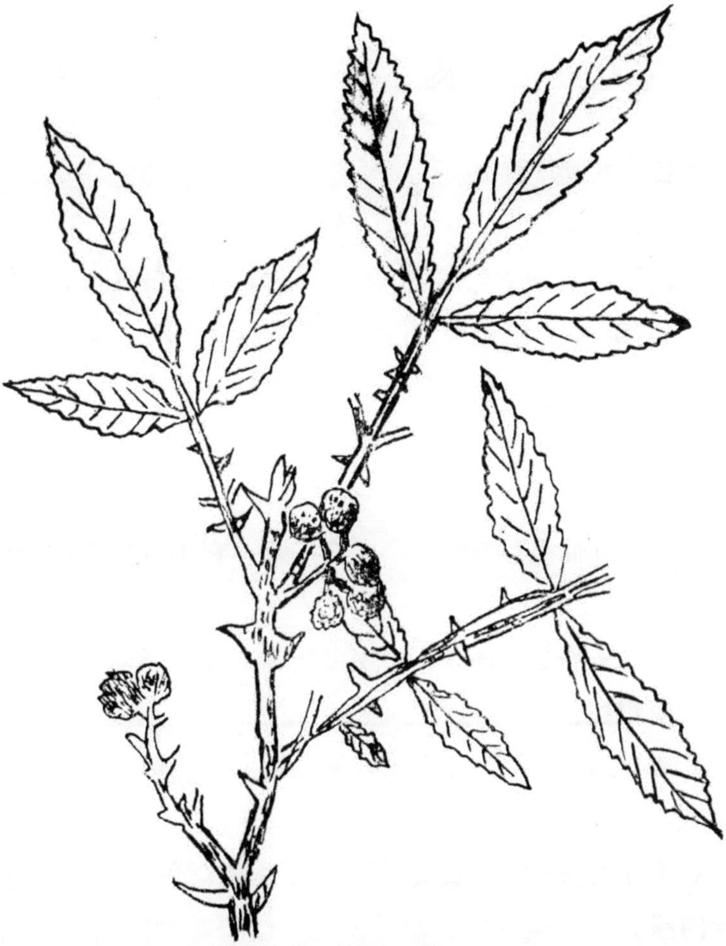

山胡椒

良　姜

别名：九龙盘。

形态：良姜为姜科多年生草本。高約二、三尺，叶长椭园形或披針形，主脉之左右有許多平行脉。开綠白色花。根莖园柱形，具有叶痕，形成环节，紅棕色，气味芳香。其所結果实为土砂仁。多生于山野阴凉处。根、果实入藥用。

功效：溫胃散寒，止痛止嘔。

民間应用：

（1）胃脘痛（寒性）：良姜三錢，青木香二錢，煎水內服效佳。

（2）牙痛（寒痛）：干燥良姜根，燃着隔姜灸頰車穴、合谷穴有卓佳。

（3）风寒头痛：干燥良姜根，燃着隔姜灸印堂穴、太阳穴有效。

（4）风寒咳嗽：良姜三錢，山胡椒二錢，枇杷叶二錢，煎水內服。

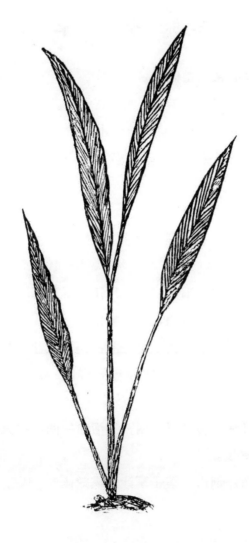

良　姜

•45•

筷　子　草

别名：豆豉草，黄蜂草。

形态：筷子草为一年生草本。高約一、二尺。叶对生，长椭园形，先端較尖，叶边完整，叶上有少許茸毛。夏月莖端及叶腋抽花梗，开数朵白色小花。多生于山野、路边。全草入藥用。

性味：性寒，味甘。

功效：清热解毒，理气止痛，外敷消肿。

民間应用

（1）胃脘痛（潰瘍病）：用筷子草洗凈晒干切碎备用，每次五錢泡水代飲，連服数月可癒。

（2）霍乱吐泻，筷子草一两，搗烂取汁內服效佳。

（3）痢疾：筷子草二两，土茯苓叶二两，小当天貫一两，煎水內服。

（4）乳痈：筷子草一两，土活血一两，威灵仙兜五錢，煎水內服，卓效。

（2）黄蜂刺伤：筷子草汁外搽效佳。

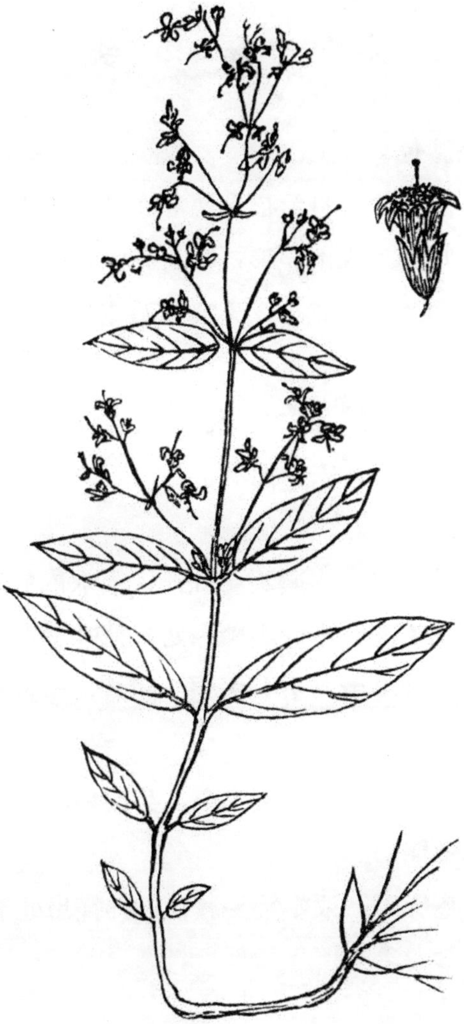

筷子草

木 饅 头

别名：公藤包。

形态：木饅头为桑科无花果属常綠蔓性木本。常攀緣石壁及树木上升。叶卵形或倒卵形，叶边完整，叶背有网状隆起的叶脉，叶上有短茸毛。花小，果实与无花果相似。莖叶果实入藥用。

性味：性溫，味酸甘，无毒。果实：性平，味甘濇。

功效：溫胃散寒，安胎通乳。

民間应用：

（1）胃脘疼痛：木饅头藤五錢，泡水內服即效。

（2）胎动不安：木饅头藤一两，荷叶蒂七个，苧麻兜一两，煎水去渣，加鴉蛋三个（去壳）同煮，至蛋熟，取湯及蛋內服。

（3）乳汁不下：木饅头二个，公猪前蹄一只加水煮，取湯及猪蹄內服效佳。

（4）恶疮疥癬：取木饅头藤汁，外搽患处有效。

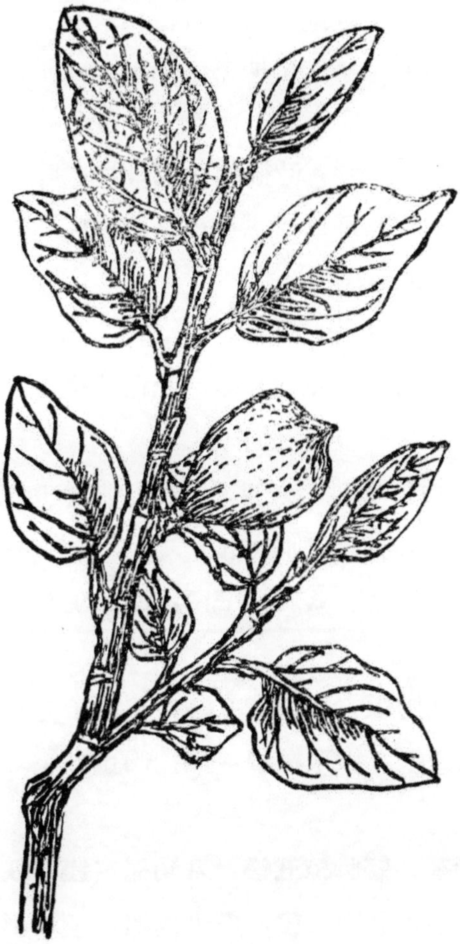

木 馒 头

矮 脚 樟

别名：矮脚清凉伞，平地木，紫金牛。

形态：矮脚樟属于紫金牛科多年生矮小灌木。高約四、五寸。叶生于頂端呈伞形，叶椭园状披針形，叶边有鈍齿，互生。夏日开青白而带赤色小点花，花后結球形果。多生长于山野阴凉处。根莖叶供藥用。

性味：性凉，味苦，无毒。

功效，清热凉血，活血祛瘀，止血鎮痛。

民間应用：

（1）咳血，嘔血，大便下血：矮脚樟五錢，土活血三錢，仙鶴草五錢，煎水內服效佳。

（2）妇人白带：矮脚樟一两，燉白鸡公一只，取湯及鸡內服。

（3）睾丸肿脹：矮脚樟五錢，黃藥子三錢，黃枝子兜五錢，六月回霜三錢，板栗树根三錢，鴨蛋二个为引，煎水內服，效佳。

（4）腰痛：矮脚樟五錢，八角楓三錢，鉄拳头三錢，野南瓜兜五錢，頂古草兜二錢，煎水內服，酒为引。

（5）跌打損伤：矮脚樟四錢，八角楓三錢，过江龙三錢，大小活血各四錢，煎水內服，酒为引。

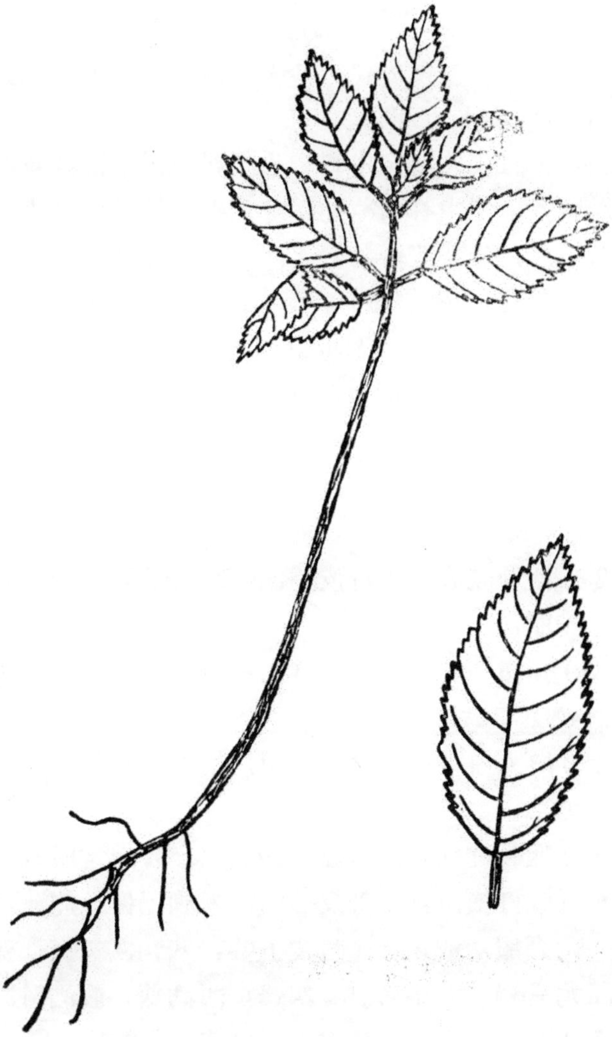

矮 脚 樟

土丹皮

别名：清凉伞，百两金。

形态：土丹皮为紫金牛科朱砂根属多年生常綠灌木。高約二、三尺。多生于山林阴凉处。叶互生，披針形，叶边稍有鋸齿，叶面綠色，叶背淡綠色。莖圆柱形，分枝少。夏天叶腋抽花梗，开小白花，花后結紅球形果实。根入藥用。

性味：性凉，味苦，无毒。

功效：清热凉血，活血祛瘀。

民間应用：

（1）咳血：土丹皮一两，白馬骨一两，煎水內服，有效。

（2）粘骨流痰：土丹皮一两，算盘子兜一两，烏桕根一两，煎水內服。

（3）乳痈初起（乳腺炎）：土丹皮二两，蒲公英一两，煎水內服效佳。

（4）妇人白带：土丹皮一两，精肉二两加水煮，取湯及肉內服有效。

（5）咽喉肿痛：土丹皮一两煎水，频频含服效佳。

（6）跌打损伤：土丹皮一两，米酒一杯，擂汁，加白糖五錢至一两調服。或用：土丹皮五錢，八角楓二錢，安痛藤三錢，过江龙三錢，大小活血各四錢，薄酒煎，濃酒对服。

（7）无名肿毒：土丹皮，外紅消，內紅消，苧麻兜各适量，共搗烂外敷有效。

（8）指疔：土丹皮适量，洗凈搗烂加蛋白調匀敷患处。

（9）毒蛇咬伤：土丹皮适量搗烂外敷伤口有效。

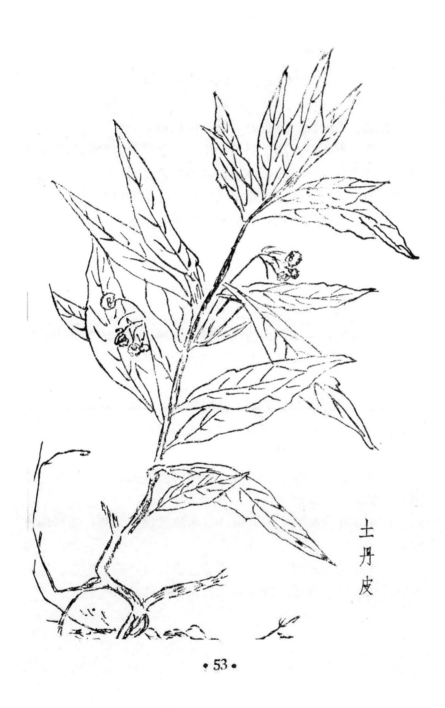

土丹皮

木防己

别名：八卦图，黑皮青木香，山豆根。

形态：木防己为防己科多年生落叶蔓草。莖常纏繞他物而上升，其上有細縱条紋，莖上密被淡棕色茸毛。叶互生，为心脏形或园三角形，边緣完整或微波状，叶上有白色短毛。夏季叶腋間生多数黃色小花，花后結黑色果实。多生于山野水沟边，根入藥用。

性味：性平，味苦辛，无毒。

功效：袪风湿，通經絡，解毒止痛。

民間应用：

（1）痧症腹痛：木防己根擂汁內服即效。或用木防己根，坐辣兜晒干，共研細末，貯藏备用，每服一錢半，溫开水送服亦效。

（2）通关节（关节痛，神經痛）：木防己三錢，鑽山楓三錢，八角楓三錢，过江龙三錢，大小活血各四錢，过路竹鞭四錢，薄酒煎，濃酒对服。

（3）青竹蛇咬伤：木防己根擂燒酒外搽。或用木防己根嚼烂外敷伤口，止痛效佳。

（4）耳內流膿（中耳炎）：木防己根擂燒酒，滴耳內效佳。

（5）无名腫毒、指疔：木防己根五錢，煎水內服。外用木防己根擂燒酒外搽。或用木防己根嚼烂外敷患处有效。

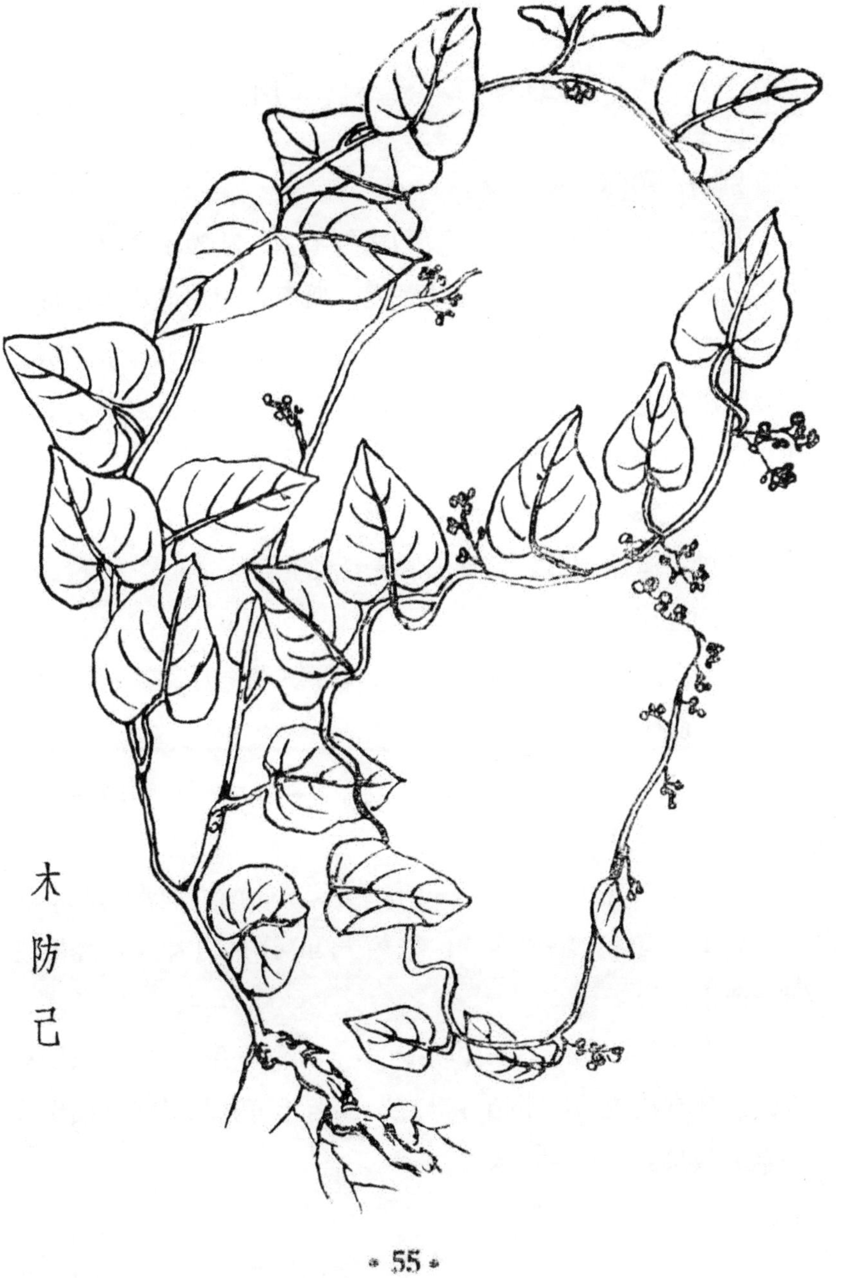

木防己

鉄菱角

别名：菝葜，馬加勒。

形态：鉄菱角为百合科菝葜属多年生落叶灌木。莖高一米左右，莖上分节，有短刺。叶互生，质厚，园形或广椭园形，叶边完整，有短叶柄，先端尖或渾园。叶柄基部有二条卷須，初夏叶腋抽花梗，开黃綠色小花，花后結豆大綠色浆果。多生于山野。其根粗壮，質硬，呈菱角形，入藥用。

性味：性平，味甘酸濇。无毒。

功效：清热利湿，解毒消肿，活血止痛。

民間应用：

（1）风湿痹症。鉄菱角五錢浸于燒酒一斤內，一周后飲服，每次服半两至一两，一日两次。

（2）妇人白带：鉄菱角三两，三白草一两，精肉二两，加水煮，取湯及肉內服。

（3）紅白痢：鉄菱角一两，筷子草一两，煎水內服。

（4）消渴（糖尿病）：鉄菱角五錢（切片），烏梅三錢，煎水內服。

（5）跌打損伤：鉄菱角一两，水酒各半煎服。民間有云："身有鉄菱角，不怕打得恶"。由此可見其对跌打損伤有一定的效果。

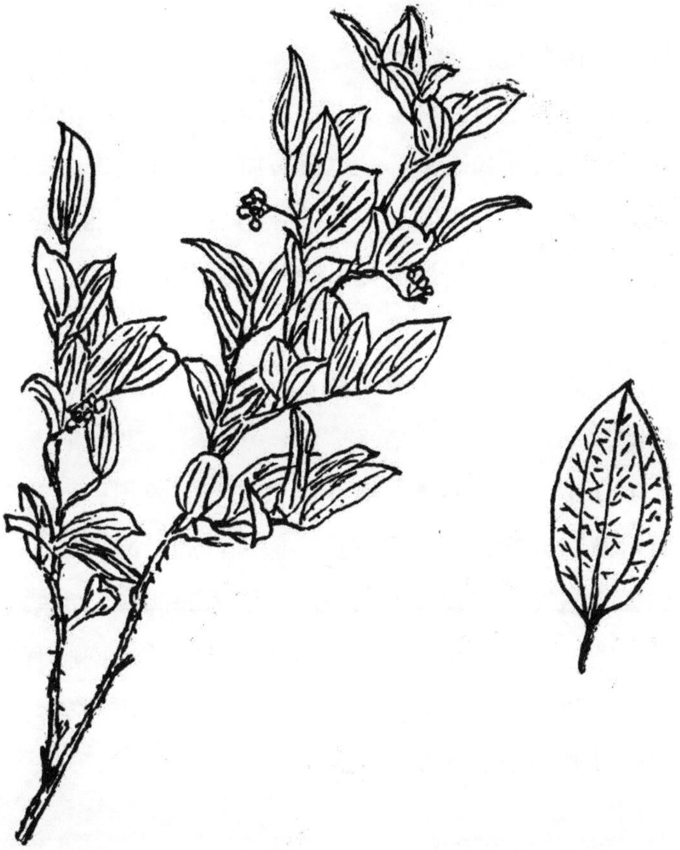

鉄 菱 角

• 57 •

野　蕎　麦

别名：鉄拳头。

形态：野蕎麦为蓼科多年生宿根草本。高約三、五尺，莖脆中空。莖基部常匍匐于地，幼莖色青直立，叶互生，三角形或盾形，先端尖。夏日叶腋处或莖端开白色小花。地下莖色黑質硬多須根。多生于山野阴凉处。根叶入藥用。

性味：性寒，味甘稍苦。

功效：清热解毒，消肿止痛。

民間应用：

（1）腰痛：野蕎麦兜擂汁內服有效。或用：野蕎麦兜三錢，頂古草兜五錢，鑽山甲三錢，煎水，酒对服亦效。

（2）疝气：野蕎麦兜四錢，毛道人兜四錢，黃藥子兜三錢，花椒兜三錢，茜草兜三錢，山查兜三錢，煎水內服有效。

（3）膝关节肿大（俗称：牛得脑块）：用野蕎麦叶适量，搗烂外敷患处有效。

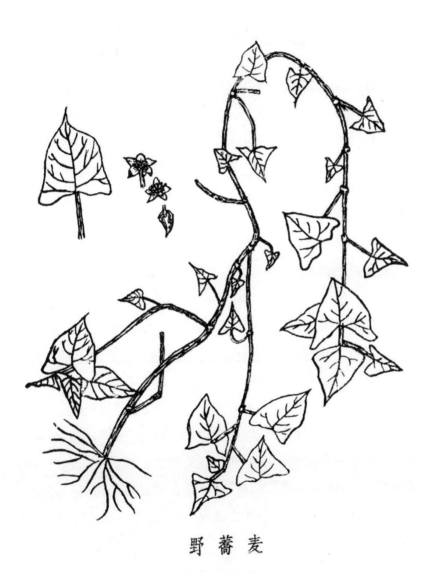

野荞麦

五　加　皮

别名：追风草：

形态：五加皮为五加科落叶灌木。雌雄异株，多生于山野。高約三、四尺，莖上长短刺。五出掌状复叶，对生，小叶长椭园形，叶边有鋸齿，先端較尖。夏季叶腋处开黄綠色小花，花后結球形浆果。根皮入藥用。

性味：性溫，味辛。

功效：祛风湿，壮筋骨，补肝腎。

民間应用：

（1）风湿痹症（关节炎）：五加皮五錢，大活血四錢，小活血四錢，松树节三个，鑽山楓三錢，皺紗皮三錢，八角楓三錢，木防已三錢，煎水內服，有效。

（2）腰痛（风湿性）：五加皮五錢，鉄拳头五錢，矮脚樟四錢，八角楓三錢，頂古草兜四錢，煎水內服有效。

（3）跌打損伤：五加皮五錢，八角楓三錢，鑽山楓三錢，大小活血各四錢，薄酒煎，濃酒对服。民間有云："打得双脚不能移，就离不得五加皮"，可見五加皮亦为伤科一要藥。

（4）水湿黃肿：五加皮研末，每晨服一湯匙，白糖五錢，米湯冲服。

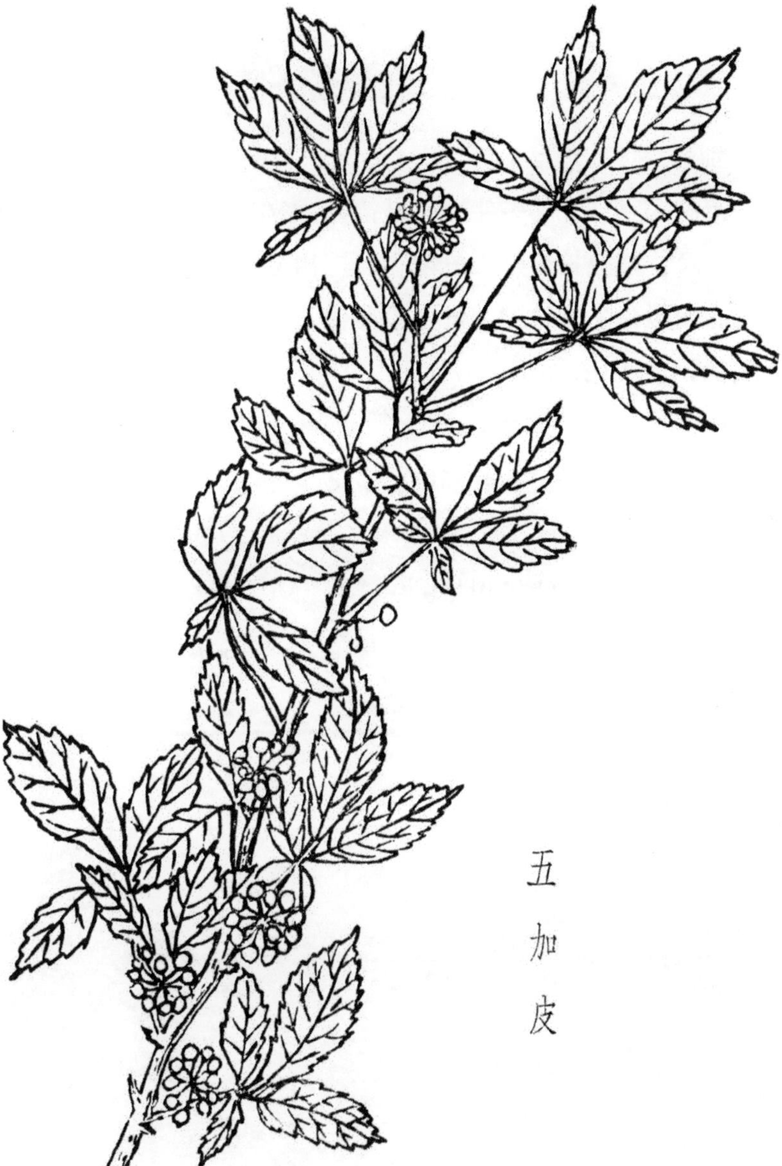

五加皮

三加皮

别名：付五加皮。

形态：三加皮为多年生落叶灌木。多生于山野阴凉处，高約三、五尺。莖上长針刺，叶对生，三出复叶，鸡爪状排列，小叶长椭园形，先端較尖，叶边有鋸齿。莖多青色，园柱形。根有臭味，入藥用。

性味：性溫，味辛。

功效：祛风利湿，壮筋健骨。

民間应用：

（1）五加皮的代用品。

（2）疝气：三加皮半斤，烏泡兜一两，紅露珠罐兜一两，精肉三两，加水燉服，有效。

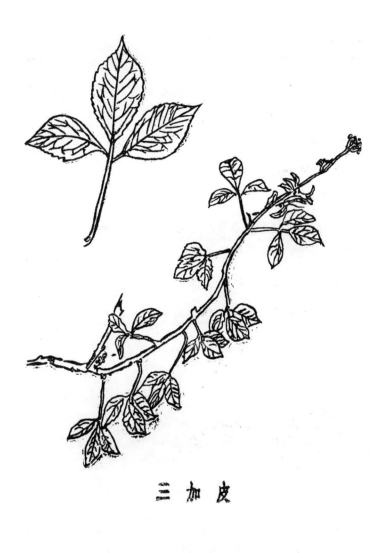

三加皮

热　　流

别名：滚流，北瓜流。

形态：热流为多年生宿根草本。叶近园形，顶端微凹，叶边为波状，似北瓜叶，长叶柄，从根茎部丛生。主根粗大。多人工栽培，根入藥用。

性味：性温，味苦。

功效：祛风湿，利关节，壮筋骨。

民間应用：

（1）风湿痹症（关节炎）：热流根二两，公猪足一只，加水煮服有效。

（2）筋骨劳损：热流二两，母鸡一只，脚痛加牛夕五錢，手痛加桑枝五錢，加水煮服有效。

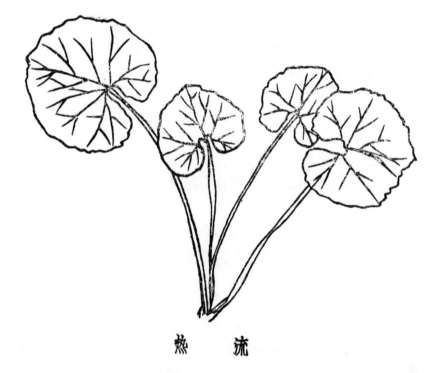

热　流

七九藤

别名：黄花藤，打烂碗。

形态：七九藤为多年生宿根藤木植物。常纏繞他物上升。奇数羽状复叶，小叶近橢圆形，先端較尖，叶边多鋸齿，叶面有掌状皺紋，以七叶或九叶者为佳。夏日莖端开喇叭状紅黄色花。多生于野外或籬笆处。根入藥用。

性味：性寒，味苦，无毒。

功效：清热解毒，消肿散結，活血止血，鎮肝熄风（降血压）。

民間应用：

（1）高热：用七九藤根擂水內服，每二小时服一次，效佳。

（2）毒蛇咬伤：七九藤根擂水內服，中毒甚者，每日六次，（飯前飯后服）。并用青木香，四叶草各适量，搗烂外敷效佳。

（3）肝阳上亢，肝风內动（高血压）：柏子仁二錢，桑枝四錢，黄枝子兜三錢，七九藤根芯五錢，煎水內服，連服数日。再服七九藤末，每日三次，每次服一湯匙。連服月余可癒。

（4）痔疮：七九藤根末二錢，地榆末三錢，溫水冲服，每日三次。

（5）无名肿毒：七九藤根末三錢，溫水冲服，每日三次。

（6）耳內流膿血（中耳炎）：七九藤根末三錢，溫水冲服，每日三次，連服四日有效。

（7）飞疔（菌血症）：七九藤根末三錢，溫水冲服，每日三次。

（8）石淋尿血（結石所致尿血）：七九藤根末四錢，地榆末二錢，溫水送服。

（9）便血：七九藤根末一錢，地榆末二錢，溫水冲服，每日三次。

（10）疔疮：七九藤根五錢，地榆四錢，煎水內服，每日二次。

（11）王蛇纏頸：鮮七九藤根擂水內服。外用扑地紅加白糖搗烂外敷患处，二小时見效。

（12）肺痨：七九藤根五錢，扑地紅三錢，夏枯草三錢，野河树五錢，百部一錢，苧麻兜三錢、煎水內服，一月为一疗程。

（13）外伤出血：七九藤根末外敷伤口即可止血。

（14）月經不調：七九藤根三錢，扑地紅五錢，夏枯草三錢，煎水內服有效。

（15）小便淋滴作痛：七九藤根末三錢，溫水送服，二小时后，小便即可通暢。

按：此藥为水西草医廖××所介紹，廖医师經多次临床观察，七九藤对上述病症疗效显著，特介紹于此，供大家参考。在服藥期間禁服肉类及多油膩之品，否則无效。

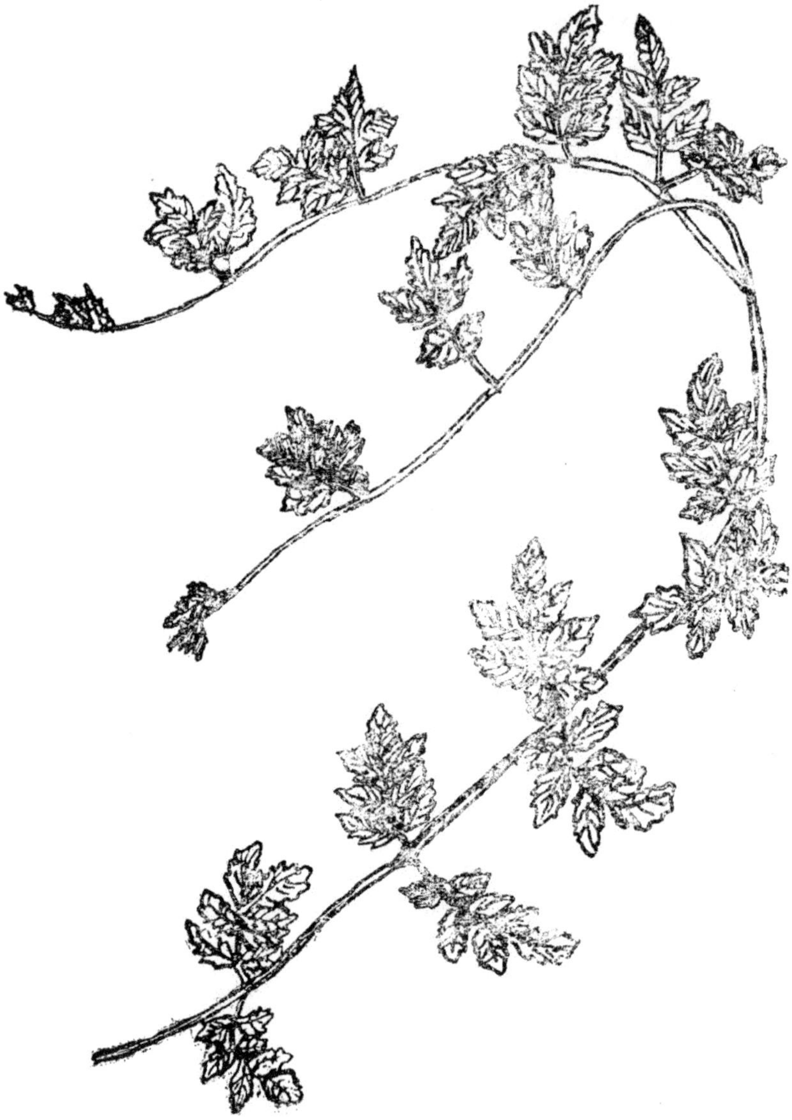

七九藤

·68·

野　河　树

别名：太粪毒草。

形态：野河树为一年生灌木样草本植物。高尺余。叶披針形，全緣或微波状，叶互生，茎园柱形。夏日茎端开紫色小花，穗状排列，花后結小园子。多生于田野水沟边。全草入藥用。

性味：性寒，味酸。

民間应用：

（1）身痒：野河树适量，洗净煎水外洗，或用野河树，大蒜梗，忍冬藤，海金沙（蛤蟆藤）适量，煎水外洗，止痒效佳。

（2）无名肿痛：野河树叶嚼烂外敷。

（3）水湿黄肿：野河树五錢，酸竹管五錢，六月回霜五錢，馬兰五錢，寒心草五錢，灯芯兜为引，煎水內服。

（4）黄疸：野河树五錢，十大功劳三錢，黄荆兜二錢，白馬骨三錢，黄栀子兜三錢，大青兜四錢，酸酒藤四錢，煎水內服。

（5）风温犯肺，咳嗽，气喘（肺炎）：野河树五錢，七九藤五錢，煎水內服效佳。

（6）毒蛇咬伤：野河树，游草适量煎水，候冷，外洗伤口。或用野河树叶或根嚼烂外敷亦有效。

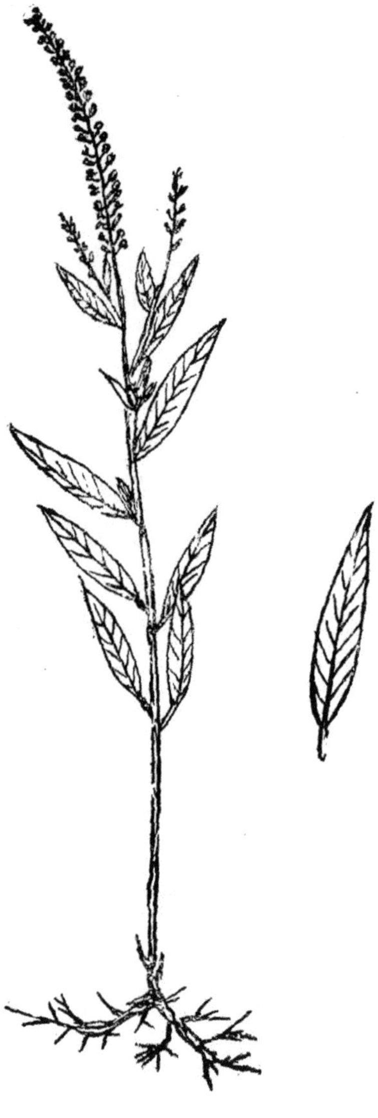

[illegible]

茅 栗

别名：茅栗子。

形态：茅栗属于山毛榉科茅栗属多年生落叶灌木。高約一米。叶互生，羽状排列，叶为长园状披針形，叶边有鋸齿，如尖刺状，叶脉明显，两側平行，表面深綠色，叶背淡綠色。叶背和叶柄上有少許茸毛，长叶柄。七月开淡黄綠色花，花梗密被茸毛。总苞外面有尖銳的刺，內有二、三个坚果。多生于山野。根入藥用。

性味：性微凉，味甘，无毒。

功效。清热解毒，散結消肿，止血止痛。

民間应用：

（1）肺脹（肺炎）：茅栗兜五錢，綉花針兜三錢，黃荆兜三錢，黃枝子兜三錢，露珠罐兜三錢，野灯芯兜为引。煎水內服。

（2）丹毒，疮毒：用茅栗树皮或毛球煎汁外洗有效。

（3）恶刺、彈片入肉：生茅栗子嚼烂外敷伤口上。

（4）肺痨（肺結核）：茅栗根一两，大青叶一两，綉花針三錢，地泡三錢，金不換二錢，白芨三錢，百合三錢，百部三錢，猪肺为引，加水煎，取湯及肺內服。

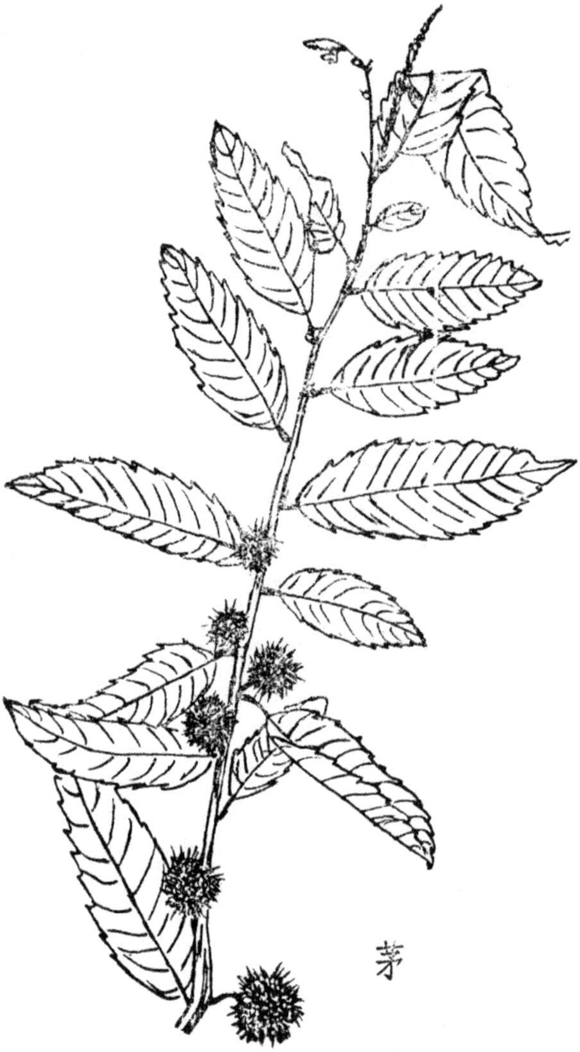

茅栗

魚 腥 草

别名：蕺菜。

形态：魚腥草为三白草科蕺菜属多年生草本。莖高約一尺，叶为心脏形，全緣互生。夏日梢上分枝，枝頂生花穗，穗下有四片白色苞，状似花瓣，穗上生細花，淡綠色，莖叶有一种特殊魚腥味。生于阴湿处。全草及根入藥用。

性味：性凉，味腥，有小毒。

功效：清热解毒，利尿消肿，排膿截瘧。

民間应用：

（1）截瘧：魚腥草一握，搗烂布包之，瘧发前一小时，擦周身（勿过度，以防起泡），可制止发作。

（2）肺痈：用干魚腥草一两稍煎去渣，打入鷄蛋二枚入內，調匀內服，每日一剂，連服半月有效。或用魚腥草一两，桔梗四錢，紅枣五錢，煎湯內服。

（3）肺脹症（肺炎）：魚腥草一两，桔梗五錢，煎湯內服有效。

（4）疔疮：魚腥草适量搗烂外敷患处有效。

（5）粘骨疮：用魚腥草、冷水草各适量，搗烂外敷患处有效。

（6）咽喉肿痛：魚腥草适量取汁內服有效。

（7）魚腮（口腔粘膜肿烂）：魚腥草一两至二两煎水，內服及含漱有效。

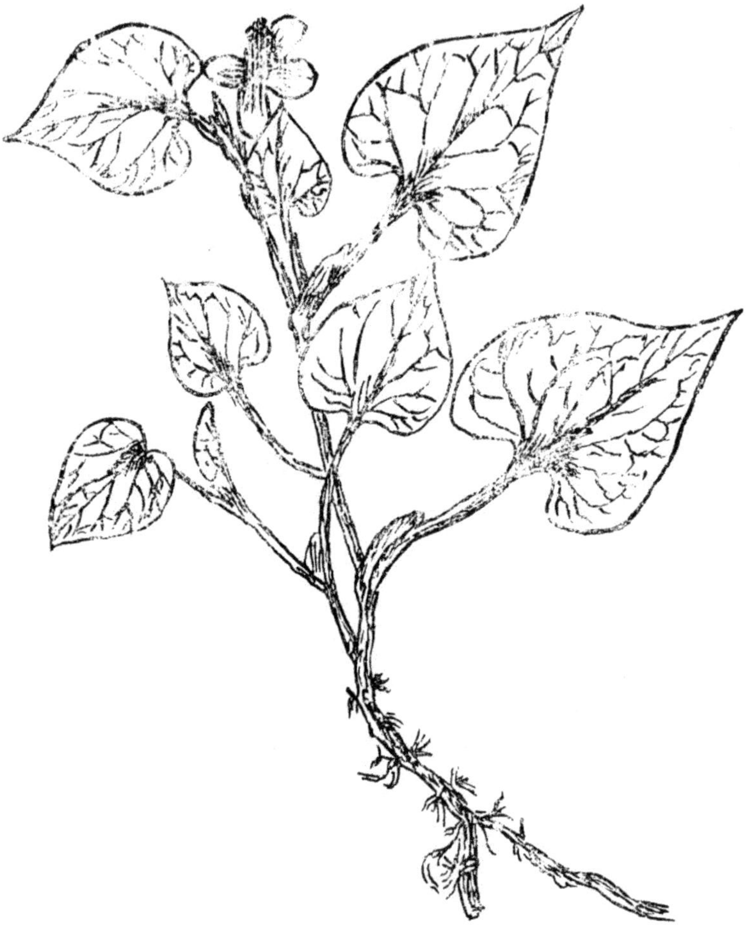

魚腥草

滿　山　紅

别名：映山紅，青明花，杜鵑花。

形态：滿山紅为石南科落叶灌木，高約二至三尺，莖为园柱形，叶互生，椭园状卵形，边緣完整，叶的两面及枝上均有粗毛。四、五月开花，每两朵至六朵为一簇，生于枝頂，花后結椭园形果实。多生长于朝阳山坡上。根叶入藥用。

性味：性平，味酸辛，无毒。

功效：祛风湿，利关节，和血調經。

民間应用：

（1）肺痈吐血：滿山紅兜四錢，茅栗兜三錢，大青叶兜四錢，野南瓜兜三錢，綉花針三錢，白馬骨三錢，燥骨头兜二錢，露珠罐兜三錢，精肉二两，加水煮服，有效。

（2）崩漏：滿山紅根一两，金櫻子兜一两，燥骨头兜一两，小活血五錢，煎水內服。

（3）白带：滿山紅根一两，三白草根五錢，精肉二两，加水煮服，有效。

（4）风湿痹症（风湿性关节炎）滿山紅五錢，五加皮五錢，威灵仙三錢，鑽山楓三錢，安痛藤三錢，煎水內服。

（5）跌打損伤而致吐血：滿山紅兜一两，大小活血各四錢，鑽山楓三錢，八角楓三錢，过山龙三錢，煎水，酒对服。

（6）风湿性腰痛：滿山紅五錢，威灵仙三錢，五加皮三錢，八角楓三錢，鉄拳头三錢，頂古草兜四錢，煎水內服。

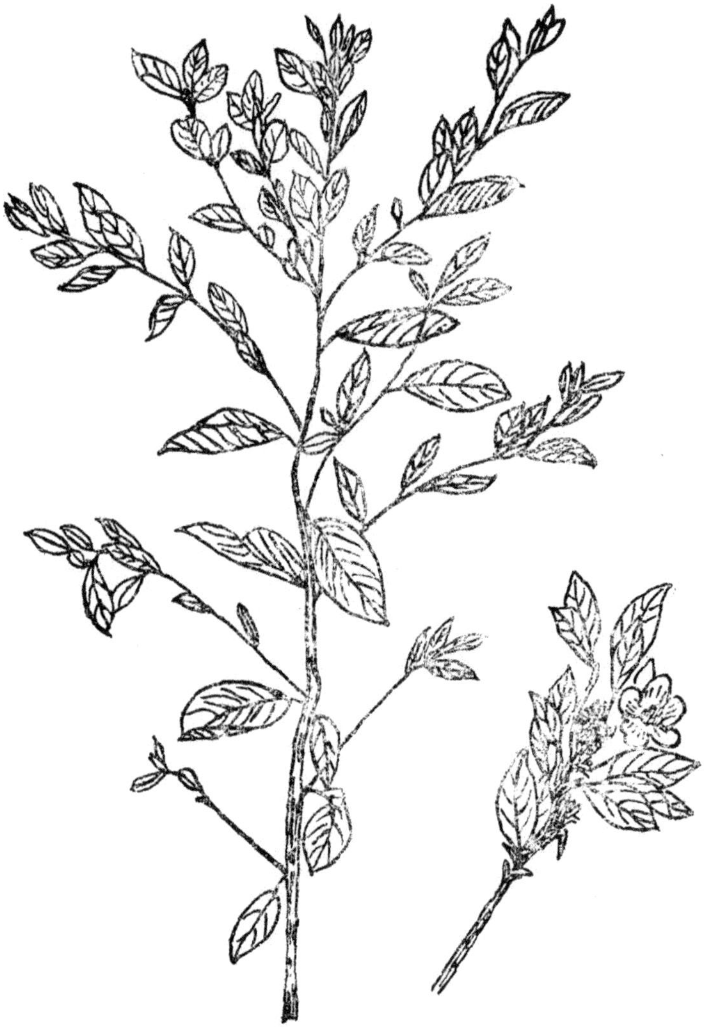

满山红

玉 米 須

别名：苞谷，玉蜀黍，苞粟。

形态：玉米为禾本科玉蜀黍属一年生草本。莖高一、二米，叶长而大，呈披針形，互生，六、七月莖頂生雄花穗，叶腋生雌花穗，包着数片大形的苞，有紅色的毛状花柱透出苞外，此花柱謂之玉米須，入藥用。多人工栽培。

性味：性平，味甘，无毒。

功效：利尿消肿，舒胆化石。

民間应用：

（1）水肿（腎性）：玉米須五錢，赤小豆一两，西瓜皮一两，桑白皮五錢，煎水內服。

（2）黃疸（胆囊炎、胆結石所致者）：玉米須五錢，土茵陈五錢，黃枝子兜五錢，小連召三錢，煎水內服。

（3）肝阳上亢（高血压）：玉米須五錢，七九藤五錢，大薊五錢，小叶金錢五錢，車前草三錢，煎水內服效佳。

（4）尿路結石：用玉米須根或叶二两，煎 水 服 之，有效。

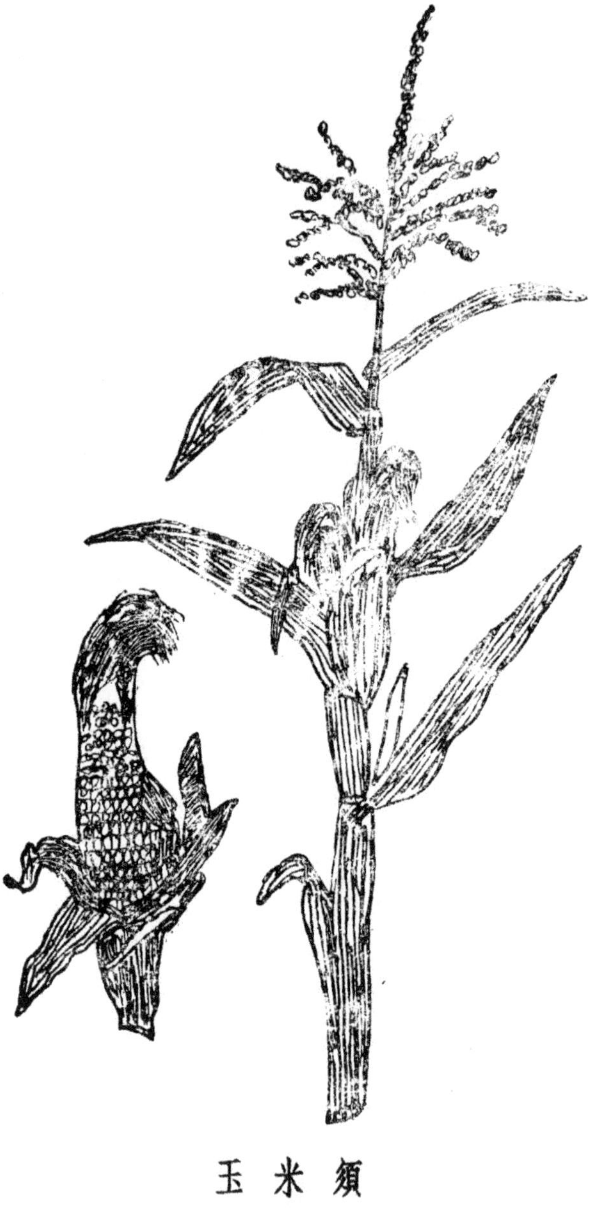

玉米须

•78•

小 叶 金 錢

别名：小叶破銅錢，滿天星，天胡荽。

形态：小叶金錢为伞形科天胡荽属多年生草本。莖細匍匐于地，节节生根，叶小园心形，边緣有掌状淺裂及鈍鋸齿，长叶柄。春夏間叶腋抽长花梗，梗端开白色小花。多生于田野、路边。全草入藥用。

性味：性微寒，味苦辛，无毒。

功效：淸热解毒，散結消肿，利尿通淋。

民間应用：

（1）黃疸（肝炎）：小叶金錢一两，水煎取汁加糖一两調和內服有效。或配合其他淸热利湿藥同用。

（2）目赤肿痛及目翳初起：小叶金錢一两，半边蓮五錢，野菊花兜五錢，煎水內服。并用四季青，四叶草，小叶金錢各适量，洗浄嚼烂外敷眼皮上。

（3）无名肿毒：大小金錢，犁头草，五爪龙各适量，洗浄，嚼烂外敷患处。

（4）結石症：小叶金錢一两至二两煎水，溫浴后服之，幷原地跳动，有特效。

（5）毒蛇咬伤：小叶金錢，半边蓮适量，洗浄搗烂外敷伤口，幷用半边蓮半斤，煎水內服有效。

（6）身痒：：小叶金錢适量洗浄取汁，外搽患处有效。或用小叶金錢二两，野河树二两，千里光二两，海金沙一两，煎水外洗有效。

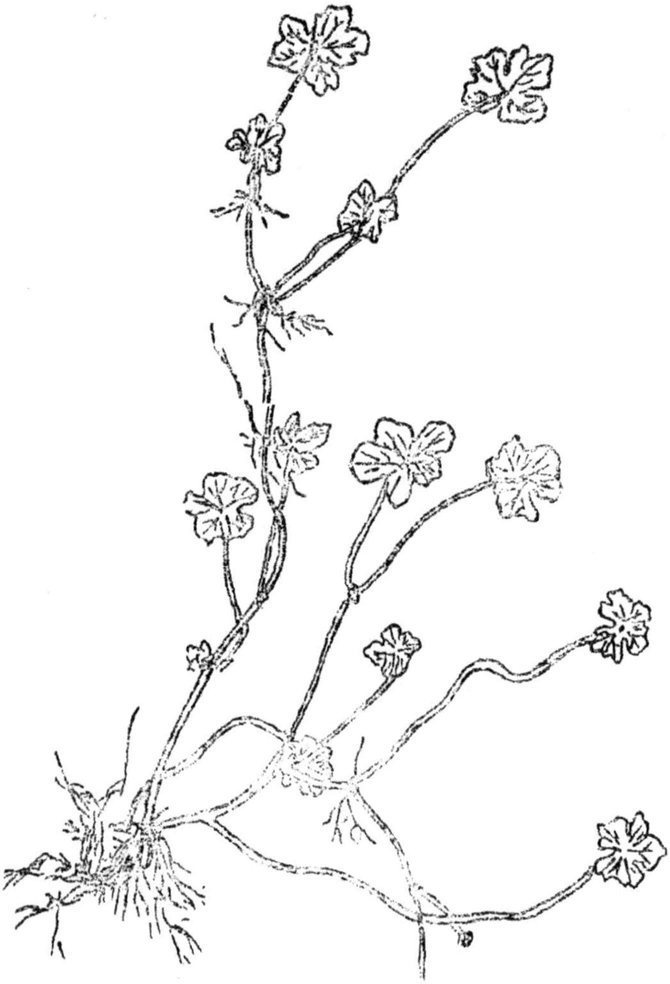

小叶金錢

大 叶 金 錢

别名：破銅錢，缺碗草，野冬莧菜。

形态：大叶金錢为伞形科多年生草本。莖細匍匐于地面，节間生根，叶自根部丛生。叶圆如錢，边有鈍齿。五、六月自叶腋开淡紅紫色小花，花为五瓣。花后結紫紅色果实。多生于田野水沟边阴湿处。全草入藥用。

性味：性微寒，味甘辛，无毒。

功效：清热利湿，化石利尿。

民間应用：

（1）黃疸（肝炎）：大叶金錢一两，十大功劳三錢，黃枝子兜三錢，白馬骨三錢，算盘子兜三錢，酸竹管三錢，酸酒藤三錢，小叶金錢四錢，煎水內服。

（2）結石症（腎結石，膀胱結石）：大叶金錢一两，化骨丹二錢，水蜈蚣二錢，車前草四錢，煎水內服，或单味大叶金錢一两搗汁和淘米水同服亦有效。

（3）咽喉肿痛：大叶金錢适量洗淨搗烂取汁含服甚效。

（4）疔疮（初起）：大叶金錢，五爪龙，半边蓮，犁头草各适量，洗淨嚼烂外敷患处有效。

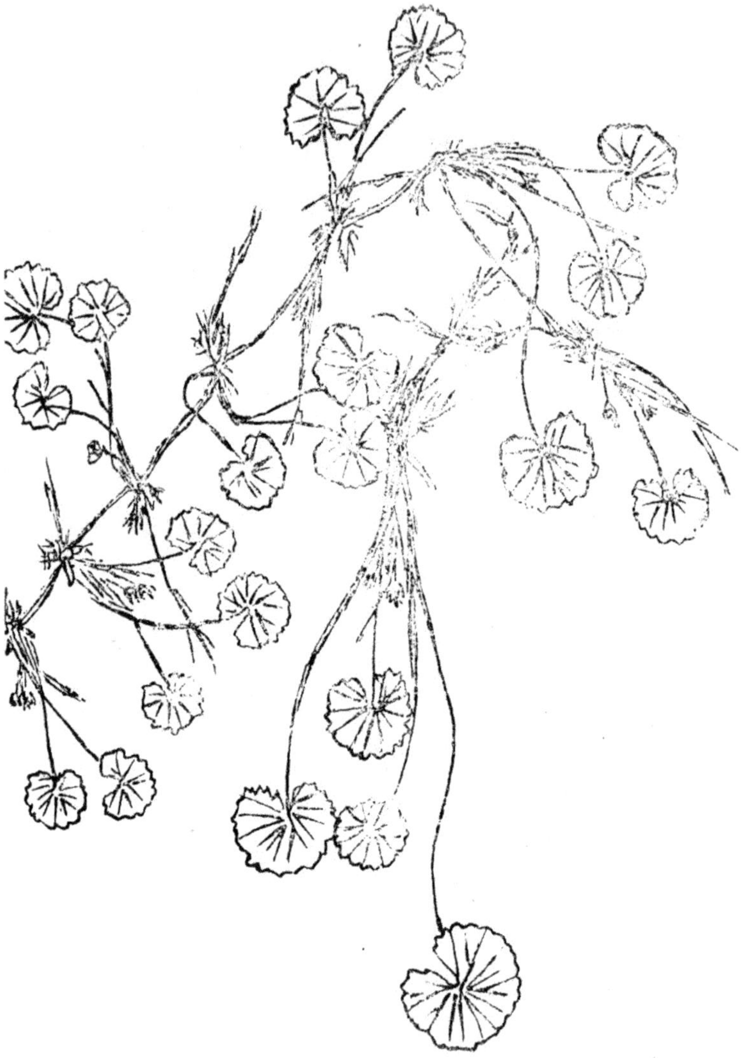

大叶金钱

商　　陆

别名：当陆，马尾。

形态：商陆为商陆科多年生宿根草本。多生于山野阴凉处或人工栽培。茎高二、四尺，叶长卵形或长园形，和烟叶相似。茎园柱形。夏日开淡紅色或白色花，长穗状排列，花后結紫黑色浆果。根似蘿卜，入藥用。

性味：性寒，味苦，有小毒。

功效：泻下利尿，消肿除满。外敷消疮毒。

民間应用：

（1）水湿黄肿：商陆根一斤，牛肉一斤加水煮，取湯及牛肉內服有效。

（2）水肿胀满、二便不通：商陆根擂水小半盞，內服即可引起腹泻，尿长。而致肿消满除。

（3）喉痹：商陆根切片醋炒，涂喉外有效。

（4）无名肿毒：商陆根切薄片，貼患处有效。

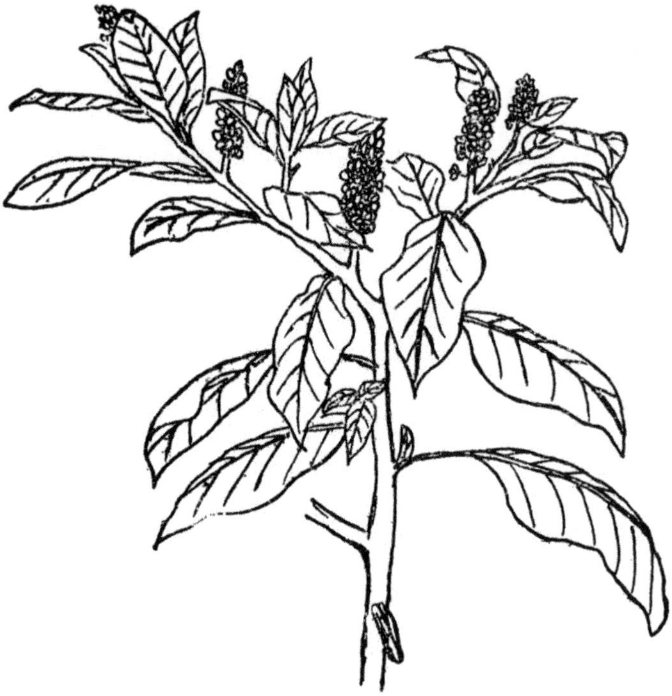

商　陆

車　前　草

别名：車輪草，当道草。

形态：車前草属于車前科多年生草本。自生于路旁或田野，叶自根基部丛生，长叶柄，叶长卵园形，叶边完整，叶脉背部显露。夏天开淡紫色小花，穗状排列，結小椭园形果实。全草及子入藥用。

性味：性寒，味甘苦。

功效：清热解毒，凉血止血，利尿消肿。

民間应用：

（1）小便赤濇，莖中作痛：鮮車前草五錢至一两，搗烂取汁掏米水对服，甚效。

（2）鸡疮及无名肿毒：用車前草适量，搗烂外敷。

（3）目赤肿痛：用車前草适量，搗烂外敷眼皮上。

（4）鎮咳祛痰：車前草五錢，桔梗三錢，甘草三錢煎水内服。

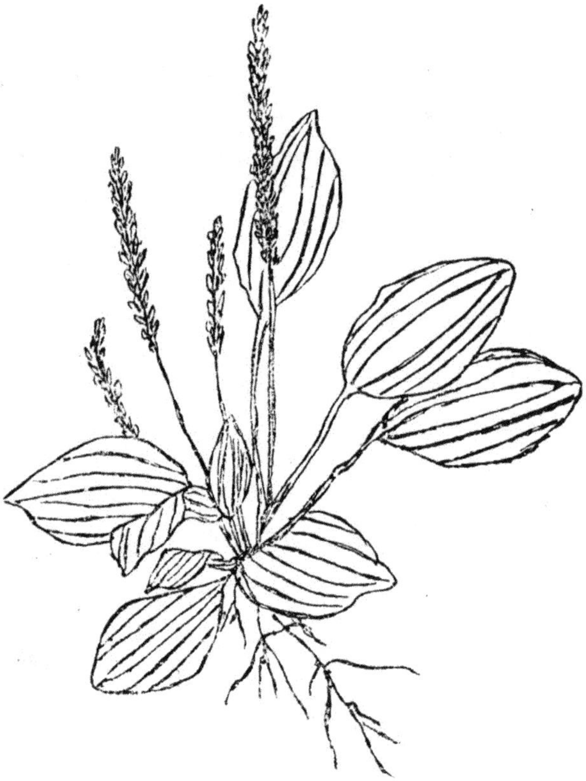

車前草

· 86 ·

棕　　树

别名：椶櫚。

形态：棕树属于棕櫚科常綠乔木。高一、二丈，无分枝，莖园柱形，干身正直，近叶处有皮裹着，每长一层，卽为一节，其皮俗称棕毛。叶簇生莖頂，形大而园，深裂成披針形叶片，質坚硬，具长叶柄。夏季自叶腋出穗，开黄白色小花，結球形小果。根、莖、棕毛入藥用。

性味：性平，味苦濇。

功效：活血通絡，止血止痛。

民間应用：

（1）鼻衄，血崩，血淋：棕皮炭三錢，土活血一两，煎水內服。

（2）跌打損伤：棕树根三錢，过江龙三錢，翻天云二錢，矮脚樟四錢，过山龙三錢，推車龙二錢，过路龙三錢，上树龙二錢，燒山虎二錢，共研細末，水酒冲服，每服二錢，治老伤效佳。

（2）腰痛：棕树根半斤，棕树子一两，八角楓五錢，芭蕉根五錢，煎水內服。

（4）阳萎，早泄：棕树芯二、三两，精肉四两加水煮，取湯及肉內服。

按：此棕树必樟树兜內长出者才有效，因棕树幼叶尖銳如劍，其質剛劲，今得樟树芳香走竄之精气，其剛劲之性无处不到，用以治阳萎、早泄之症，妙也！

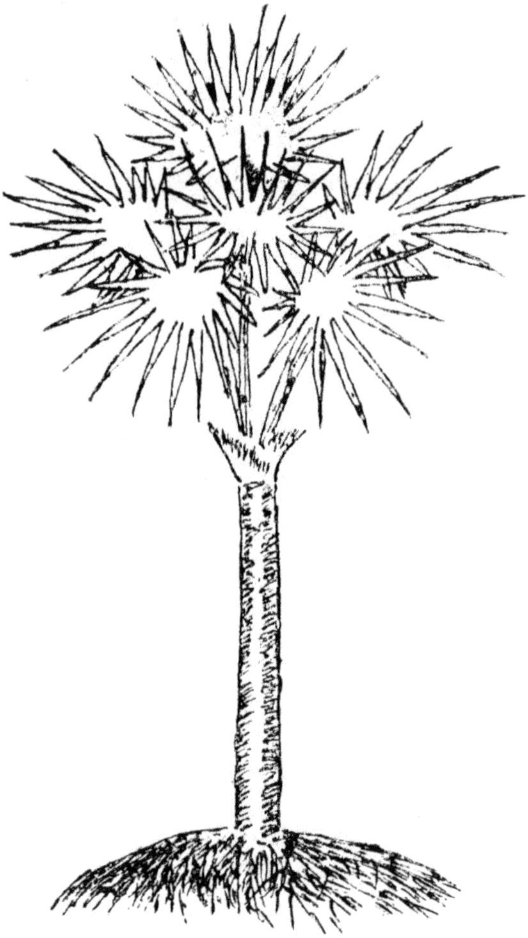

棕　树

玄　　参

别名：野八楞麻。

形态：玄参为玄参科玄参属多年生草本。高約一米。莖四方形，叶长卵形，先端較尖，叶边有鋸齿，对生。夏月枝端开淡綠黃色花。其主根肥大，似蘿卜。多为人工栽培，根叶入藥用。

性味：性微寒，味苦咸。

功效：滋阴降火，活血止痛。

民間应用：

（1）咽喉肿痛：玄参五錢，麦冬四錢，桔梗三錢，生甘草三錢，寬叶楊柳根皮五錢，煎水含服有效。

（2）关节扭伤：玄参，土三七，黃子枝兜，內紅消各适量，洗淨打烂外敷患处即效。

（3）新伤：玄参叶，打不死各适量，洗淨，揉成团加酒少許，在伤处摩擦有效。或用玄参一两至三两煎水內服，水酒为引亦有效。

（4）无名肿毒：玄参叶打烂外敷患处有效。

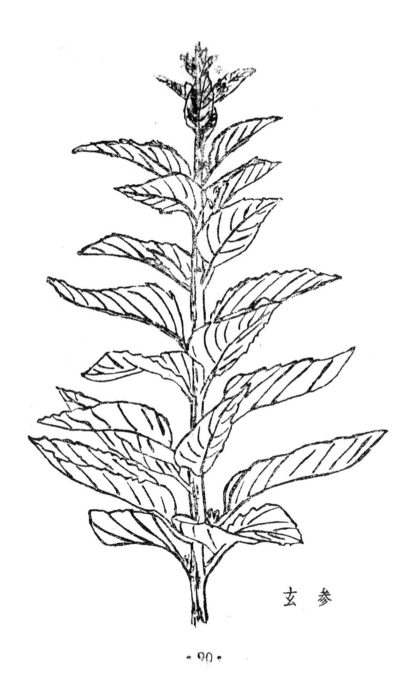

玄参

六月回霜

别名：白基杞，六月霜。

形态：六月回霜为多年生草本。高約四、五寸，叶小似米粒，长椭园形，对生，茎从根基部丛生，呈銀灰色。多生于山野道旁。全草入藥用。

性味：性寒，味淡。

功效：清热解毒，活血止血，化痰止咳。

民間应用：

（1）牙齿痛（胃火）：六月回霜一两洗净，鴨蛋一枚（去壳），煎水，取湯及蛋內服。

（2）睾丸肿脹：六月回霜五錢至一两，黄枝子兜三錢，化骨丹三錢，黄藥子五錢，精肉二两，加水煮，取湯及肉內服。

（3）大小便急脹：六月回霜五錢至一两，洗净泡水內服即可。

（4）毒蛇咬伤，全身中毒症状較甚：六月回霜五錢，算盘子兜五錢，烏桕兜五錢，解毒剂五錢，煎水內服。

（5）外伤出血：六月回霜，筷子草各适量搗烂外敷患处，血即止。

（6）跌打損伤（新伤）：六月回霜一两至二两，泡水內服有效，或配其他伤藥用。

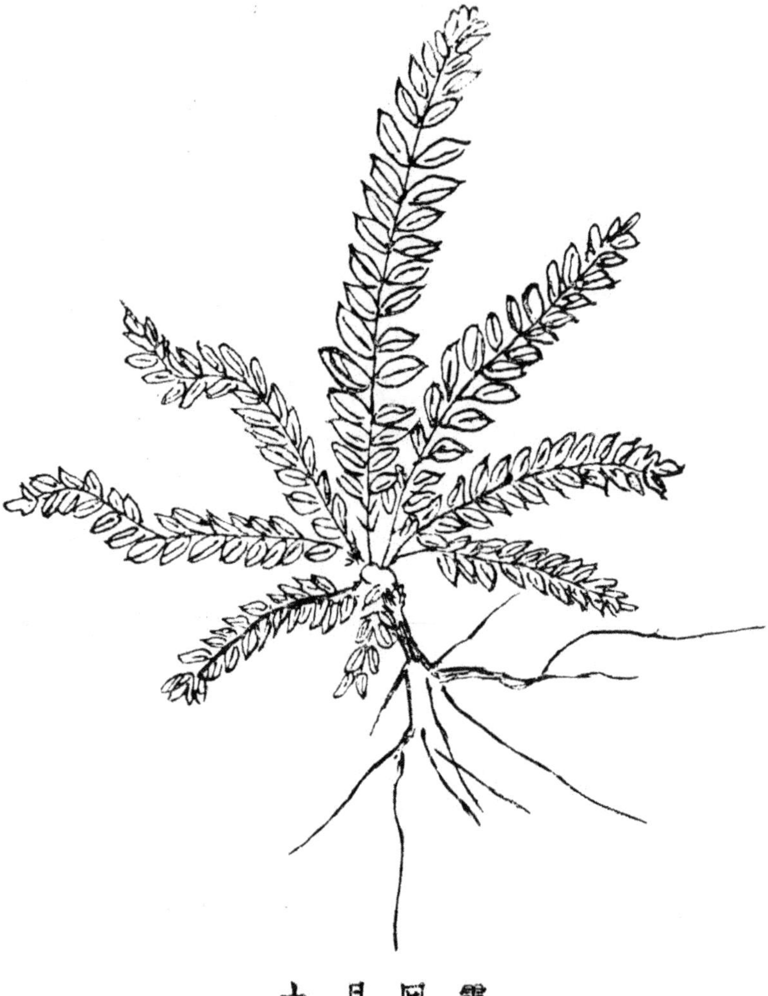

大月回霜

• 92 •

黄药子

别名：牛牯卵兜。

形态：黄藥子为薯須科多年生宿根纏繞植物。莖青色細长，多纏繞他物上升，叶大互生，呈正心脏形，先端尖銳，长叶柄，夏秋叶腋抽花梗，开綠白色小花。地下莖多一、二枚，逐年增大，球形，外棕褐色，长滿須根，似牛的睪丸。多生于田野水沟边。根入藥用。

性味：性寒，味甘辛。

功效：清热解毒，軟坚散結。

民間应用：

（1）瘿瘤（甲状腺囊肿或甲状腺机能亢进）：黃藥子半斤置燒酒一、二斤內，封口，再置糠火中煨一昼夜，取出，待冷后每日服二次，每次服一小杯有效。

（2）疝气（睪丸肿脹）：黃藥子五錢，金櫻子兜五錢，紫金兜五錢，煎水內服效佳。

（3）毒蛇咬伤：黃藥子，苧麻兜适量，搗烂外敷伤口有效。

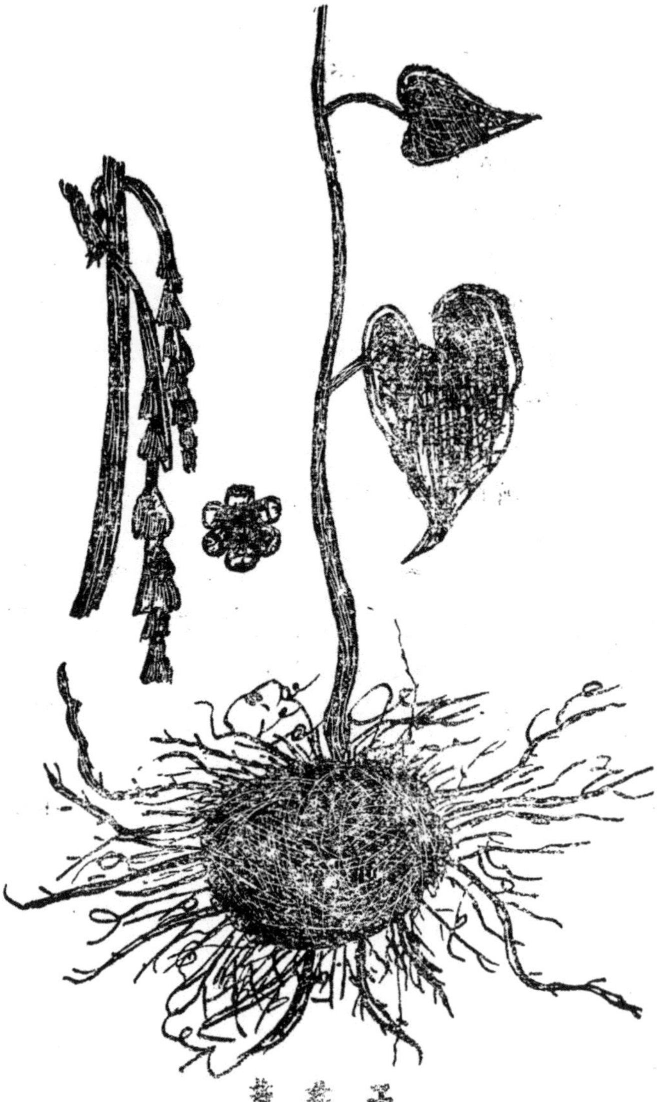

黄药子

·94·

鉄 馬 鞭

别名：霍乱草，百步王。

形态：鉄馬鞭为一年生草本。高約一、二尺，叶对生，羽状复叶，小叶三至七裂，叶面有掌状皺紋。幼莖多四方形，其上有少許茸毛。夏日枝梢开小白花，呈穗状排列。多生于村庄四周百步之內，故有“百步王”之称。全草入藥用。

性味：性寒，味苦。

功效：淸熱解毒，散結消肿，止痛截瘧。

民間应用：

（1）鴙疮：鉄馬鞭叶适量，洗凈嚼烂，加糖鴙屎調匀，外敷患处，有特效。

（2）霍乱吐泻：鉄馬鞭一两五錢煎水內服。

（3）腰痛：鉄馬鞭一两，八角楓五錢，接骨草一两，煎水，酒对服。

（4）目赤肿痛及偏头痛：鉄馬鞭一两，小叶金錢一两，煎水內服有效。

（5）瘧疾：鉄馬鞭一两五錢煎水，瘧发前二小时內服有制止发作之效。

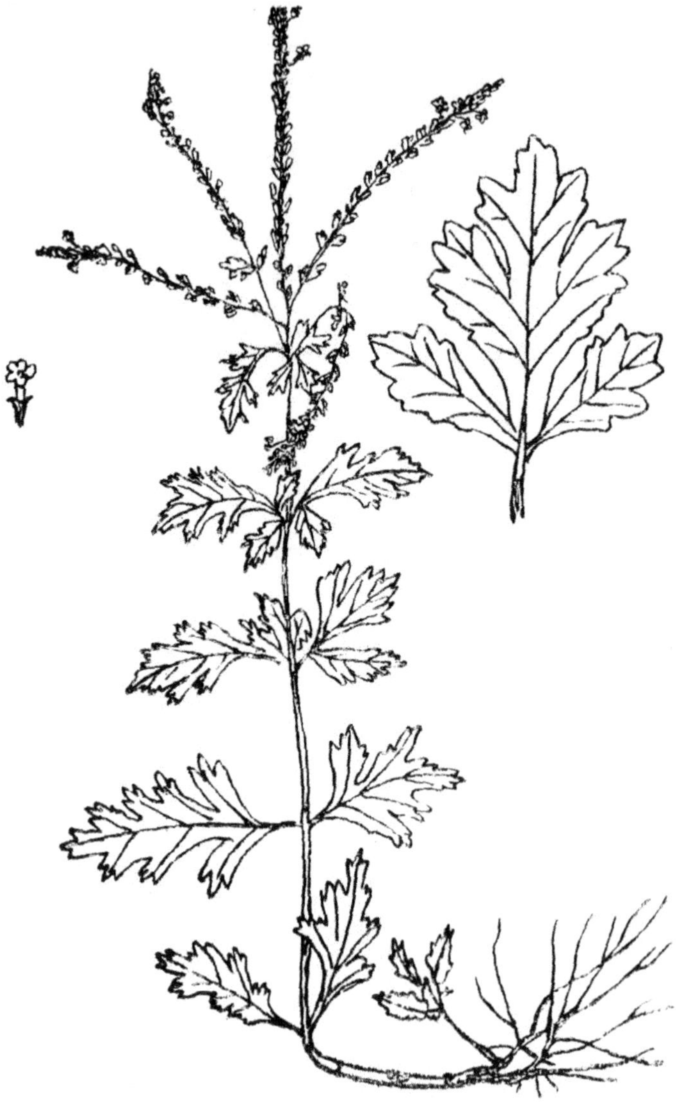

铁馬鞭

石 菖 蒲

别名：水劍草，石菖。

形态：石菖蒲属于天南星科多年生草木植物。自生于深山水沟旁边。叶丛生，狹而长，似劍形，叶面光滑无毛，平行叶脉。地下莖为棕褐色，分节，具硬毛。初夏开黄色小花，呈肉穗状花序。根入藥用。

性味：性温，味辛。

功效：芳香开窍，和中辟浊，舒筋活血。

民間应用

（1）中恶卒死：石菖蒲末五分，吹鼻取嚏，即效。

（2）关节痛：石菖蒲，內紅消，外紅消，过山龙，滿山紅各三錢，煎水內服，酒为引。

（3）阴疽：石菖蒲酒淬七次，山烏龟适量，打烂外敷患处。

（4）胸腹膨悶：石菖蒲二錢，香附子四錢，青木香二錢，煎水內服有效。

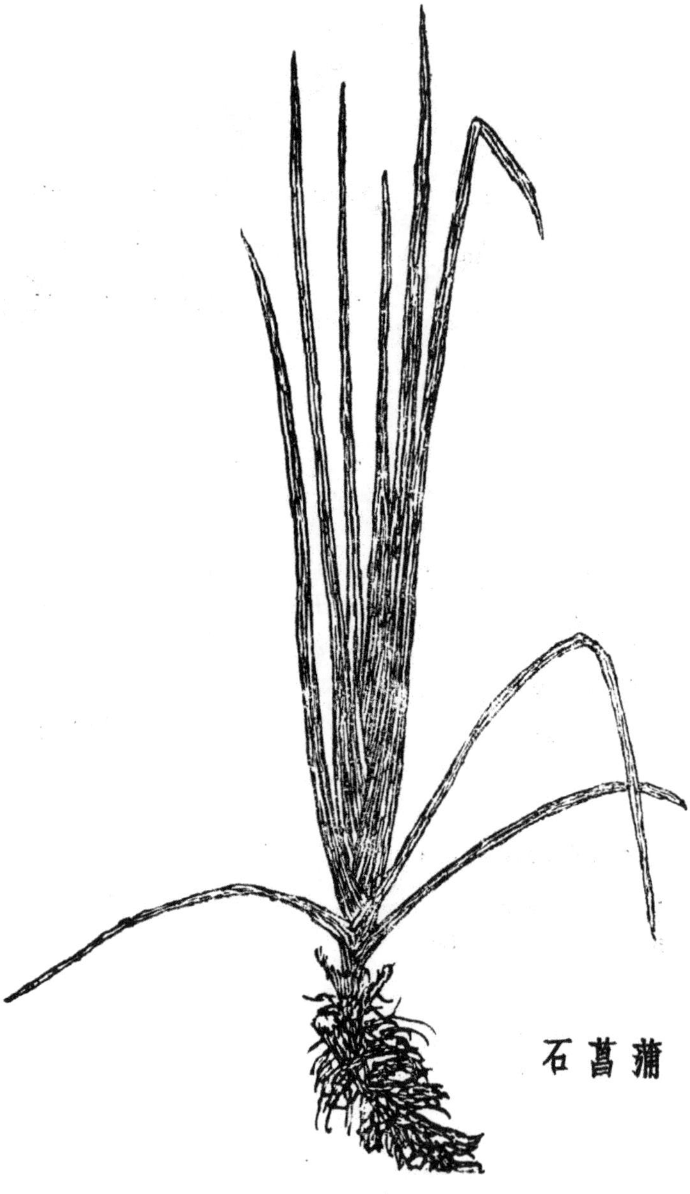

石菖蒲

·98·

黄　　精

别名：一年节。

形态：黄精为百合科多年生草本植物。高約一、二尺。叶披針形，先端尖銳，全緣，叶对生，叶背粉白色，叶柄甚短，初夏叶腋抽出花梗，开黃綠色倒鐘状小花多枚，皆下垂。浆果球形。多生于山野。根入藥用。

性味：性平，味甘，无毒。

功效：补脾肺，滋肝腎。

民間应用：

（1）病后体虛：用黃精九蒸九晒，研末，溫水調服三錢，一日二次，有补益作用。

（2）初期肺癆（肺結核）：黃精五錢，沙参五錢，薏仁米四錢，百部三錢，煎水內服。

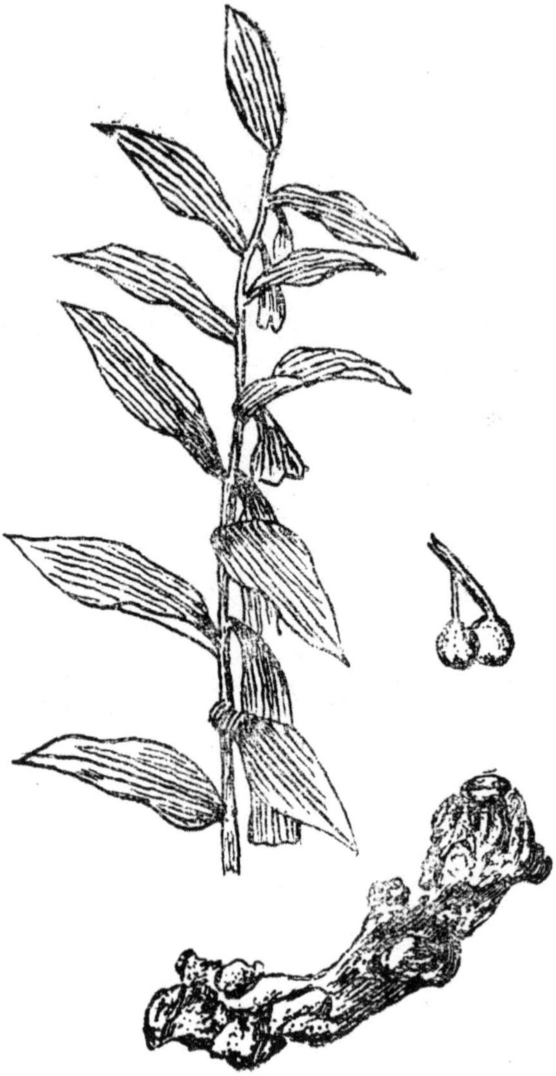

黄精

外 科 类 药

內 紅 消

别名：野紅藤。

形态：內紅消为木兰科纏繞性落叶灌木。根莖呈扭曲状的园柱形。常纏繞大树向空中伸展。叶互生，为长椭园形，叶边有淺鋸齿。五、六月从叶腋間抽出花梗，开淡黃白色花，花后結球形黑色浆果。多生于山野阴凉处，根皮入藥用。

性味：性平，味辛苦，无毒。

功效：行气活血，消脹止痛。

民間应用：

（1）接骨：內紅消，外紅消，大柑子树叶，毛勒冬瓜适量打烂外敷患处（必在复位后方可用此藥外敷）。拌用：大活血四錢，小活血四錢，鳮血藤四錢，鑽山楓三錢，过山龙三錢，內紅消三錢，外紅消三錢，上肢加滿山紅兜三錢，下肢加牛膝三錢，煎水酒对服。

（2胃腹疼痛：用內紅消根三錢，烏藥三錢煎水內服。

（3）无名肿毒，內紅消根皮适量洗净，打烂外敷患处有效。

（4）跌打損伤：內紅消二两，丹皮一两，共研細末，每服一錢，溫水酒送服。

（5）蛔虫痛：內紅消根皮晒干稍炒，研細末每次服四錢，一日三次，于空腹时，溫水送服。

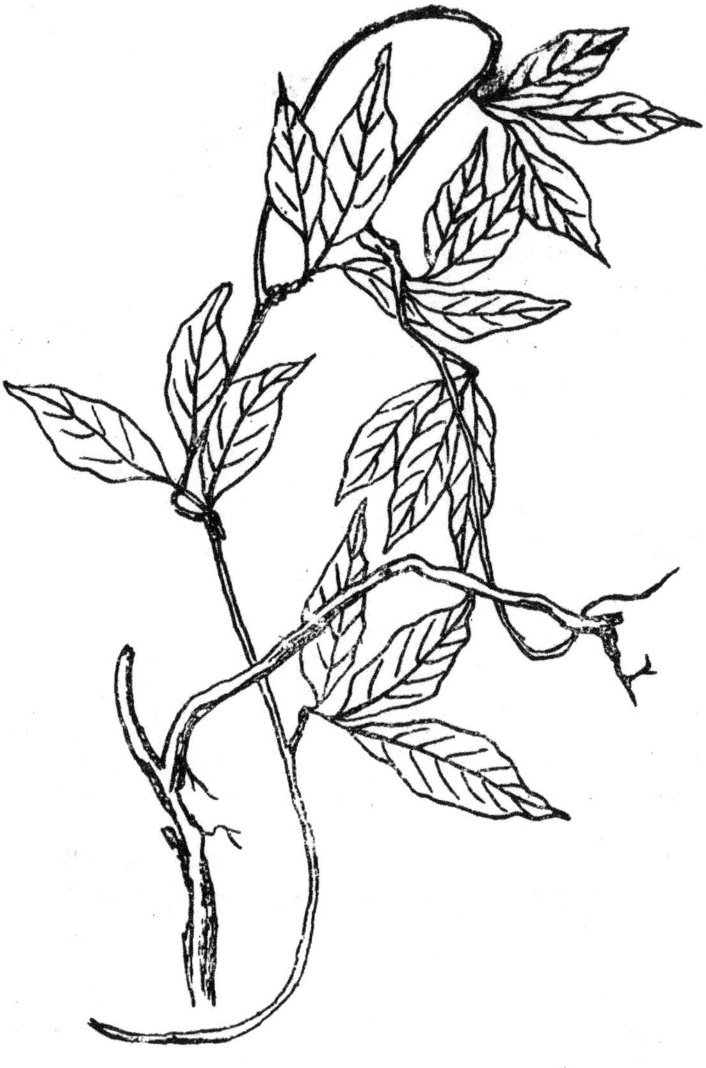

內紅消

外 紅 消

别名：禾稼子藤，野葡萄藤。

形态：外紅消属葡萄科多年生落叶藤本植物。常賴卷須攀援他物上升。叶互生，单叶呈心脏形，叶边有鋸齿，和葡萄叶相似。夏月在叶对生处抽花梗，开黄綠色小花，九十月結綠色浆果，多生于山野或水沟边。根叶入藥用。

性味：性凉，味甘酸，无毒。

功效：清热解毒，散結消肿，祛风湿，利关节。

民間应用：

（1）乳痈（乳腺炎）：外紅消，內紅消，苧麻兜适量洗净搗烂，外敷患处有卓效。

（2）无名肿毒初起：外紅消，內紅消，苧麻兜各适量搗烂外敷患处。

（3）毒蛇咬伤：外紅消，內紅消，坐辣，青木香，苧麻兜各适量，洗净搗烂外敷伤口有效。

（4）风湿痹症（关节炎）：外紅消藤二两，矮脚樟四錢，威灵仙三錢，野艾叶三錢，过山龙四錢，水、酒各半煎服。

（5）閉口翻王：外紅消，內紅消，坐辣各适量搗烂，外敷患处卽可。

（6）痼症：新鮮外紅消藤四两水煎服，每日一剂，連服十剂有效。

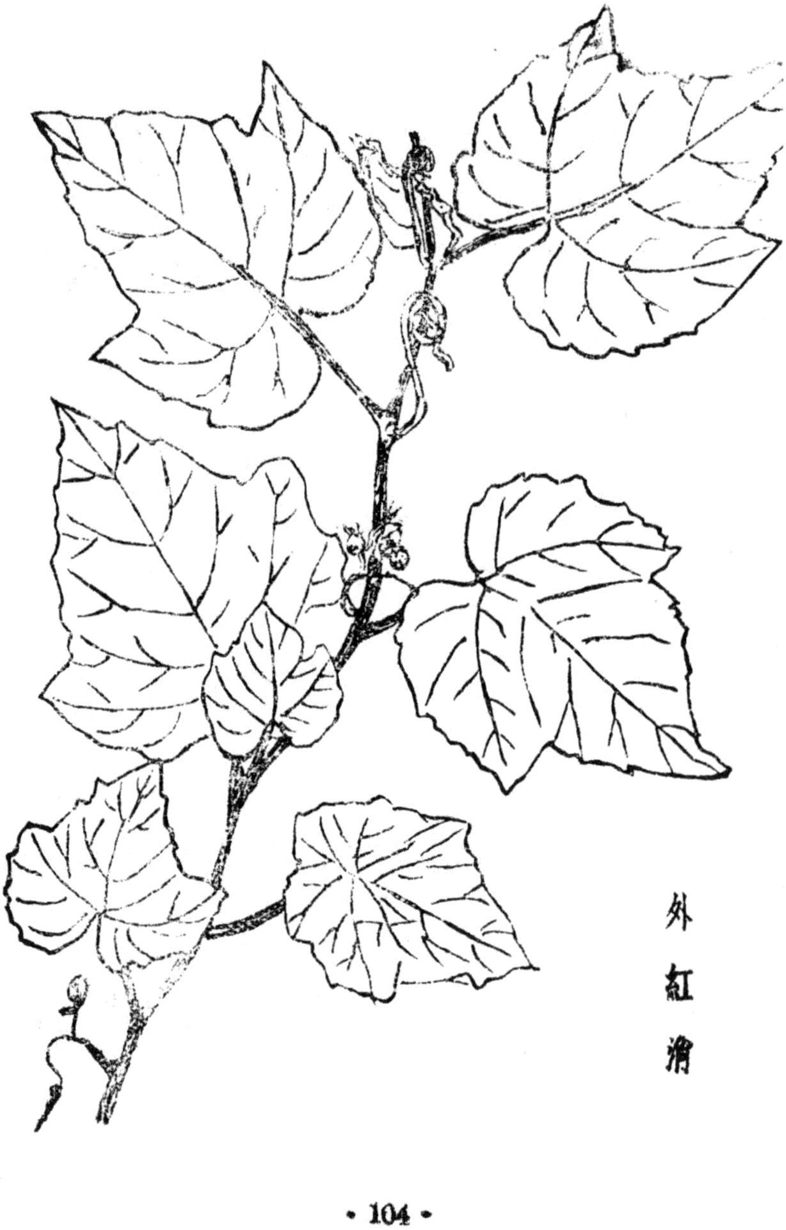

外红消

• 104 •

見　肿　消

別名：野芹菜。

形态：为毛莨科多年生草本。高約五寸至一尺。莖叶皆密被茸毛，叶呈掌状分裂，有三尖及細缺。四、五月叶腋間抽花梗，枝端开一黃色小花，全草具有强烈刺激性。多生于田野阴湿处。全草入藥用。

性味：性溫，味辛，有小毒。

功效：散結止痛，解毒消肿，为一种刺激性强的外用藥。

民間应用：

（1）一切无名肿毒初起：見肿消兜洗净擂燒酒外搽甚效。

（2）毒蛇咬伤：用見肿消的兜，擂燒酒外搽伤口。或用其根打烂外敷伤口。（不超过十五分鐘）。

（3）牙痛：用見肿消根洗净，以适量置痛牙处，有迅速止痛之功。

（4）偏头痛：用見肿消叶打烂外敷太阳穴，痛止卽去之，最多不超过十五分鐘。

（5）瘧疾：瘧发前一、二小时，用見肿消叶适量，洗净，打烂外敷背部，起泡卽去之，三次可癒。

（6）黃疸：見肿消叶适量洗净打烂外敷寸口部，起泡用針刺破，流出黃水而癒。

（7）鶴膝风及瘰癧：見肿消叶打烂外敷至局部发紅卽除之，数日再敷一次，可减輕症状或治癒。

（8）目翳初起：見肿消叶搗烂外敷太阳穴或印堂穴，反复进行，每次不超过十分鐘。

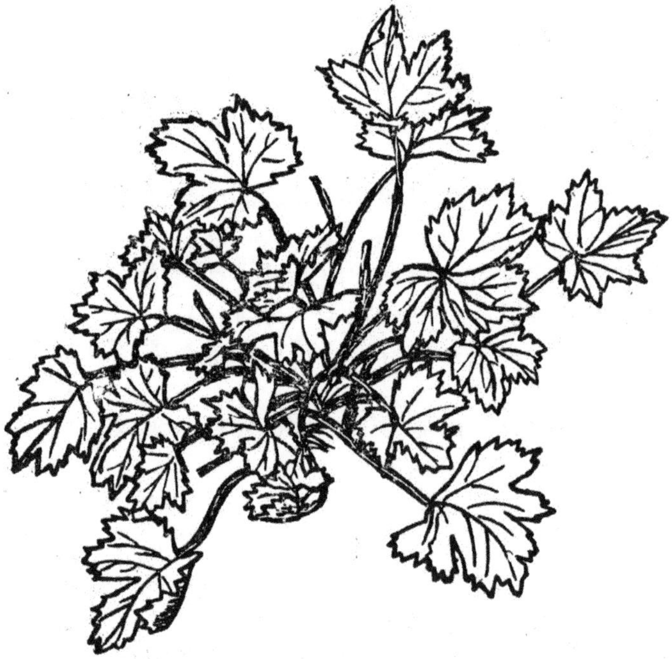

見肿消

木　芙　蓉

别名：芙蓉。

形态：木芙蓉属于錦葵科落叶灌木。莖高二、三米，圓柱形，莖叶密披茸毛，叶面有白色顆粒状毛簇。叶互生，叶片心脏形，掌状分裂，叶边有淺鋸齿，长叶柄。秋冬之間开白色或淡紅色的大花。花后結有硬毛的球形蒴果，种子外有毛。多生于山野或栽培于庭园。根莖叶花入藥用。

性味：性凉，味苦辛，无毒。

功效：清热解毒，凉血消肿，为外科一妙藥。

民間应用：

（1）痈疽肿毒：芙蓉花叶，野菊叶各适量，煎水頻洗患处。或用芙蓉花叶适量搗烂外敷患处。或用芙蓉花叶研末，加蜜糖或蛋白調匀外敷患处，一日換一次藥。对未化膿者可內消，化膿未潰者可收束根脚，潰后紅肿不退者能退紅消肿，生肌斂口。阴症禁用。

（2）一切发背、乳痈、恶疮、疔疮恶肿：用芙蓉花叶晒干研細末，用蜜糖、麻油或冷开水調敷患处，卽覺清凉，痛止肿消，妙不可言。

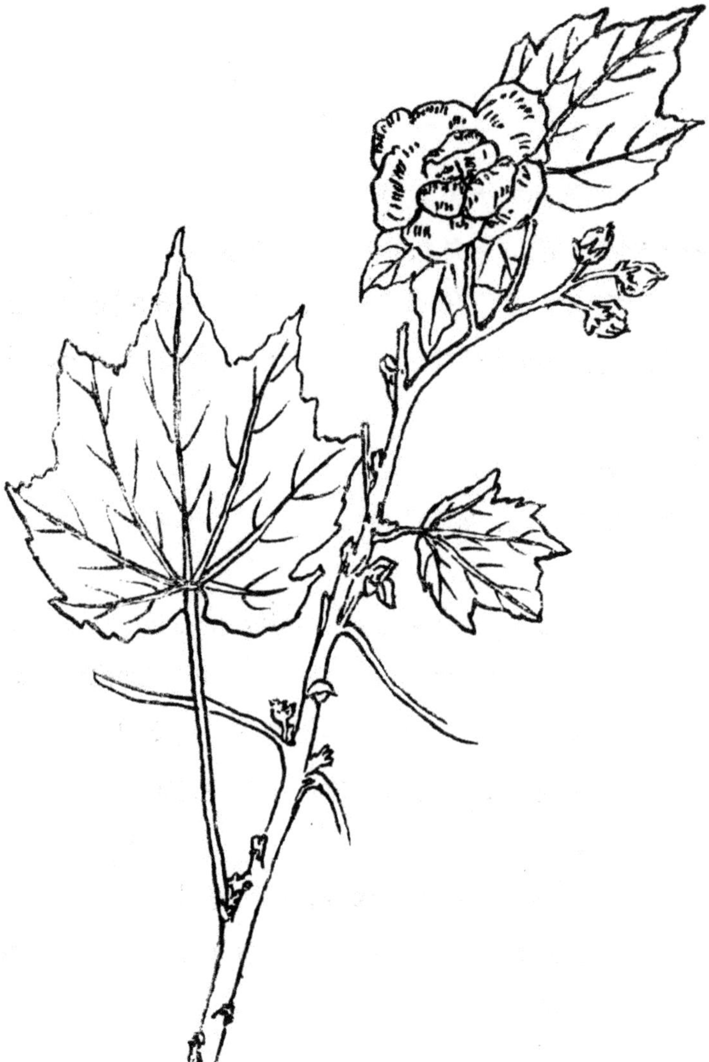

木芙蓉

野　　菊

形态：野菊属于菊科多年生草本。叶互生，卵园形，有羽状深缺刻和細鋸齿。同艾叶相似。秋季开黄色小头状花，多生于山野或人工栽培。全草及花入藥用。

性味：性寒，味苦辛，有小毒。

功效：清热解毒，散結消肿，調中止泻。

民間应用：

（1）痈疽疔疮及一切无名肿毒（阳症）：野菊花一两六錢，蒲公英一两六錢，紫花地丁一两，連召一两，石斛一两，煎水，一日三次，效佳。或用野菊花、莖、叶煎濃湯洗滌，并以棉花浸藥湯敷痈瘫，一日数次，胜于西医的“雷佛奴耳”溶液。

（2）腹痛、腹泻：干野菊花四錢，青木香二錢，广皮二錢，煎湯內服有效。

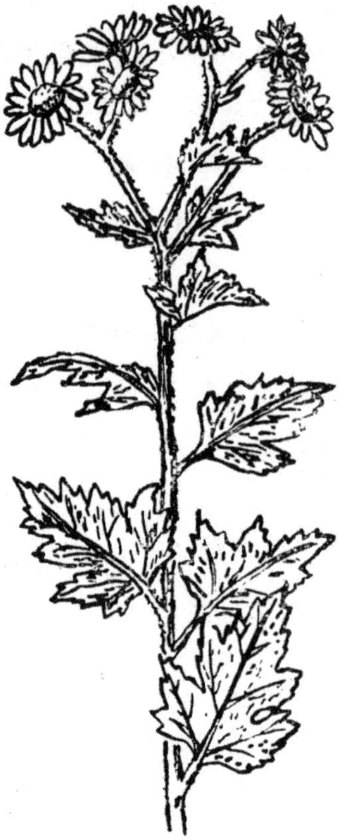

野菊

• 110 •

大 蒜 須

别名：一枝香。

形态：大蒜須属于一年生草本植物。莖四方形，高約二、三尺。叶互生。为长卵形或披針形，叶边有細鋸齿，先端尖，莖部呈楔形，叶柄长。多生于山野。全草入藥用。

性味：性寒，味苦。

功效：清热解毒，散結消肿。

民間应用：

（1）鴉疮：大蒜須五錢，土活血五錢，煎水內服。并用鉄馬鞭叶适量加少許食盐搗烂外敷患处。

（2）偏头痛：大蒜須根五錢，鴉蛋一个（去壳）同煮，取湯及蛋內服。

（3）无名肿毒，大蒜須叶适量搗烂外敷有效。

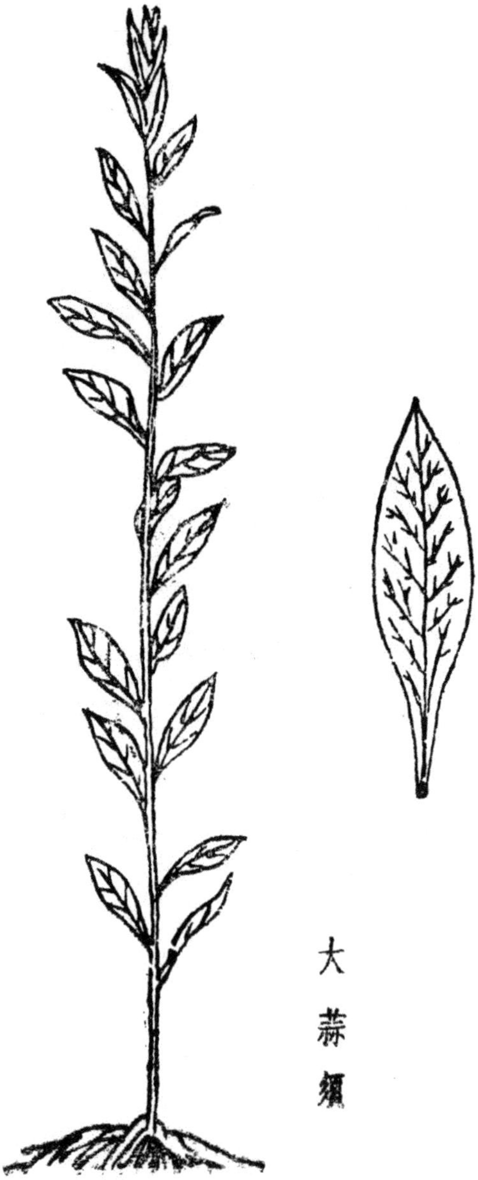

大蒜須

• 112 •

五　爪　龙

别名：

形态：五爪龙为一年生草本。五出掌状复叶，小叶为椭园形，叶边多鋸齿，长叶柄，从根基部丛生。高約一、二寸。五、六月开黃色小花。多生于田野路边。叶入藥用。

性味：性寒，味辛苦。

功效：活血祛瘀，解毒消肿。

民間应用：

（1）狂犬咬伤：五爪龙叶，大叶化骨丹叶，鉄馬鞭叶，四叶草叶各适量，搗烂外敷，每日換一次。

（2）泡疔：五爪龙叶，青絲勒尾，大小金錢叶各适量，洗淨搗烂，外敷患处。

（3）乳痈（乳腺炎）：五爪龙二两煎水內服。并用五爪龙二两搗烂外敷。

（4）跌打損伤：五爪龙，凤尾草，爬主手草藥，馬兰，磨地走各三錢，水煎酒对服有效。

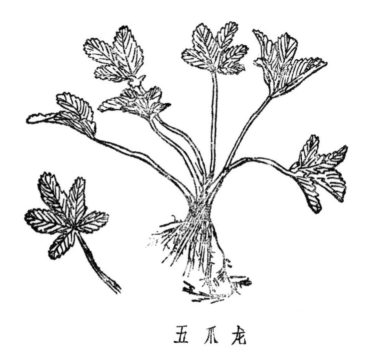

五爪龙

滿　口　紅

别名：青长树，出口紅。

形态：滿口紅为多年生落叶灌木。莖园柱形，色青光滑，高約一、二米。叶互生，为长卵园形，叶边有鋸齿，短叶柄，和大腊叶相似，此叶在口內嚼之出口后，一会儿則变紅色。多生于深山阴凉处。叶入藥用。

性味：性凉，味苦澀，无毒。

功效：清热解毒，散結消肿，生肌歛口。

民間应用：

（1）血疔：滿口紅叶适量嚼烂外敷患处有效。

（2）經久不瘉的潰瘍：滿口紅，土黃連，土活血，山胡椒，大薊，大蒜須各适量，搗烂外敷患处。

（3）疔疮：滿口紅叶搗烂外敷患处。

（4）崩疔：滿口紅，山胡椒，七九藤叶各适量，搗烂加桐油（蜜糖、酒糟亦可）調匀外敷。

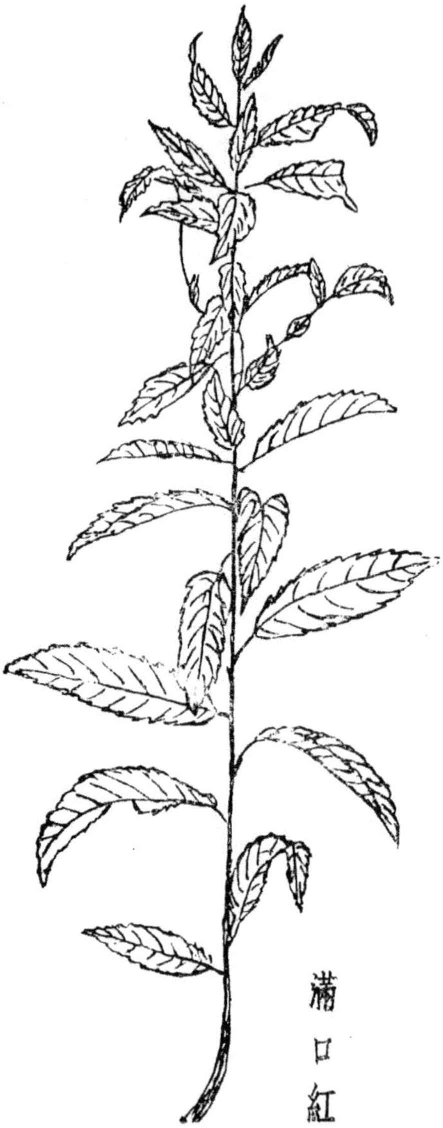

滿口紅

• 116 •

蒲　公　英

别名：一点紅，三关草。

形态：蒲公英属于菊科多年生草本。叶自根丛生，倒披針形或側披針形，边緣有大小不規則的鋸齿或淺裂。春夏叶丛間抽花梗，莖端生头状花序，舌状花冠，深黄色。全草含乳白的液汁。多生于山野或田边。全草入藥用。

性味：性寒，味甘苦。

功效：清热解毒，散結消肿，止痛。

民間应用：

（1）乳痈：蒲公英一两煎水內服。并用蒲公英适量搗烂外敷患处。甚則用蒲公英，金銀花藤各适量搗烂外敷效佳。

（2）目赤肿痛：鮮蒲公英一两煎水內服有效。

（3）跌打損伤：鮮蒲公英四兜，煎水，酒对服，服二次有效。

（4）蛇头疔（初起）：蒲公英适量搗烂外敷，一夜可癒。

（5）翻花疮（疮內腐肉露于疮口外面，呈花状）：用蒲公英兜适量搗烂外敷，腐肉即可縮入，疮口則易癒合。

（6）毒蛇咬伤：蒲公英兜适量，搗烂外敷有效，

（7）妇人白带：蒲公英一两，香附子三錢，煎水內服有效。

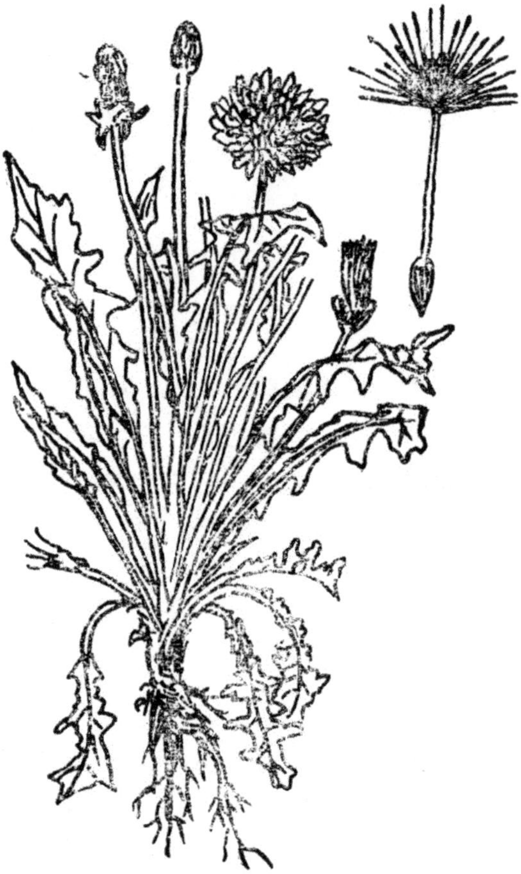

蒲公英

土 黄 連

别名：洋虎耳草。

形态：土黄連属小檗科多年生草本。主根粗短，須根多。叶为心脏形或近于圆形，叶边为波状，頂端微凹，长叶柄，細而直立，从根基部丛生。二、三月从根莖部抽花梗，开淡紅紫色小花。花后結蒴果，种子黑色。根莖叶入藥用。

性味：性寒，味苦，有小毒。

功效：清热燥湿，泻火解毒，功似黄連。

民間应用：

（1）經久不癒的潰瘍：土黄連根或叶，独脚絲毛，苦菜，滿口紅，四季青各适量，洗淨搗烂外敷。

（2）乳腺炎：土黄連，土三七，坐勒各适量，洗淨搗烂外敷患处。

（3）火毒甚的疮毒：土黄連根或叶适量，洗淨搗烂外敷患处有效。

（4）目赤紅肿：土黄連根，煎水熏洗眼睛效佳。

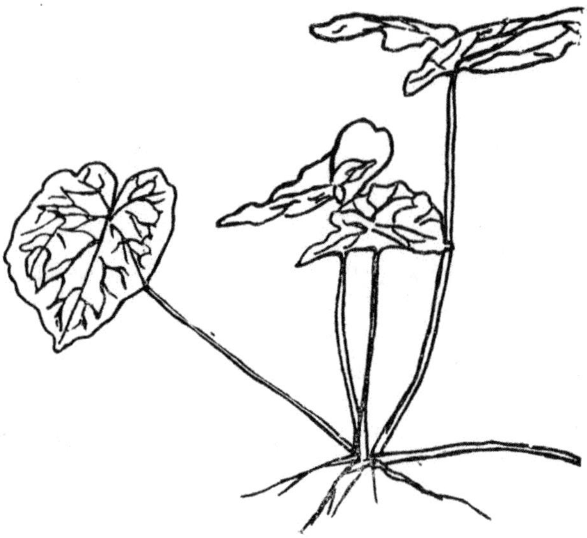

土黄連

大　　薊

别名：老虎勒，老虎屌，六月冰，六月冻。

形态：大薊为菊科薊属多年生宿根草本。高約三、四尺。叶长椭园形，羽状深裂，叶边长針刺，莖园柱形，幼莖叶密被茸毛。四、五月間开花，为头状花序，花紫紅色。多生于原野、田边、路边。根莖叶入藥用。

性味：性凉，味甘。

功效：清热解毒，凉血止血，止痛消肿。

民間应用：

（1）燙伤：大薊根适量，洗净，用布包之打烂取汁，加适量冷开水，外搽患处。或用大薊根适量，洗凈，布包取汁，置甑上蒸成冻状，外搽患处。

（2）无名肿毒：大薊叶或根适量，洗凈搗烂，外敷患处。

（3）乳痈初起（乳腺炎）：大薊五錢，威灵仙二錢，土活血四錢，水煎內服。

幷用內紅消，外紅消，土三七，大薊，坐辣（水烏龟），車前草，苧麻兜各适量，洗凈，搗烂外敷。

（4）高血压：用大薊根四錢，小薊根四錢，黃枝子兜四錢，煎水內服有卓效。

按：高血压此系西医名称，中医称之为肝阳上亢，肝风内动，大小薊为清热凉血藥，枝子兜清三焦遊离之火，故用此方，治实热偏胜之症效佳。

（5）小便紅白：大薊根三分之二，杉树油三分之一，早米飯适量，共打烂为丸，如蚕豆大。每服七粒，日服三次，开水送服。

（6）大便下痢紅、白（菌痢）：大薊根一两，煎水滤汁，紅痢加紅糖，白痢加白糖，調服有效。

（7）毒蛇咬伤：大薊根一两至二两煎水內服。根适量搗烂外敷伤口有效。

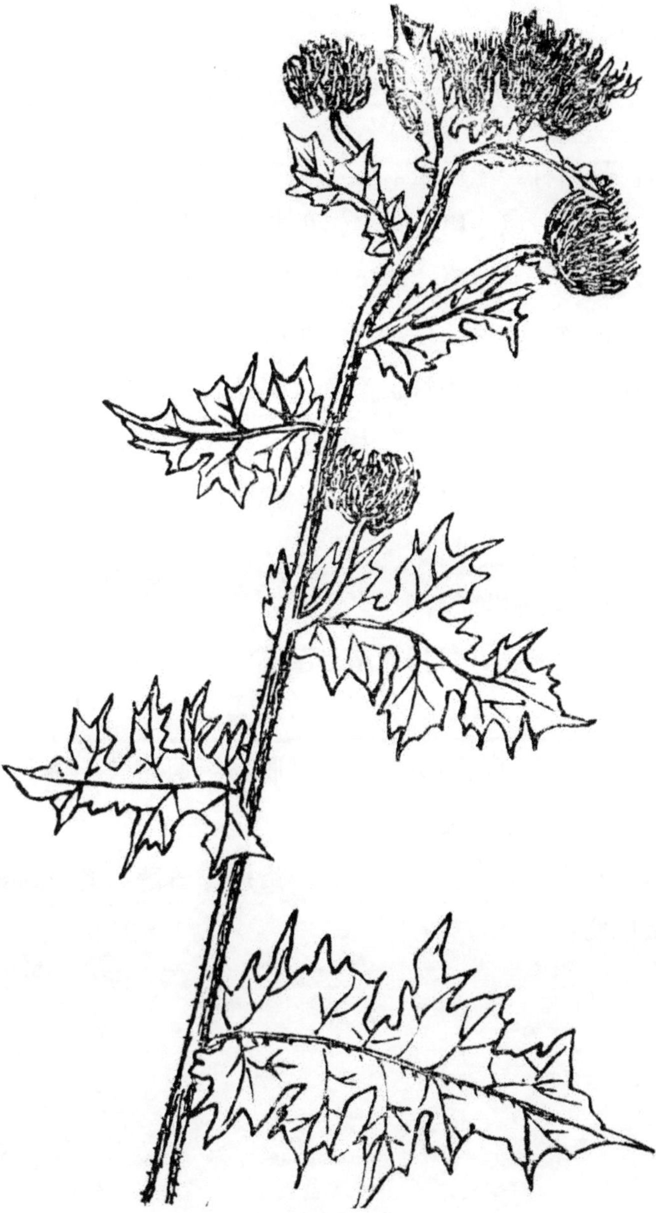

大蓟

• 123 •

博　洛　迴

别名：号筒杆，土霸王。

形态博落迴：属于罂粟科多年生草本。高約一、二米，莖园柱形。叶互生，心脏形，叶边有深淺不一的缺刻。叶背色較綠，长茸毛，有长叶柄。夏日枝梢开白色小花，花后結长椭园形的扁平蒴果。多生于山野。全草入藥用。

性味：性溫，味苦辛，有大毒。

功效：止痛止痒杀虫，治恶疮，頑癬。

民間应用：

（1）頑癬：砍断博洛迴之主莖，用容器收集其流下的黄色毒汁，搽于頑癬上。或用博洛迴浸醋里一星期，取汁外搽患处。

（2）經久不癒的潰瘍：八九月收博洛迴的根，晒干，燒灰存性，用麻油調搽患处。

（3）肚皮疮（腹壁膿肿）：博洛迴根适量加少許酒糟，搗烂外敷患处。

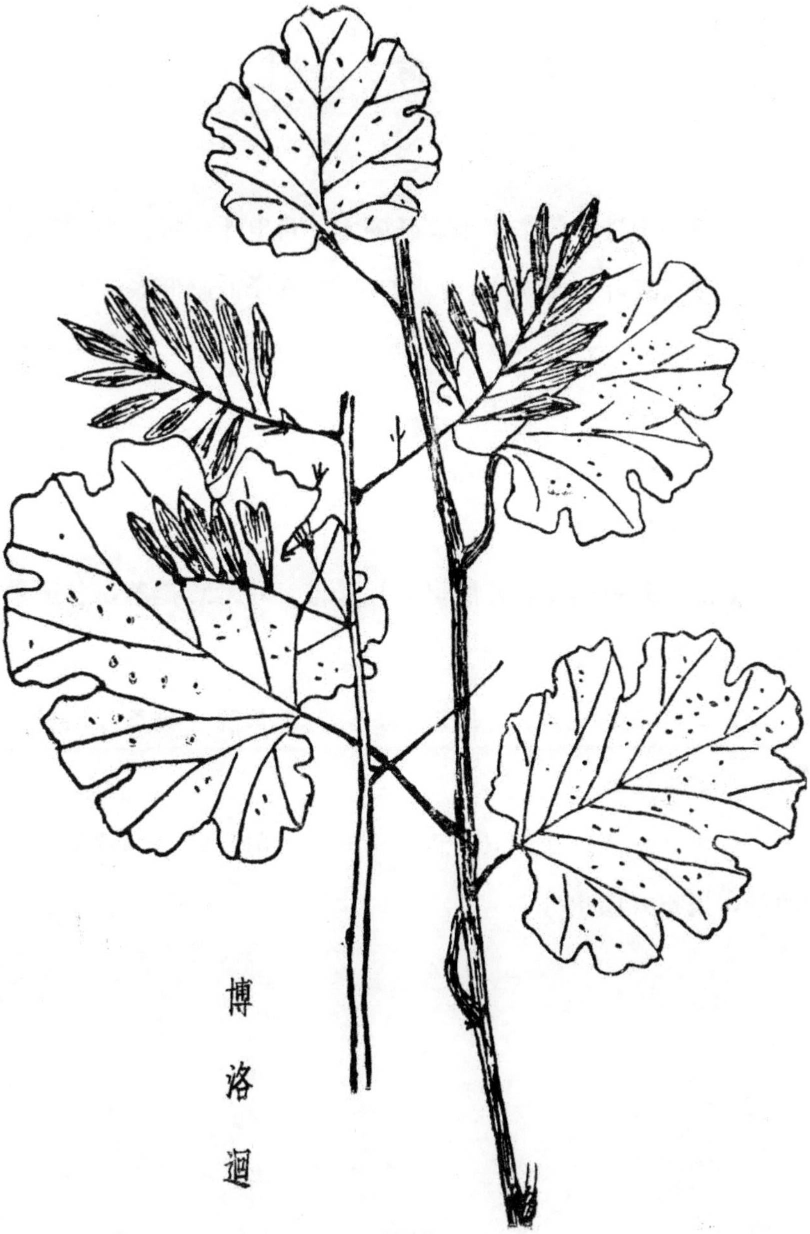

博洛迴

•125•

小腊叶

别名：

形态：小腊叶为多年生落叶灌木。自生于山野。高約三、四尺。羽状复叶，叶对生，叶小卵园形，常于叶腋間长一对小叶，叶边完整。二、三月开白色小花，花后結瘦果。叶入藥用。

性味：性凉，味濇苦。

功效：清热解毒，止血止痛。

民間应用：

（1）外伤出血：小腊叶，筷子草，小野鸡尾草，各适量捣烂外敷伤口，即可止血止痛。

（2）毒蛇咬伤：小腊叶，青木香，开口箭，細茶叶适量，捣烂外敷患处。

（3）疔疮：小腊叶，內紅消叶，外紅消叶，狗骨柴叶各适量，捣烂外敷患处。

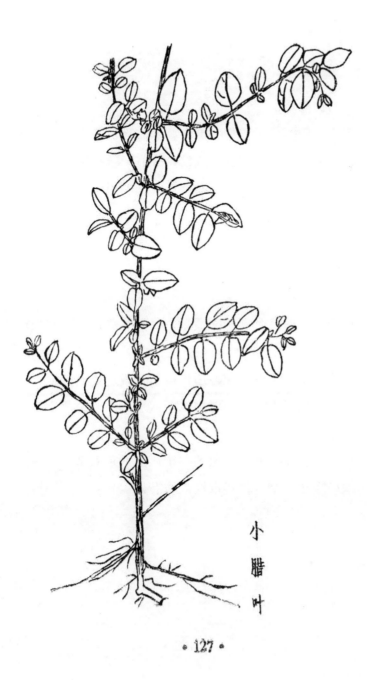

小腊叶

辣　蓼

别名：蓼草。

形态：辣蓼属于蓼科一年生草本植物。多生于田野、村庄附近。莖直立，高約二、三尺，分节，莖紅紫色。叶互生，叶为广披針形，先端尖，叶面有八字形的黑斑点，秋季枝梢出花穗。全草及根入藥用。

性味：性温，味辛，无毒。

功效：解毒利尿，止血止痢。

民間应用：

（1）外伤出血：辣蓼适量，搗烂外敷伤口，有止血止痛之效。

（2）毒蛇咬伤：辣蓼适量搗烂外敷患处有效。

（3）止泻止痢：辣蓼根二两煎水內服。适用于菌痢及各种类型腸炎。

（4）痧症吐泻：辣蓼芽七个，黃荆芽七个，烏桕芽七个，鉄馬鞭芽七个，搗烂取汁內服有效。

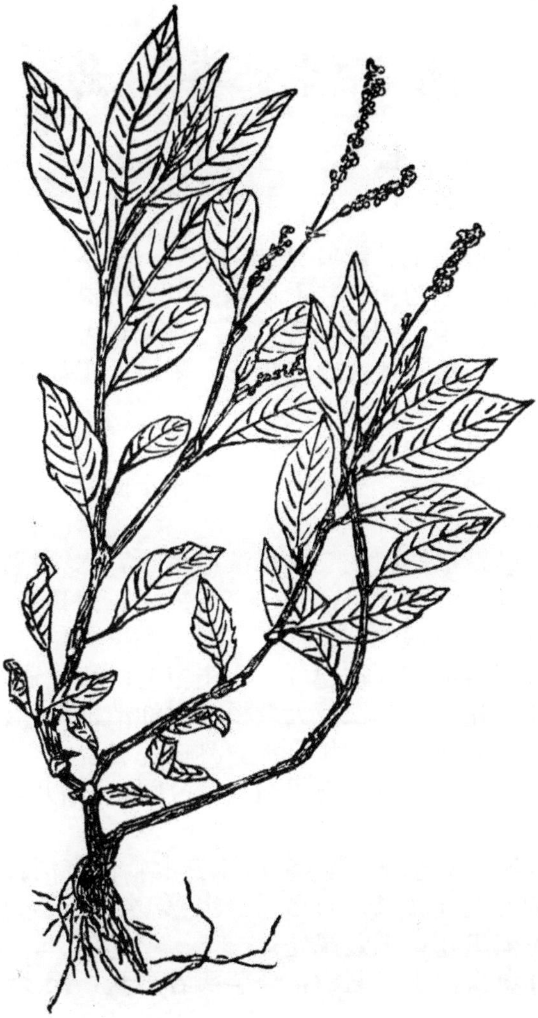

辣　　蓼

伤科类药

土三七

别名：菊叶三七，大叶見肿消。

形态：土三七为菊科三七草属多年生宿根草本。高約一至三尺。叶长椭园形，羽状深裂，叶边有疏鋸齿，叶似大薊，但叶边不长針刺。秋天开黄色筒状花。多为人工栽培。全草及根入藥用。

性味：性凉，味甘微苦辛。

功效：清热解毒，散結消肿，活血止血。

民間应用：

（1）跌打损伤：土三七根洗淨晒干，水酒淬七次，研末，每服二錢，酒送服。或用土三七二份，开口箭一份，共研末，水酒冲服，每服二錢。

（2）无名肿毒（初起）：用土三七叶或根适量，洗淨搗烂外敷患处或用土三七根，大薊根，內紅消根，外紅消根，坐勒根，苧麻兜各适量，共搗如泥，外敷患处。

（3）耳垂疮：土三七根适量，洗淨加酒糟共搗烂，外敷效佳。

（4）阴疽（寒性膿瘍）：土三七，內紅消，外紅消，坐勒，苧麻兜，七九藤根，石菖蒲，生姜各适量，搗烂用酒炒热，趁热先擦患处，再敷患处。

（5）扭伤：土三七根，煨芋头各适量，搗烂趁热敷患处。

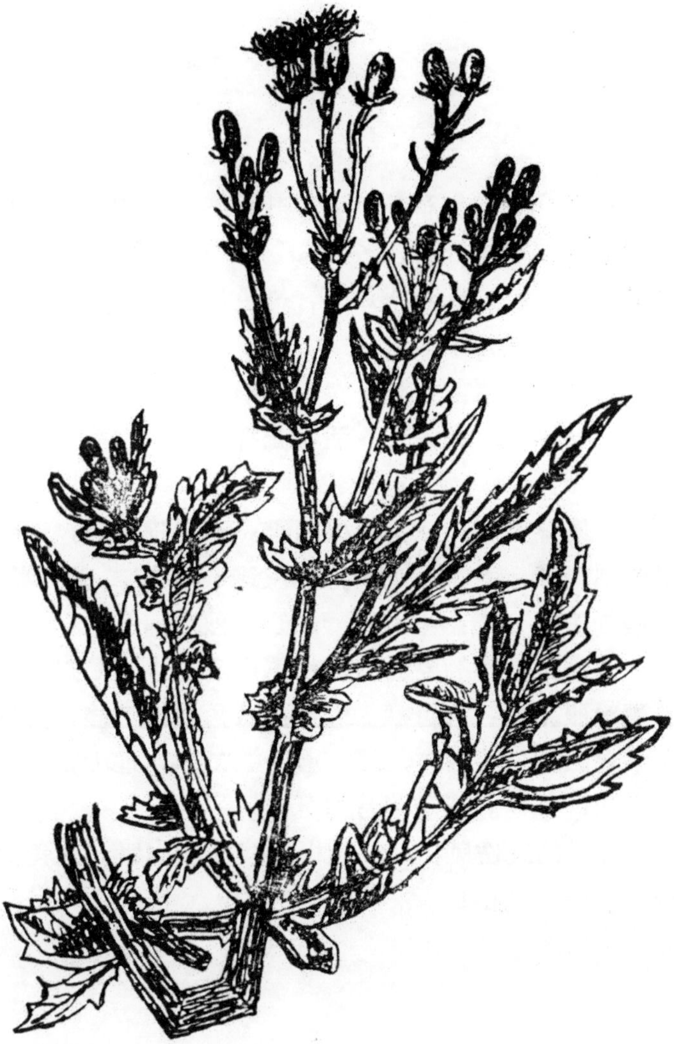

土 三 七

八角楓

别名：

形态：八角楓属楓科多年生落叶乔木。高約一、二丈。其莖园柱形。叶呈掌状分裂，多为八角，叶面色綠，叶背多茸毛，长叶柄，色紅。五至八月开青綠色盘形花。多生于山野或人工栽培。根入藥用。

性味：性溫，味苦，有小毒。孕妇禁服。

功效：祛风湿，利关节，活血止痛。

民間应用：

（1）风湿痹症：八角楓根四錢，五加皮四錢，矮脚樟三錢，鑽山楓二錢。手痛加枇杷兜三錢，桂枝二錢，桑枝四錢。脚痛加牛膝三錢，下山竹鞭四錢。煎水內服。

（2）跌打损伤的要藥：新伤单用八角楓根四錢，薄酒煎，濃酒对服，二、三剂可癒。老伤：八角楓根三錢，安痛藤三錢，大活血四錢，小活血四錢，鑽山楓二錢，过山龙三錢，煎水，酒对服，有效。茄子蒂为引更佳。

（3）預防破伤风：八角楓根四錢煎水內服。八角楓叶适量，洗淨搗烂外敷伤口。

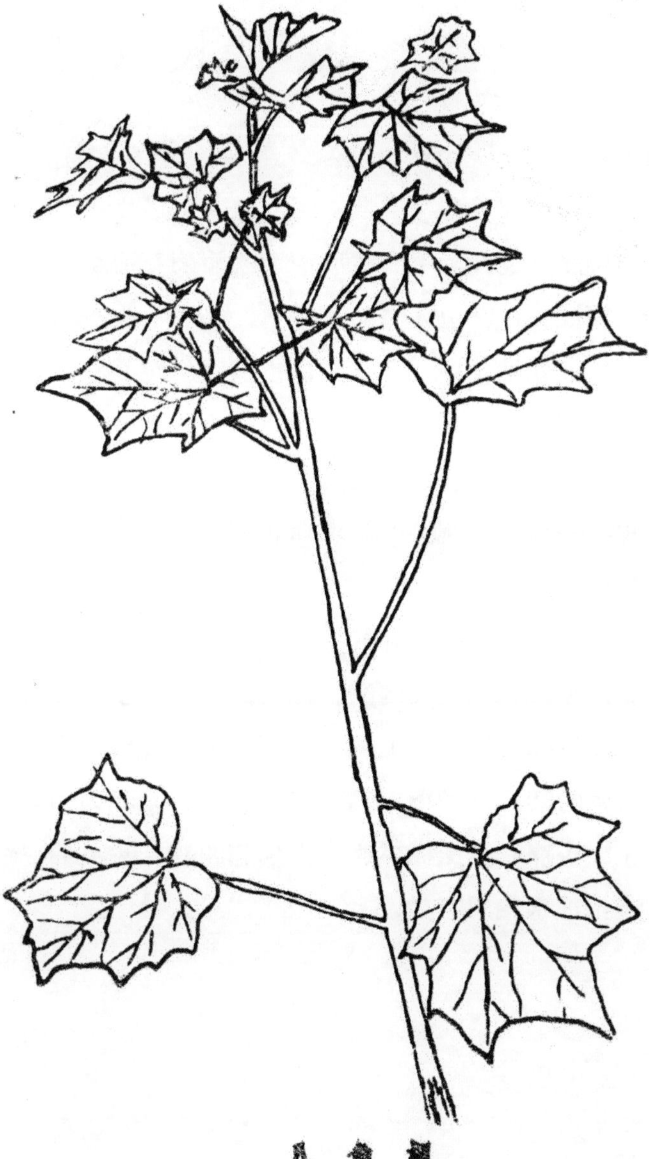

八 角 楓

鉆山楓

别名：

形态：鑽山楓为多年生常綠藤木植物。多生于深山阴凉处。常纏繞他物上升。莖圆柱形，切断为菊花心。叶互生，长卵形，先端較尖，叶边完整，叶背稍黄，有少許茸毛。短叶柄。春季叶腋处抽花梗，开紅花，花后結紅色果实。根莖叶入藥用。

性味：性溫，味甘苦，无毒。

功效：袪风湿，利关节，活血止痛。

民間应用：

（1）风湿痹症：鑽山楓三錢，大活血四錢，伸筋藤三錢，五加皮四錢，威灵仙四錢，煎水內服有效。

（2）跌打損伤：鑽山楓三錢，矮脚樟五錢，安痛藤五錢，过山龙四錢，八角楓三錢，煎水內服，水酒为引。

（3）头痛：鑽山楓三錢，安痛藤四錢，威灵仙三錢，山胡椒二錢，煎水內服有效。

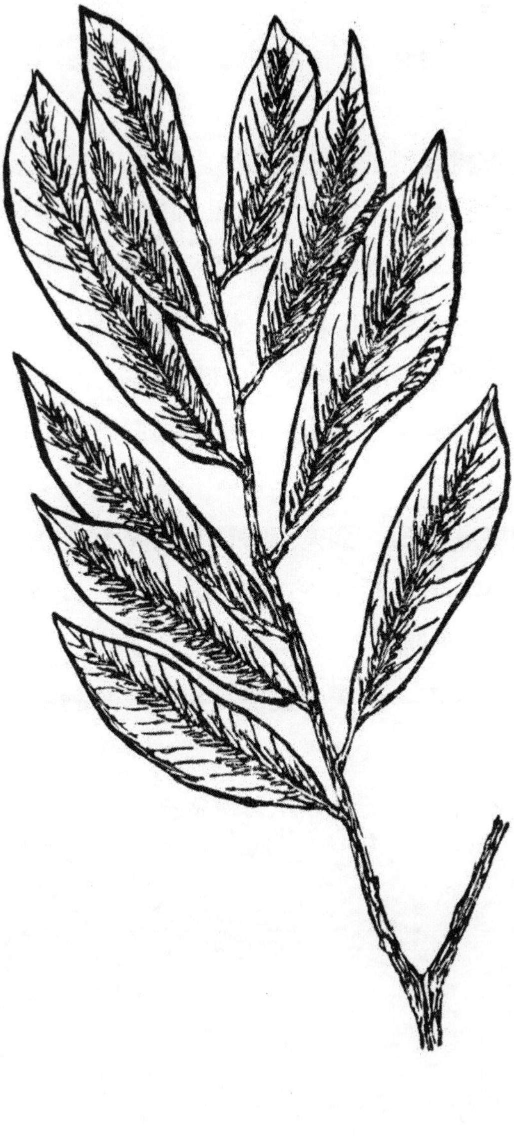

鉆山楓

翻天云

别名：鴆婆树。

形态：翻天云为多年生落叶乔木。叶为长椭园形，叶边完整，奇数羽状复叶，幼莖叶上密被茸毛。莖园柱形，色綠，有特殊的臭味。多生于荒野山坡上。根入藥用。

性味：性热味辛，有小毒。孕妇禁用。

功效：辛热走竄，活血祛瘀，引藥到肩胛处。

民間应用：

（1）肩胛处老伤：翻天云四錢（酒淬七次），八角楓二錢，安痛藤三錢，大小活血各三錢，皺紗皮二錢，地泡兜三錢，薄酒煎，濃酒对服。

（2）粘骨流痰：翻天云皮适量搗烂，加酒糟炒热，外敷患处。

（3）做农藥：翻天云煎水可做农藥。

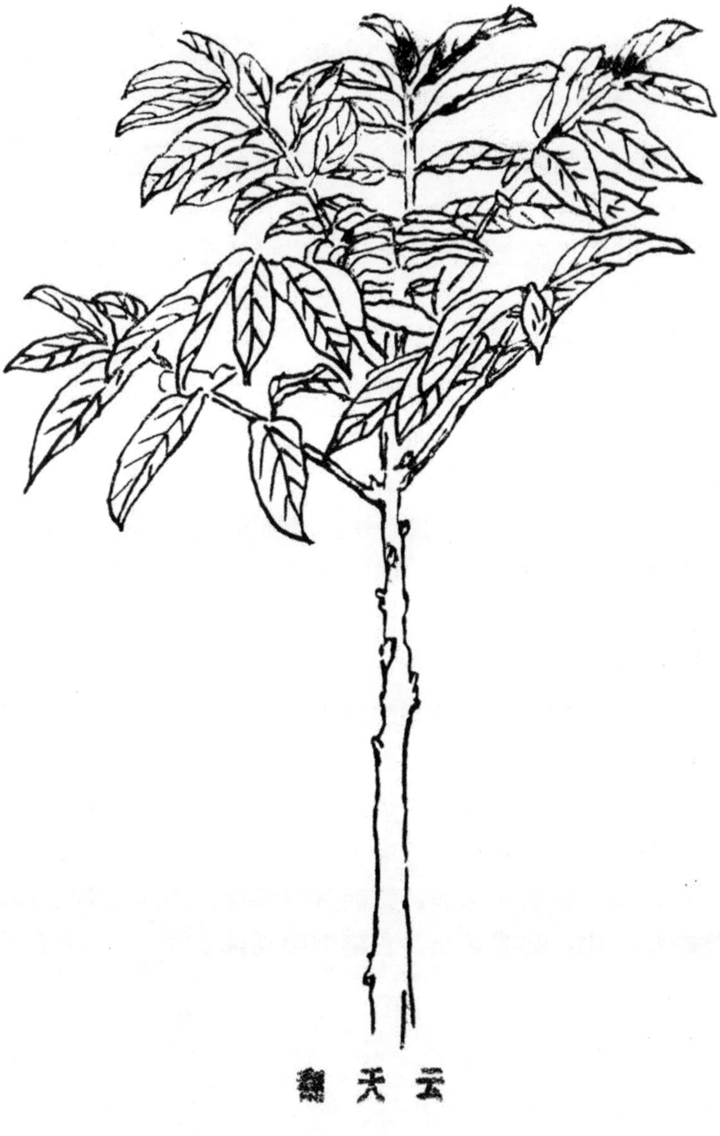

[illegible] 天 云

蛤蟆跳缺

别名：金蛤蟆跳鈌。

形态：蛤蟆跳鈌为鳶尾科多年生草本。高一至二尺。其叶如劍形，叶面光滑无毛，平行叶脉，抱莖而生。其根每年长一节，和蛤蟆相似，金黄色。六、七月开黄色漏斗形花。多生于山野或人工栽培。根入藥用。

性味：性凉，味苦辛，有小毒。

功效：清热利湿，活血止痛，散結消肿。

民間应用：

（1）跌打損伤：蛤蟆跳鈌二錢薄酒煎，濃酒对服有效。

（2）黃疸（肝炎）：蛤蟆跳鈌二錢，煎水內服。

（3）咽喉內起血泡，迅速增大者：急用蛤蟆跳鈌根擂汁，內服及含漱，肿即可消。

（4）毒蛇咬伤：蛤蟆跳鈌根、苧麻兜各适量，洗净搗烂外敷伤口有效。

（5）崩疔（疔疮潰烂极速者）：蛤蟆跳鈌根，苧麻兜适量，洗净搗烂外敷。

（6）齿齦紅肿疼痛：蛤蟆跳鈌根擂汁內服有效。或取蛤蟆跳鈌根切片，貼痛牙处，止痛消肿功速。

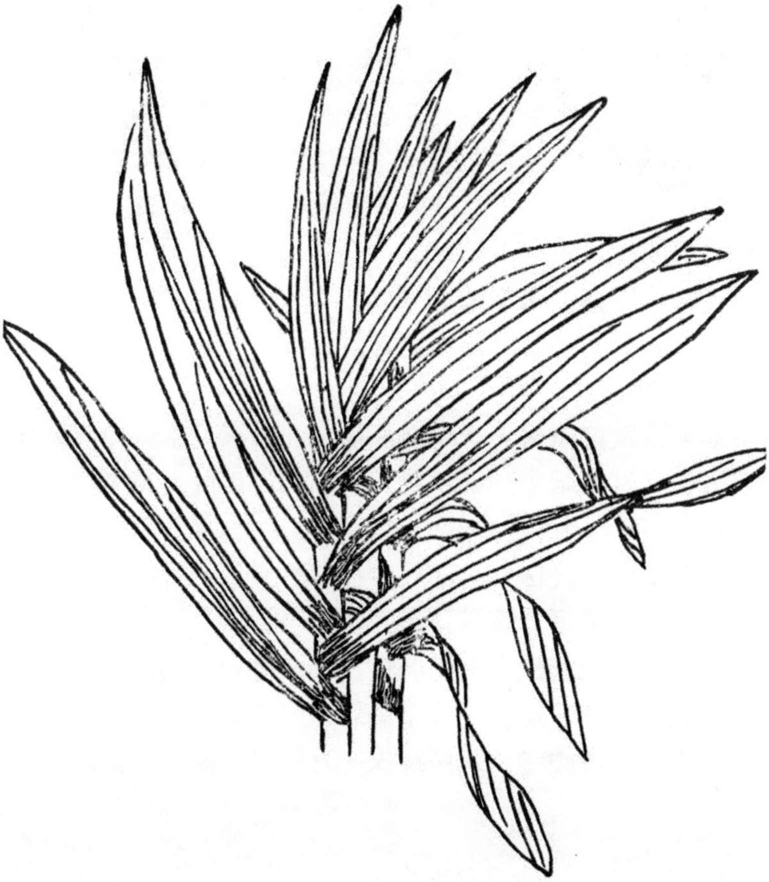

蛤 蟆 跳 缺

八　楞　麻

别名：

形态：八楞麻为多年生宿根草本。高約五、六尺。叶长椭园形，先端較尖，叶边多鋸齿，叶背色較淡，似玄参叶，对生。莖四棱形。夏月开小白花，結綠色园形小浆果。多为人工栽培，根入藥用。

性味：性凉，味辛苦。

功效：活血祛瘀，鎮痛解毒。

民間应用：

（1）跌打損伤：八楞麻根五錢，煎水，水酒对服效佳。民間云："打得地下爬，就吃八楞麻"，由此可見八楞麻治伤之一斑。

（2）关节扭伤，局部紅肿：八楞麻根，接骨草根，薤白，土三七根适量，洗凈搗烂外敷效佳。

（3）毒蛇咬伤：八楞麻根，青木香根，坐勒兜，苧麻兜，毛勒冬瓜根，适量，洗凈搗烂敷效佳。

（4）无名肿毒：八楞麻根，适量洗凈搗烂外敷。

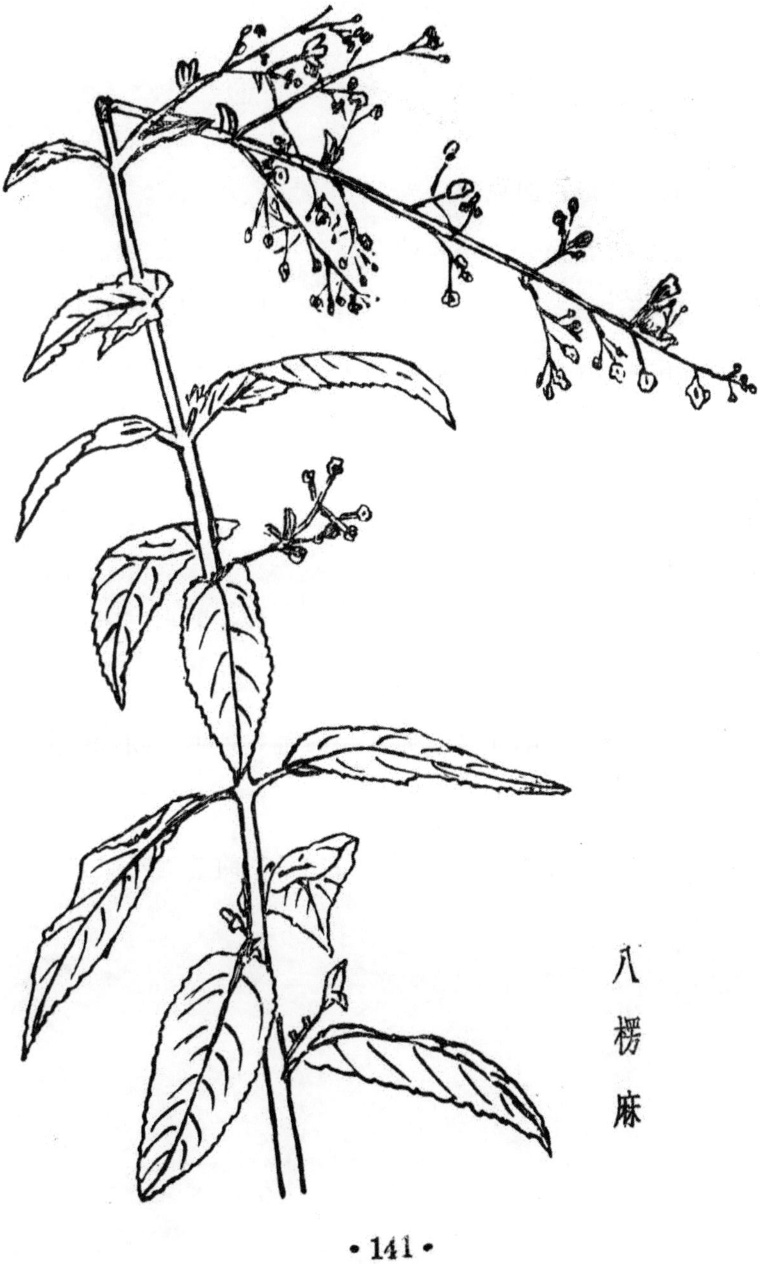

八楞麻

小活血

别名：茜草，血見愁。

形态：小活血为茜草科茜草属多年生蔓生草本。莖四方形，长逆行細刺。叶卵园形或心脏形，四叶輪生。七至十月开淡黄白色小花，果实为浆果。多生于山野阴凉处。根入藥用。

性味：性寒，味苦微酸。

功效：凉血止血，活血祛瘀。

民間应用：

（1）閉經：小活血一两，当归二錢，煎水內服，水酒为引。有通經之效。

（2）鼻衄、嘔血、咳血：小活血（炒黑）四錢，侧柏叶三錢，野生地五錢，煎水內服有效。

（3）跌打損伤：小活血一两，薄酒煎濃酒对服。

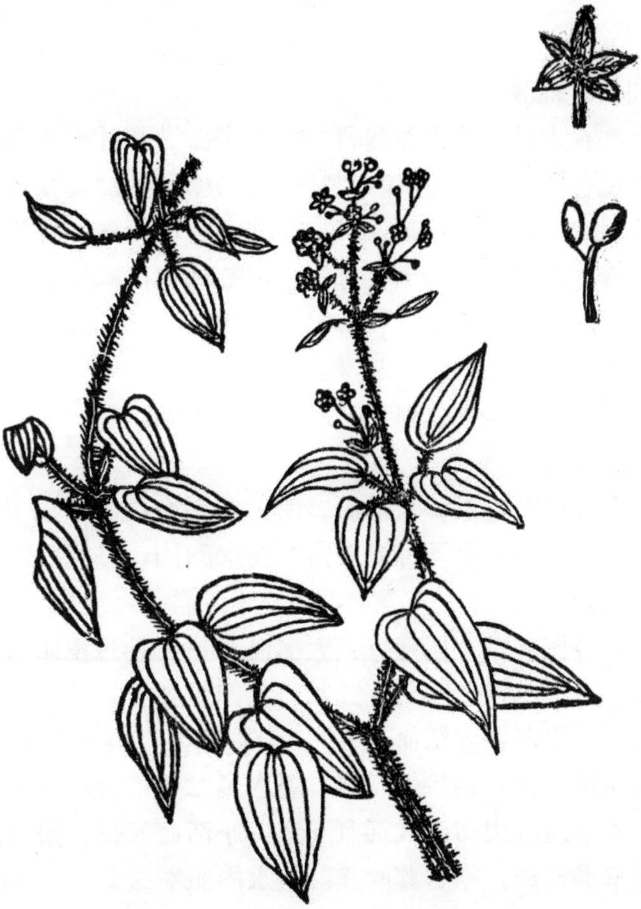

小 活 血

大　活　血

别名：紅藤。

形态：大活血为大血藤科多年生攀援性落叶灌木。高二、三丈。茎褐色园形，三出复叶，叶柄上有槽，基部偏闊，两側叶較中叶为大，斜卵形，頂端尖，基部两边不对称，外边較內边为大。春季开黃花，結黑色小果。根紅褐色，有結节，切断一段，吹之透风。多生于山野。根入藥用。

性味：性平，味甘，无毒。

功效：活血祛瘀，理气追风，通利关节。

民間应用：

（1）关节不利：大活血二两，小活血一两，鑽山楓一两，五加皮一两，馬尾伸筋五錢，浸水酒內，每服二两，早晚一次，有效。

（2）闌尾炎（腸痈）：大活血五錢，牡丹皮四錢，桃仁三錢，冬瓜子四錢，大黃三錢，煎水內服效佳。

（3）腹泻：大活血三錢，珍珠草一两半，叫得草一两，野花生苗一两，黃荆兜五錢，鸡內金二錢，煎水內服效佳。

（4）跌打損伤：大活血五錢，小活血五錢，鑽山楓三錢，安痛藤四錢，絡石藤四錢，煎水內服有效。

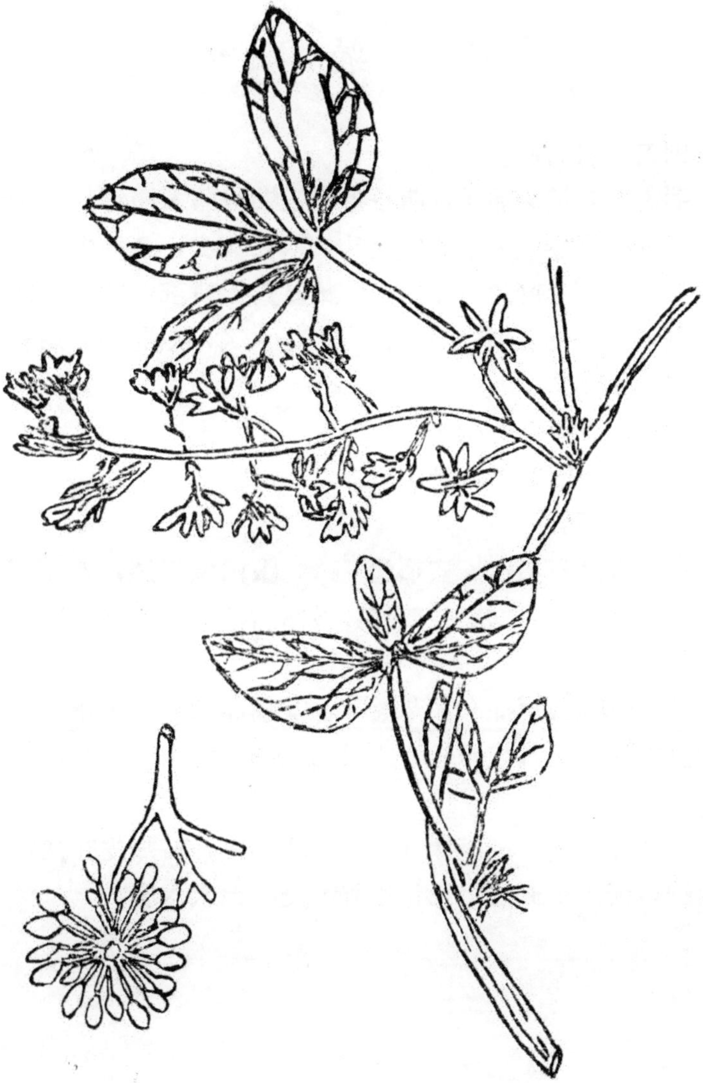

大活血

·145·

安痛藤

别名：青竹鞭。

形态：安痛藤属于蘿藦科多年生攀援藤本植物。生于深山阴凉处。常賴卷須攀援他物上升。莖长数丈，色綠少分枝。叶互生，心脏形，叶边有鋸齿，叶脉显露于背部，叶背紫紅色。长叶柄。夏日抽花梗，其上密生小花，伞状排列。果实呈角状。莖入藥用。

性味：性平，味微辛苦。

功效：舒筋活血，利关节。

民間应用：

（1）跌打損伤：安痛藤三錢，鑽山楓三錢，八角楓三錢，矮脚樟五錢，皺紗皮四錢，过路竹鞭五錢，煎水，酒对服。

（2）风湿痹症（关节炎）：安痛藤四錢，大活血四錢，小活血四錢，五加皮四錢，威灵仙三錢，过山龙三錢，八角楓三錢，煎水內服。

（3）腰痛（风湿性）：安痛藤四錢，五加皮五錢，鉄拳头四錢，鑽山甲五錢，馬尾松节四錢，煎水內服。

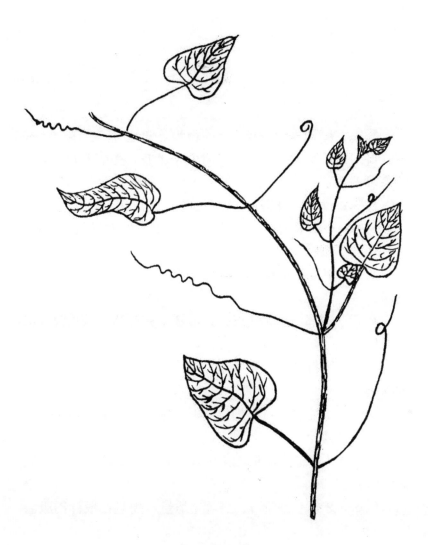

安痛藤

磨地走

别名：

形态：磨地走为一年生蔓性植物。匍地而生，随节长须根，叶对生，卵园形，茎叶上有少許茸毛。全草入藥用。多生于山野路边。

性味：性凉，味苦。

功效：祛瘀活血，消肿止痛，堕胎。孕妇禁服。

民間应用：

（1）乳痛：磨地走五錢，土活血五錢，威灵仙二錢煎水內服。

（2）腰痛：磨地走五錢，金櫻子兜五錢，鉄馬鞭五錢，八角楓三錢，矮脚樟四錢，煎水，酒对服。

（3）跌打損伤：磨地走二两，煎水，酒对服，或配合其他伤藥用。

（4）王蛇纏頸：磨地走，土活血，大蒜須，适量，搗烂外敷，甜酒糟为引。

（5）人工流产：磨地走半斤，紅牛膝二錢，馬兰三錢，煎水服。

（6）牙痛（热痛）：磨地走适量，搗烂，取汁內服。

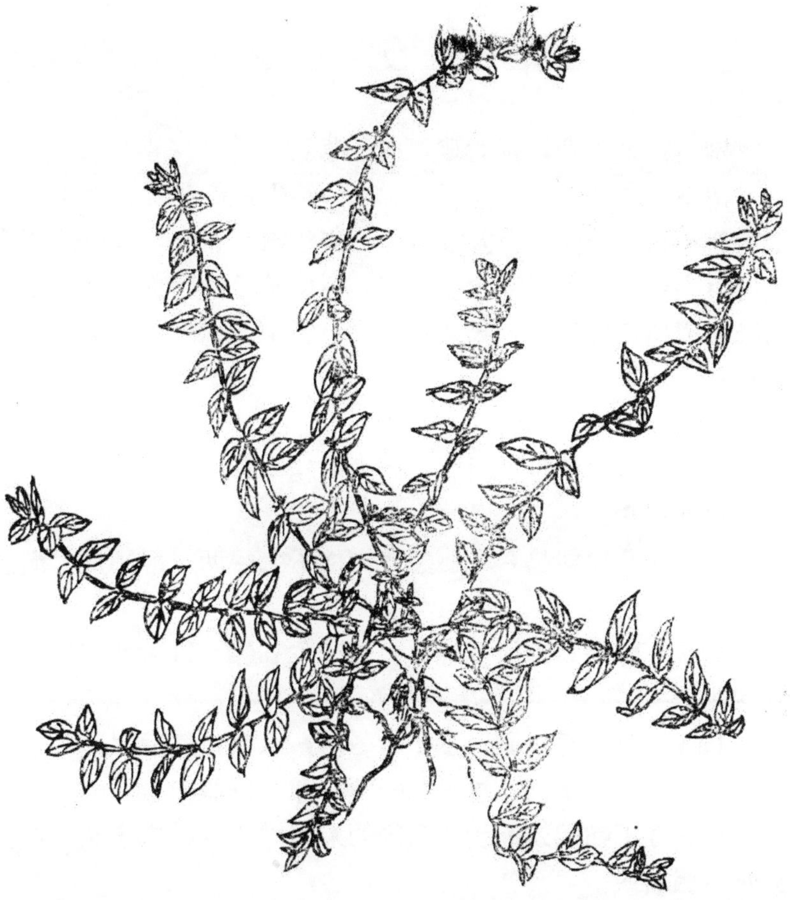

磨地走

瓜　子　金

别名：金鎖匙，远志草，瓜子草。

形态：瓜子金为远志科远志属多年生常綠草本。有褐色弯曲的細宿根，莖多数由基部丛生，高約四、五寸。全草长茸毛，叶互生，卵园形或卵状披針形，似瓜子，叶背色紅。夏季开淡綠色或紫色蝶形花，果実扁园形。多生于山野或路边，全草入藥用。

性味：性凉，味苦辛，无毒。

功效：清热解毒，活血止血，散結消肿，化痰止咳。

民間应用：

（1）乳痈初起（乳腺炎）：瓜子金一两，薄酒煎，濃酒对服。

（2）腰痛（瘀血作痛）：瓜子金五錢，銀鎖匙五錢，煎水內服。

（3）月經无定时：瓜子金一两，水煎，經后服。

（4）上吐下泻：瓜子金一两，煎水內服即效。

（5）王蛇纏頸（生于頸部的无名肿毒）：瓜子金一两，煎水內服有效。

（6）痈疽、疔疮、毒蛇咬伤：瓜子金叶适量，洗净，搗烂外敷。

（7）跌打損伤：瓜子金一两，銀鎖匙一两，煎水內服，水酒为引。

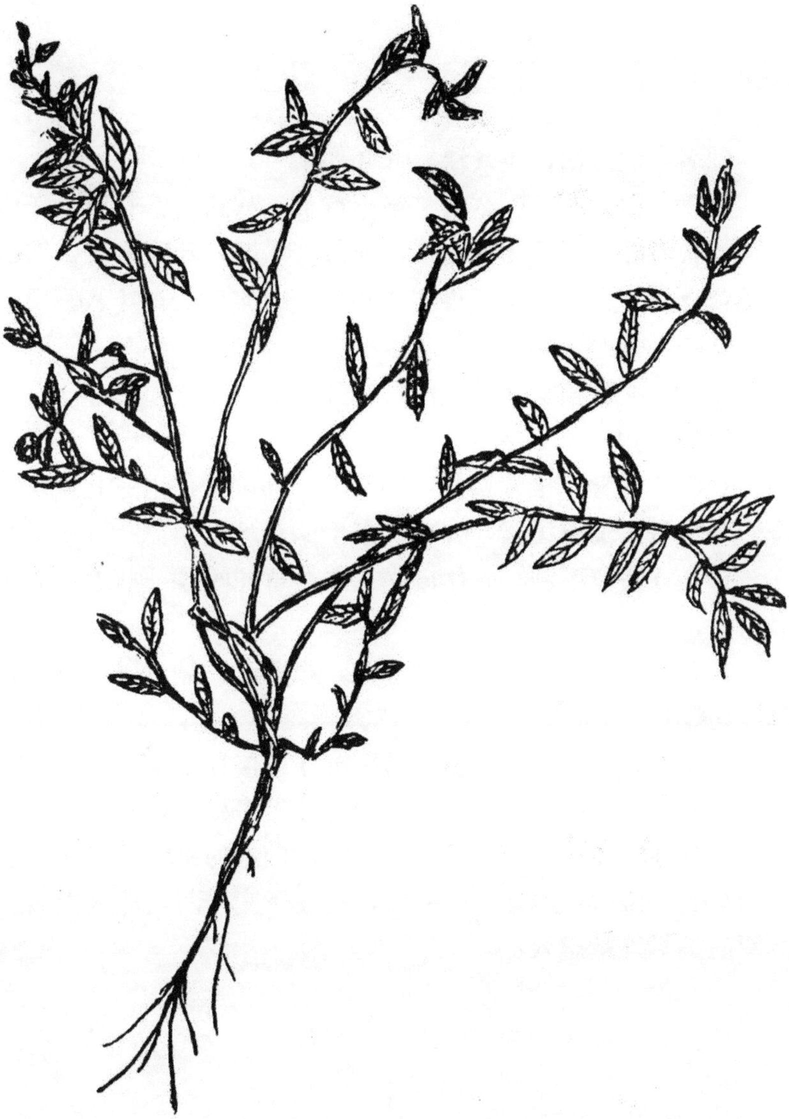

瓜子金

·151·

接骨草

别名：健健活，小八楞，野八楞。

形态：接骨草属忍冬科多年生草本。莖高三、五尺。叶为奇数羽状复叶，小叶为柳叶形，叶边有鋸齿，幼莖多棱，密被茸毛，夏日开白色小花，果实为小球状的浆果，根叶入藥用。

性味：性平，味苦。

功效：接骨鎮痛，祛风湿，利关节。

民間应用：

（1）接骨：接骨草根，內紅消，外紅消，土三七，八楞麻，各适量，洗凈搗烂，外敷已复位的患处。

（2）关节不利、肢体疼痛：接骨草兜四錢，煎水，酒对服有效。

（3）跌打損伤：用接骨草兜五錢煎水，酒对服，或配合其他伤藥用。

（4）鰍魚爆肚（化膿性腱鞘炎）：接骨草叶，紅牛膝叶，坐勒叶，苧麻叶，各适量，搗烂外敷患处有效。

（5）乳汁不通：接骨草兜一两，煎水內服，乳汁卽下。

（6）扭伤：接骨草兜一两，黃枝子兜一两，煎水內服，其藥渣搗烂外敷患处。

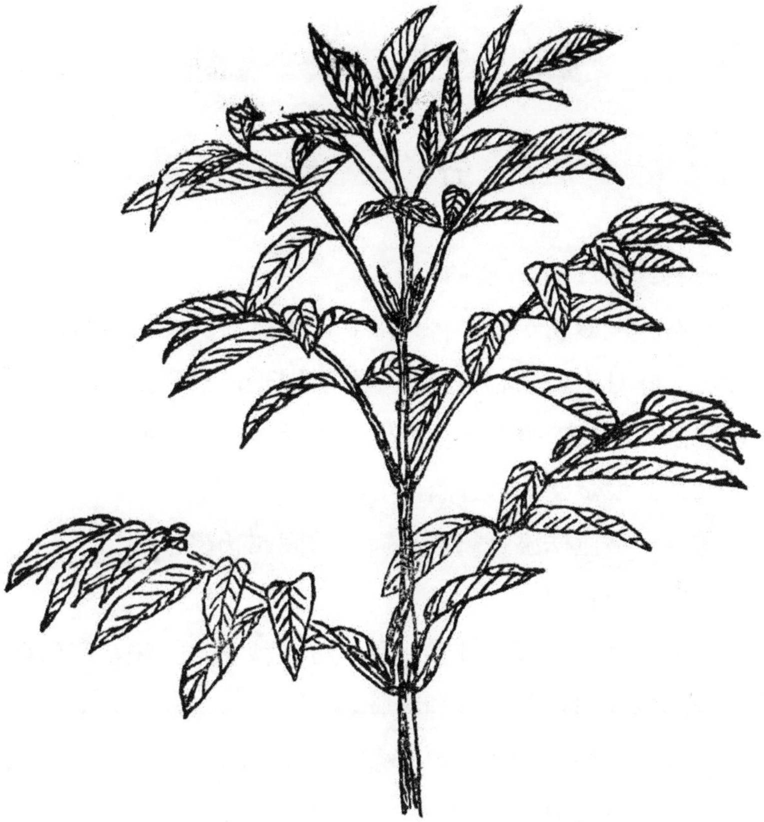

接骨草

• 153 •

妇科类药

丹参

别名：紫丹参。

形态：丹参属于唇形科一年生草本植物。高三、四尺，茎四方形。叶对生，长心脏形。春季茎端开青紫色或白色花。其根紫紅色，細长而带縱紋。多生于山野。全草入藥用。

性味：性微寒，味苦濇，无毒。

功效：活血袪瘀，調經止痛，功同四物湯。

民間应用：

（1）产后腹痛：丹参一两，烏皺紗皮五錢，产妇草二錢，灯芯草为引，煎水，酒对服。

（2）月經不調：大当天罐二两，丹参一两，金不换五錢，煎水，酒对服。

（3）白带多：丹参五錢，大当天罐一两，金樱子兜一两，烏皺紗皮五錢，地眼子兜五錢，精肉二两，加水煮，取湯及肉內服。

（4）肝脾肿大：丹参五錢，煎服，每日一剂，一月为一疗程。

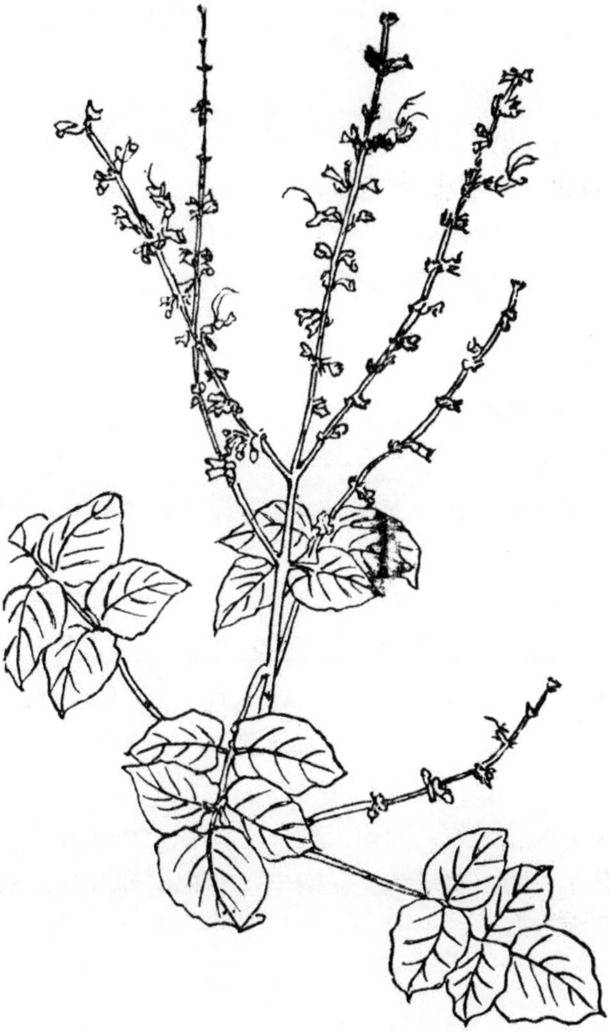

丹　参

•155•

大当天罐

别名：当天罐。

形态：大当天罐为一年生草本植物。多生于山野水沟边。莖四方形，高約一米。叶对生，叶为长卵圆形，叶边有細鋸齿，先端尖銳，叶背有三、五条显露的縱行叶脉，叶柄短。五、六月从莖梢及叶腋間开出紫紅色多背毛的鐘状花。根似蘿卜，入藥用。

性味：性凉，味辛澀，无毒。

功效：活血調經，止泻止痢。

民間应用：

（1）月經不調：大当天罐根一斤，精肉四两，加水煮，取湯及肉內服。

（2）小便下血：大当天罐四两，精肉二两，加水同煮，取湯及肉內服。

（3）痢疾、腹泻：大当天罐四两，精肉二两，加水煮熟，去渣，飲湯食肉。或用大当天罐四两，小当天罐二两，煎水內服有效。

（4）水湿黃肿：大当天罐一两，十大功劳五錢，大青兜（板兰根）一两，黃蜂退壳一两半，薏仁米兜五錢，酸竹管根五錢，煎水內服。

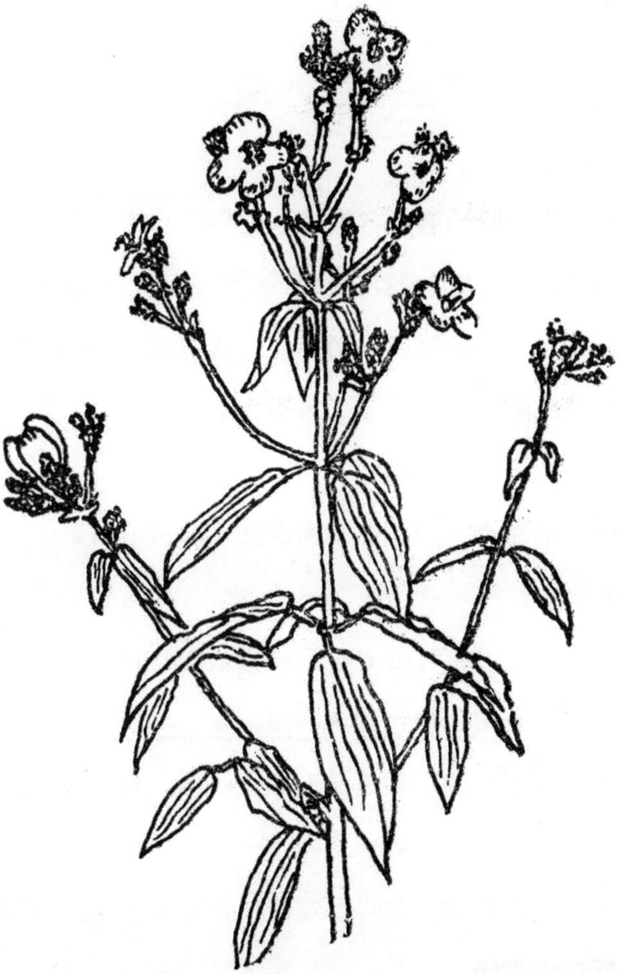

大当天罐

益　母　草

别名：茺蔚。

形态：益母草为唇形科茺蔚属二年生草本。莖四方形，全草密被細毛，叶对生，羽状深裂，裂片狹长，夏秋之际，其对生的叶腋間，輪生淡紫色小唇形花，花后結三稜状果实。多生于田野、村庄附近。全草及子入藥用。

性味：性寒，味辛微苦。

功效：活血調經。子：活血調經，凉肝明目。

民間应用：

（1）产后出血过多（子宮收縮无力）：益母草五錢，大当天罐一两，当归三錢，煎水內服。

（2）月經不調：益母草五錢至一两，鸡蛋二枚（去壳）加水煮，取湯及蛋內服有效。

（3）跌打損伤：益母草熬膏，每服一湯匙，早晚各一次，溫酒对服效佳。

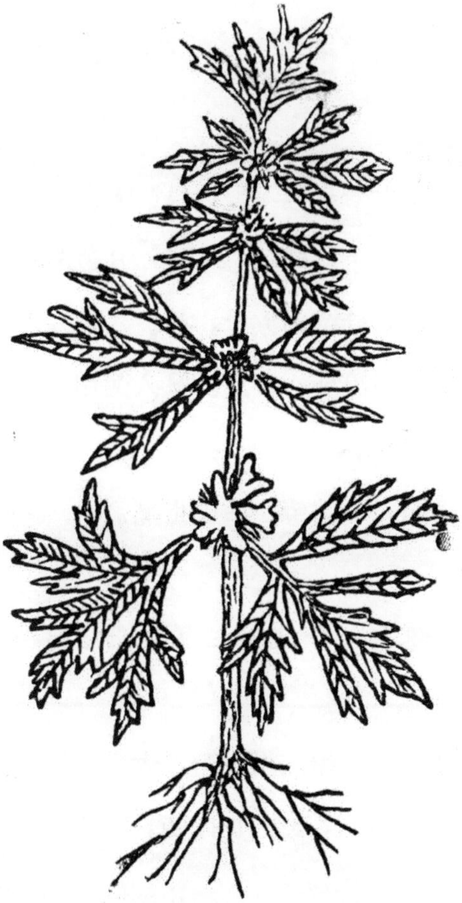

益 母 草

冷　　流

别名：野玄参。

形态：冷流为玄参科多年生宿根草本。高約三、四尺。叶互生，长叶柄，紫紅色，叶呈心脏形，叶边有鈍鋸齿或为波状，叶脉背部显露。幼莖为方形。七、八月开白色盘状花。多为人工栽培，山野阴凉处亦有之。根入藥用。

性味：性凉，味甘辛。

功效：祛风湿，利关节，活血止痛。

民間应用：

（1）关节疼痛：冷流根二两，公猪足一只，加水煮服有效。

（2）月經不調：冷流根一两，大当天罐根一两，金不換根一两，金枝花根一两，皺紗皮四两，精肉二两同煮，取湯及肉內服。

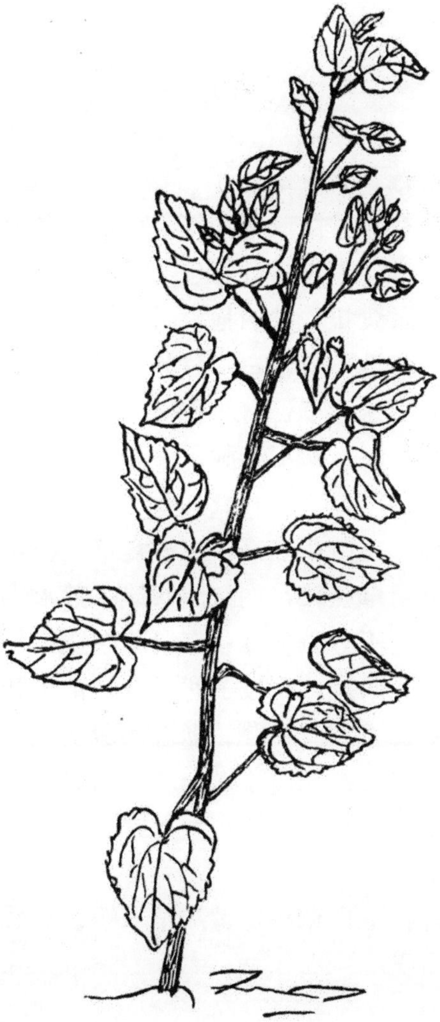

冷 流

三白草

别名：百节藕，大水草。

形态：三白草为三白草科多年生草本。多生于阴湿地及水边。莖直立，高二、三尺。叶互生，叶卵园或卵状披針形，先端較尖，全緣或微波状，叶柄抱莖而生。五、六月叶腋間抽花梗，开白色小花。地下莖色白，分节易繁殖。全草入藥用。

性味：性寒，味甘辛，有小毒。

功效：清热利湿，解毒消肿。

民間应用：

（1）水肿：三白草三錢，鵝不食草三錢，酸竹管三錢，桑白皮三錢，夏枯草三錢，內紅消四錢，煎水內服。

（2）疮毒走王（毒甚）：三白草四錢，解毒剂三錢，烏桕兜三錢，狗勒兜四錢，黄枝子兜三錢，常山兜二錢，金銀花四錢，天花粉（瓜蔞根）四錢，煎水內服。

（3）妇人白带：三白草根一两，精肉半斤，加水煮，取湯及肉內服。或加解毒剂三錢，千斤拔三錢，独脚絲毛三錢，煎水內服亦效。

（4）脉疗：三白草根适量加早米飯、豆豉适量，搗烂外敷患处有效

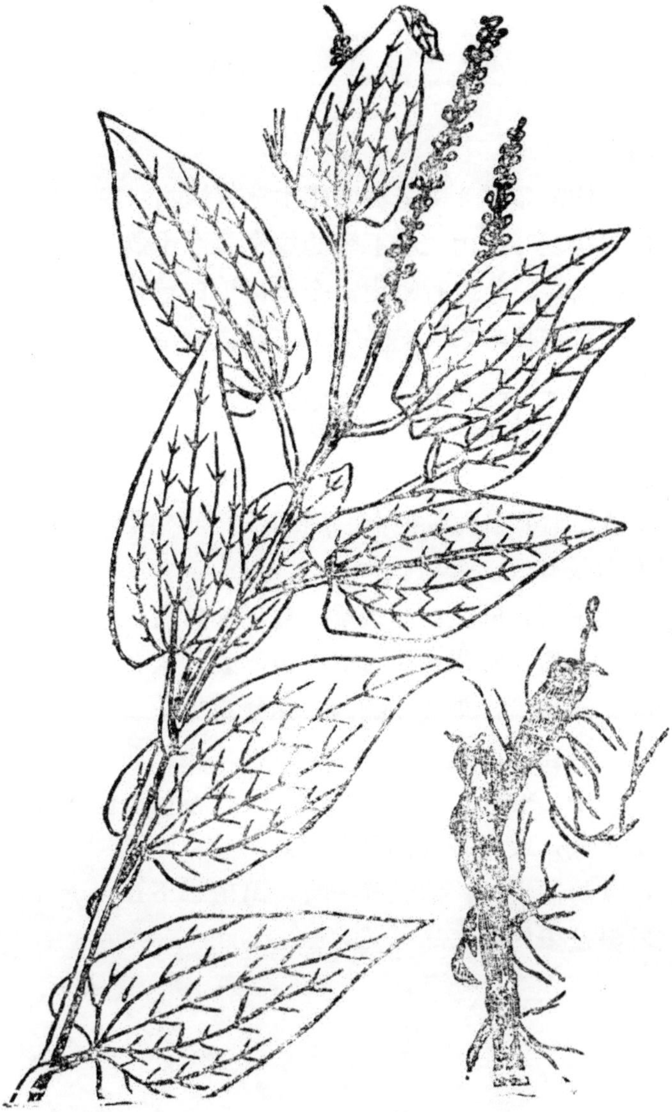

三白草

仙鶴草

别名：龙芽草。

形态：仙鶴草属于蔷薇科多年生草本植物。莖高約一、二尺。奇数羽状复叶，由大小不等的数片乃至十数片小叶所組成。小叶卵园形，叶边有鋸齿。全草密被白色茸毛，春季开黃色小花，結有勾刺的果实。多生于山野。全草入藥用。

性味：性凉，味苦。

功效：止血活血，止痛，消食积。

民間应用：

（1）出血（鼻血、便血、崩漏）：仙鶴草三錢，白糖一两，煎水內服有效。

（2）腹泻、痢疾：仙鶴草一两，水煎服。

（3）乳痈、发背：仙鶴草一两，酒、水各半煎服。幷用金樱子叶适量搗烂，加蜜糖調匀，外敷患处。

（4）痛經：仙鶴草五錢，青木香二錢，煎水內服。

（5）小儿疳积：仙鶴草五錢（去根及莖上粗皮），猪肝四两，加水煮，取湯及肝內服有效。

（6）阴偏头风：仙鶴草一两，鴨蛋二个（去壳），加水同煮，取湯及蛋內服。

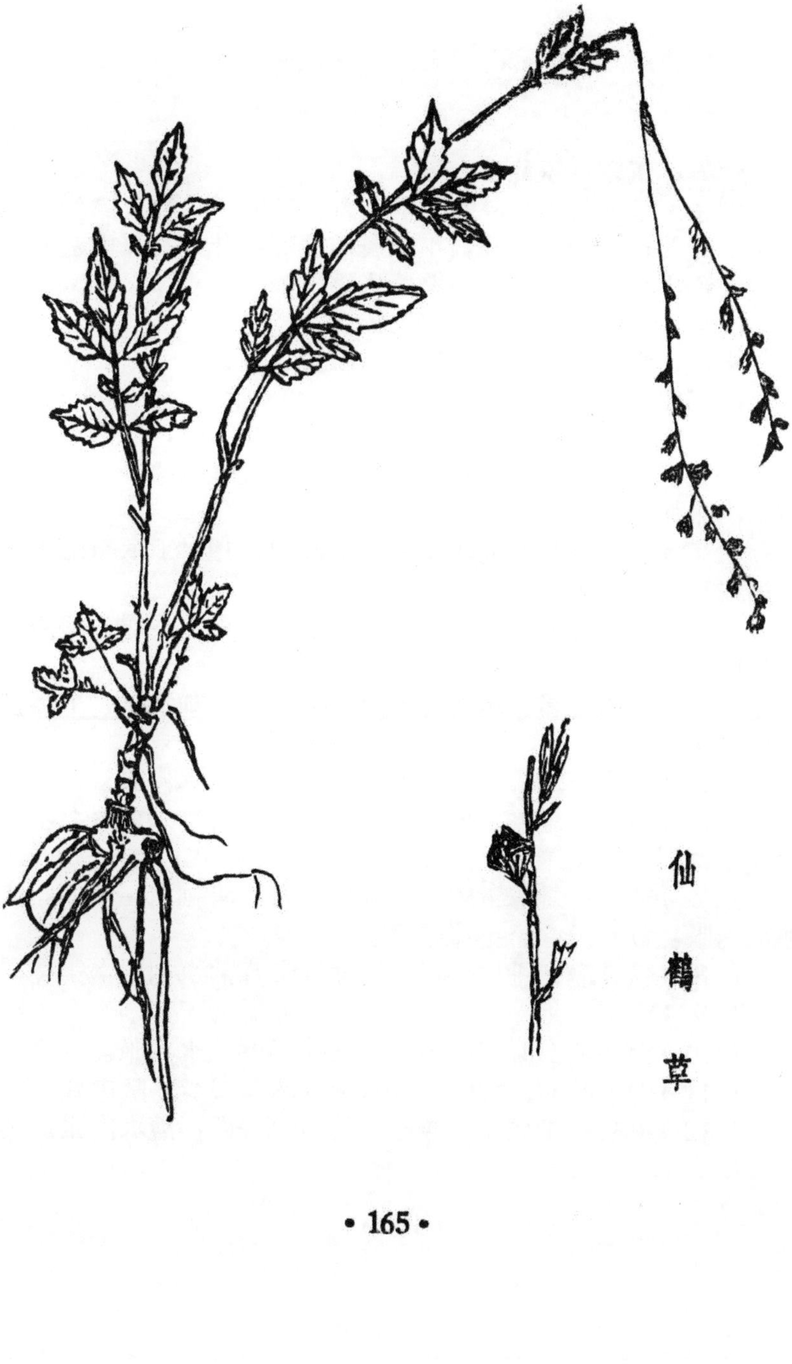

仙鹤草

地榆

别名：玉豉，玉札。

形态：地榆为薔薇科多年生草本。自生于山野。高約三、四尺。叶为奇数羽状复叶，小叶长椭圆形，叶边有鋸齿。初夏开暗紅色小花，穗状排列。全草入藥用。

性味：性微寒，味苦，有收歛性。

功效：凉血止血，清热燥湿，散結止痛。

民間应用：

（1）妇人崩漏：地榆兜一两，側柏叶二两，二味炒黑，煎水內服。或用地榆一两，阿胶五錢，大枣六錢，甘草一两煎水內服亦有效。

（2）烫伤：地榆兜晒干研細末备用，用时取适量細末，加棉花油調搽患处。

（3）粘骨疮（寒性膿瘍）：地榆五两煎水內服，藥渣搗烂外敷患处。

（4）妇人白帶：地榆兜半斤，精肉二两加水煮，取湯及肉內服。

（5）乳痈：地榆二两，海金砂一两，煎水內服。

（6）便血：地榆一两，七九藤五錢，研細末內服（一日量），每日三次。

（7）痔疮：地榆五錢，七九藤一两，研細末一次服，或煎水內服。每日三次，連服半月。

（8）軟骨瘤：地榆半斤，扑地紅半斤煎水內服。

（9）瘰癧：地榆三两泡水內服，連服七天。

（10）消痞块（肝脾肿大）：地榆二两煎水內服。

（11）无名肿毒：地榆全草适量，洗淨搗烂外敷患处。

（12）痢疾：地榆兜一两，石馬齿莧一两，煎水內服。

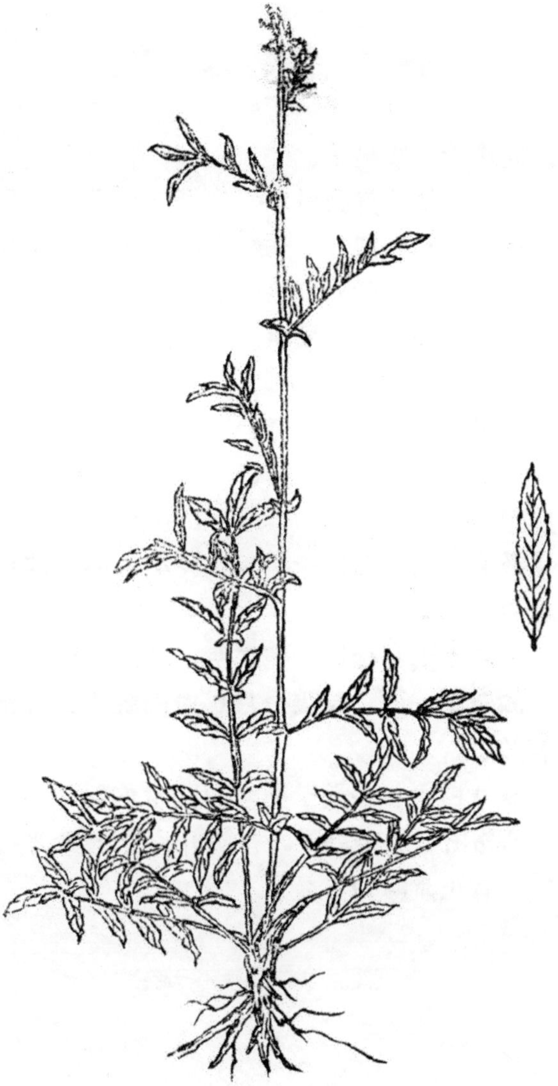

地　榆

•167•

金 樱 子

别名：糖罐子，鸡眼子。

形态：金樱子属于蔷薇科多年生攀缘小灌木。茎长有硬刺。三出复叶，小叶卵园形，先端尖，叶基部为楔形或园形，叶边多鋸齿。五、六月間开白色或淡紅色花。其果实成熟后，呈紅黃色，一端鈍园，一端較尖，中部膨大，其上密被毛刺。根和果入藥用。

性味：性平，味酸澁，无毒。

功效：益腎固精，澁溺止带。

民間应用：

（1）腎虛滑精：金樱子一两，芡实一两，煎水，盐湯为引，內服数日有效。

（2）子宮下垂：金樱子兜二两，地泡一两，烏泡一两，野姜一两，藤梨根一两，母鸡一只（去內脏），加水煮，取湯及鸡內服有效。

（3）杀寸白虫：金樱子兜一两煎水內服。

（4）外伤出血：金樱子叶，桑叶，苧麻叶等份，阴干，研末敷伤口，有止血斂口之效。

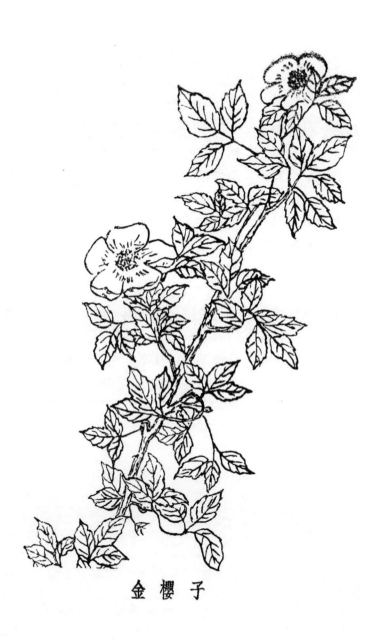

金樱子

烏　　泡

别名：过江龙。

形态：烏泡属于多年生落叶灌木。莖园柱形，有短刺，莖叶密被茸毛。叶互生，有叶柄，叶有淺分裂，叶边有鋸齿，叶背淡白色，网状叶脉，显露于叶背。三月从叶腋莖梢开紅色小花，花后結黑色可食之果实。根入藥用。

性味：性凉，味苦。

功效：活血止痛，升举中气。

民間应用：

（1）跌打損伤：烏泡三錢，燒山虎一錢，翻天云二錢，八角楓二錢，矮脚樟三錢，煎水內服，酒为引。

（2）子宫下垂：烏泡二两，野姜一两，金櫻子根二两，母鸡一只（去內脏），加水煮，取湯及鸡內服。

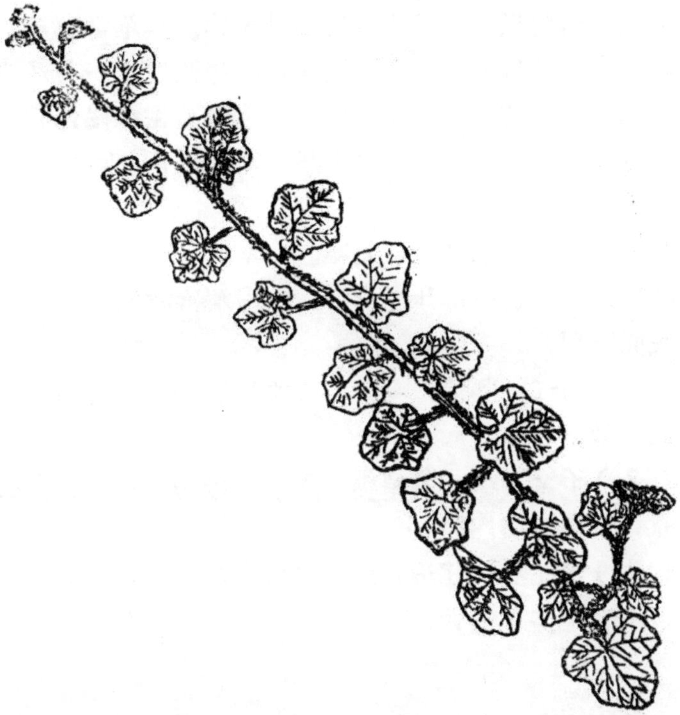

烏　泡

藤　　梨

别名：

形态：藤梨属于多年生落叶蔓性植物。其莖常纏繞它物上升。叶互生，叶近园形，先端稍尖，叶边微波状，有小毛刺。叶面綠褐色，叶背灰白色。长叶柄。莖叶皆密被褐色茸毛。春天开白色小花，花后結小球形浆果，霜降后色紅可食。多生于山野。根入藥用。

性味：性溫，味甘酸，无毒。

功效：理气止痛，升提子宫，外用解毒散結。

民間应用：

（1）疝气：藤梨根一斤，夜关門根二两，精肉二两，加水煮服有效。

（2）子宫下垂：藤梨根一斤，白母鸡一只（去內脏），加水煮，取湯及鸡內服。

（3）毒蛇咬伤起泡：取藤梨树根皮之汁，置飯上蒸成乳汁状，用鸡毛搽起泡处。

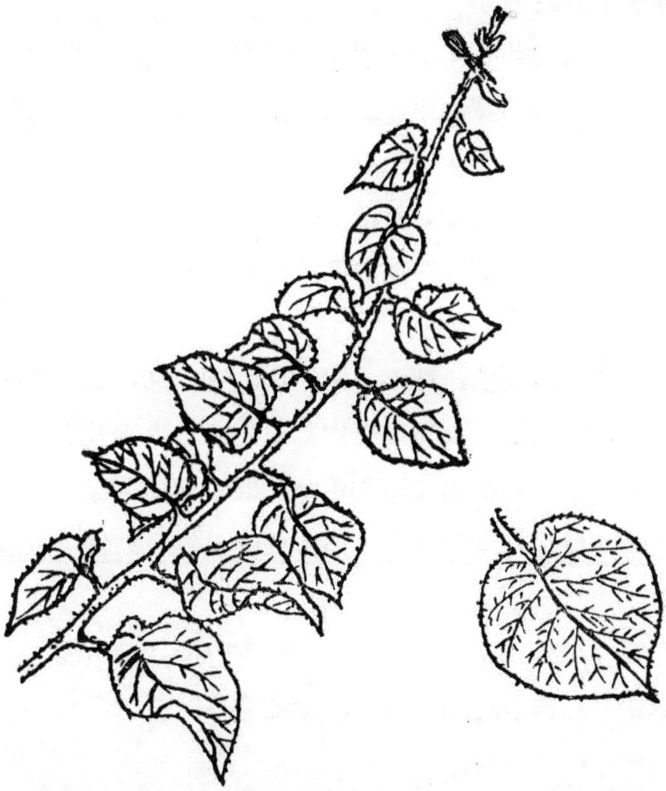

藤　　梨

地　　泡

别名：地眼子。

形态：地泡为一年生草本。常匍地而生，叶心脏形，叶边完整，对生。夏日莖端或叶腋抽花梗，开粉紅色花，花后結罐子状浆果，可食。多生于山野阴湿地肥处。全草入藥用。

性味：性平，味甘。无毒。

功效：活血止痛，补益中气，升提子宮。

民間应用：

（1）子宮下垂：地泡一两，烏泡兜一两，黃荆兜一两用母鴉一只，去內脏，藥置鴉腹內加水同煮，取湯及鴉肉內服。或用：地泡一两，精肉二两加水煮，取湯及肉內服。

（2）腰痛：地泡五錢，頂古草兜五錢，鉄拳头五錢，煎水內服。

（3）跌打損伤：地泡一两，烏泡一两，燒山虎二錢，煎水內服。（地泡、烏泡可解燒山虎之毒）。

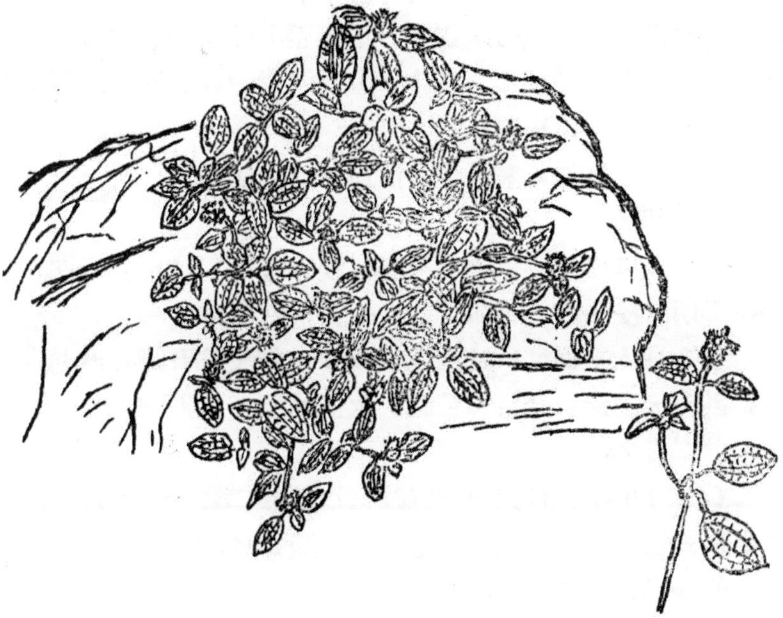

地　　　　　　　泡

过山龙

别名：鑽山龙，鑽骨龙。

形态：过山龙为多年生落叶灌木。常纏繞他物向空中伸展，叶卵园形，叶边有疏鋸齿，多五至七叶羽状排列成一复叶。莖紅褐色，园柱形。多生于山野大树旁边。根入藥用。

性味：性平，味淡。

功效：祛风湿，利关节，活血祛瘀，堕胎。

民間应用：

（1）风寒湿痹，关节不利，腰脊疼痛：过山龙二两，鑽山楓二两，浸酒內，每服二两，一日二次有效。

（2）人工引产：过山龙根五錢，紅牛膝五錢，八角楓三錢，翻天云三錢，矮脚樟三錢，水酒为引，水煎服，宜于怀孕一、二月者。

（3）絕孕：过山龙根五錢，水蜈蚣二錢，化骨丹一錢，紅牛膝五錢，八角楓三錢，翻天云三錢，矮脚樟三錢，水酒为引，煎服二、三剂，有絕孕之功。

按：此方为一草医祖傳秘方，由于旧思想的影响，此方一直未經临床驗証。为了貫徹落实党的計划生育的方針，我們将此方特載于此，供大家参考应用。

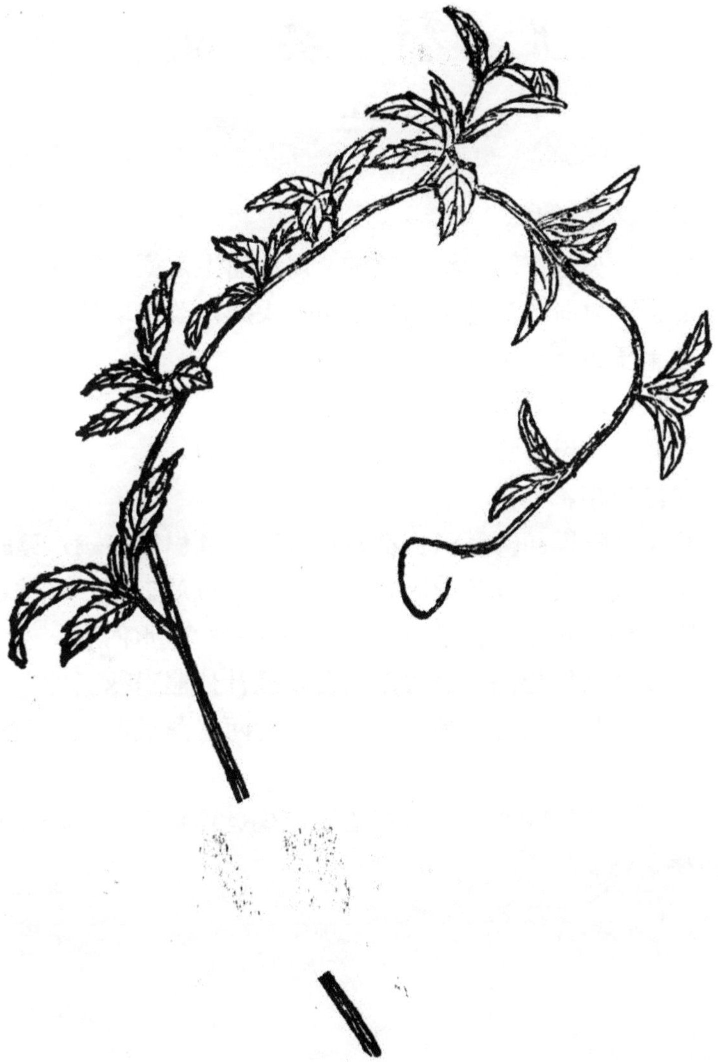

过山龙

儿科类药

公母草

别名：叉古草。

形态：公母草为多年生草本，匍地而生。莖紫紅色，小叶长卵形。用力向二头拉，則一头凹一头凸，公母草之名由此而得。多生于田野平地。全草入藥用。

性味：性寒，味濇苦。

功效：消积导滞，活血止痛，解毒消肿。

民間应用：

（1）疳积：①乳积：公母草五錢，乳积草五錢，猪肝一两，加水煮。取湯及肝內服。②食积：公母草五錢，珍珠草五錢，燥骨头五錢，鉄扫帚五錢，猪肝为引，煎水內服。

（2）痧症吐泻：公母草适量，揉汁內服有效。

（3）跌打損伤：公母草五錢至一两，薄酒煎，濃酒对服有效。

（4）毒蛇咬伤：公母草适量，搗烂外敷伤口，此有王老鼠蛇藥之称。

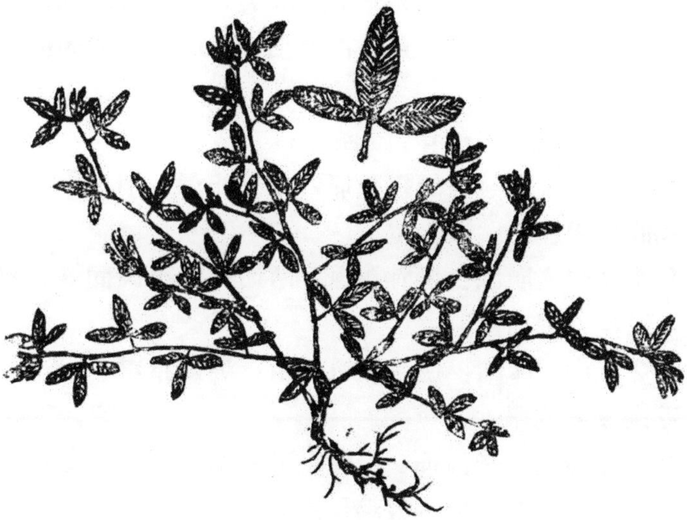

公母草

燥骨头

别名：綿花旋复花，毛兜。

形态：燥骨头属于菊科多年生草本植物。多生于朝阳山坡。莖为园柱形，有縱行細紋，質脆易断，全草密被黄色茸毛。叶互生，小叶长卵园形，先端較尖，叶边有疏鋸齿，叶背灰色。秋季枝端开多数白色头状綿花，花后結有棱的瘦果。根入藥用。

性味：性溫，味酸甘，无毒。

功效：祛风燥濕，調經止痛，止血止泻，消食积。

民間应用：

（1）妇人崩漏：燥骨头根二两切碎加鸡肉同炒，再加水同煮，取湯及鸡肉內服。

（2）病后体虛：燥骨头根一两，鸡或猪胃一个，加水煮，取湯及肉內服。

（3）头痛、牙齿痛：燥骨头根一两，水煮去渣，打入二个鸡蛋入內，稍煮，取湯及鸡蛋內服。

（4）妇人产后伤风：燥骨头根一两煎水內服。

（5）风濕痹症：燥骨头全草一两，黑豆二两，水、酒各半煎服。

（6）上吐下泻：燥骨头根晒干研細末，每次服五錢，溫水送服有效。

（7）小儿疳积：燥骨头根一两，薏仁米兜一两，煎水內服有效。

（8）白带：燥骨头一两，精肉二两，加水煮，內服有效。

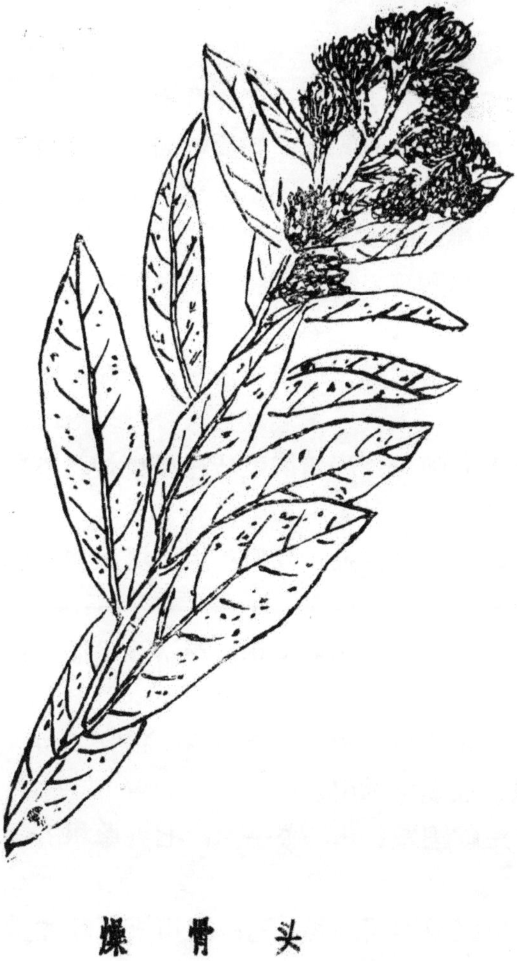

燥 骨 头

田　堪　菜

别名：馬藍。

形态：田堪菜属于菊科多年生草本。高約二、三尺。叶互生，披針形，叶边有粗鋸齿，叶質粗濇。七至九月枝端开一黃色或兰色盘状花。多生于田野。全草入藥用。

性味：性平，味微辛苦，无毒。

功效：清热解毒，散結消肿，止血消积。

民間应用：

（1）出血：用鮮田堪菜叶适量，洗淨，嚼烂外敷伤口，卽可止血。

（2）无名肿毒：鮮田堪菜叶适量搗烂，外敷患处。疔疮則加少許食盐，搗烂外敷有效。

（3）妇人产后腹痛，乳痛：用田堪菜根一两至二两，水煎，酒对服。

（4）咽喉肿痛：田堪菜根，用冷开水擂汁，頻頻含服有效。

（5）小儿疳积：田堪菜根一两，猪肝二两，加水煮，取湯及肝內服。公鸡屎为引。

（6）王蛇纏頸：田堪菜一两，七九藤根五錢，煎水內服有效。

（7）口腔或咽喉部起血泡：用田堪菜叶适量，洗淨，搗汁內服及含漱，半小时卽可消。

（8）牙齿痛（热性）：田堪菜擂汁內服及含漱，卽效。

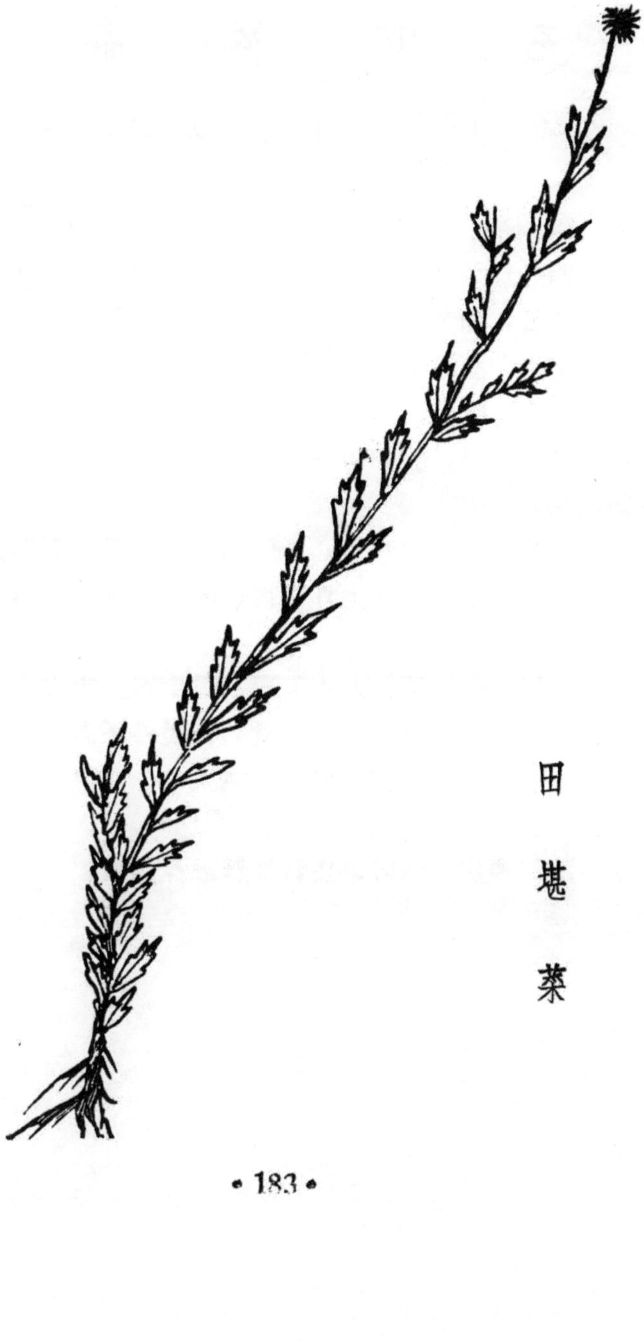

田堪菜

五官类药

四叶草

别名：破铜钱，水浮莲。

形态：四叶草为蘋科多年生草本。叶浮于水面，茎纖细，生于水底泥沙处，随节生根，长叶柄，四出复叶，小叶倒三角形，十字形对生。全草入藥用。

性味：性寒，味淡，无毒。

功效：清热解毒，散結消肿，明目退翳。

民間应用：

（1）目翳初起：四叶草，小野鸡尾草适量，嚼烂外敷眼皮上，日换二次。并在手腕上外敷搗烂的威灵仙根适量，下置一个銅錢。

（2）泡疔：四叶草，大小金錢，四季青，魚腥草，夏枯草，大青叶，扑地消，野烟叶各适量，搗烂外敷患处。

（3）瘧疾：四叶草三两煎水于瘧发前一小时內服，有制止发作之效。

（4）跌打損伤：四叶草适量搗烂取汁內服。

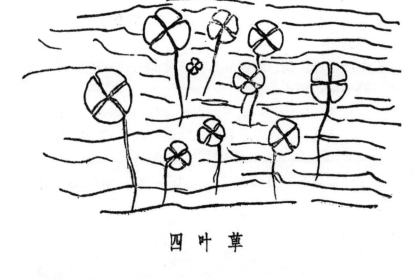

四叶草

威灵仙

别名：馬尾伸筋。

形态：威灵仙为毛茛科鉄綫蓮属蔓性落叶灌木。多野生于山野，叶对生，椭园形或卵状披針形，全縁或有疏鋸齿，长叶柄，能卷絡他物上升。初夏开白色或黄色絨球状花。根叶入藥用。

性味：性溫，味苦辛。

功效：祛风除湿，止痛散結。为一种皮肤刺激藥。

民間应用：

（1）目赤肿痛、翳膜初起：威灵仙五錢，土活血五錢，野烟叶草五錢，煎水內服。

（2）头抽搐作痛：威灵仙五錢，板藍根四錢，煎水內服。

（3）乳痛：威灵仙五錢，土活血五錢，煎水，酒对服有效。

（4）感冒：威灵仙五錢，山胡椒一两，桑白皮六錢，煎水內服。

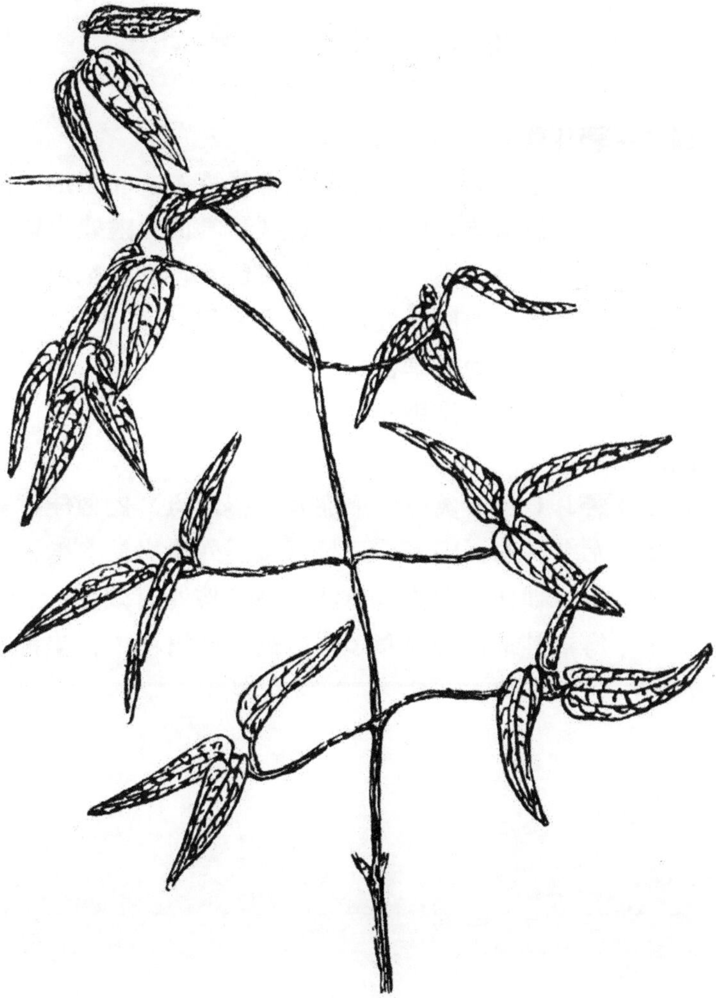

威灵仙

虎　耳　草

别名：聤耳草。

形态：虎耳草为虎耳草科多年生常綠草本。叶圆形，密生茸毛，叶面有白色斑点，似虎耳。蔓延于地面，随处生新苗，长叶柄。夏日抽花梗，高一尺許，开白色花，五办花片，三小二大。多生于深山石壁阴凉处。全草入藥用。

性味：性寒，味微苦辛。

功效：清热解毒，消肿止痛。

民間应用：

（1）聤耳（中耳炎）：取虎耳草搗汁点耳內效佳。

（2）无名肿毒：虎耳草适量，搗烂外敷患处有效。

（3）毒虫刺伤：取虎耳草汁外搽刺伤处有效。

（4）痔疮肿痛：虎耳草适量煎湯乘热置桶中，坐桶上熏之。

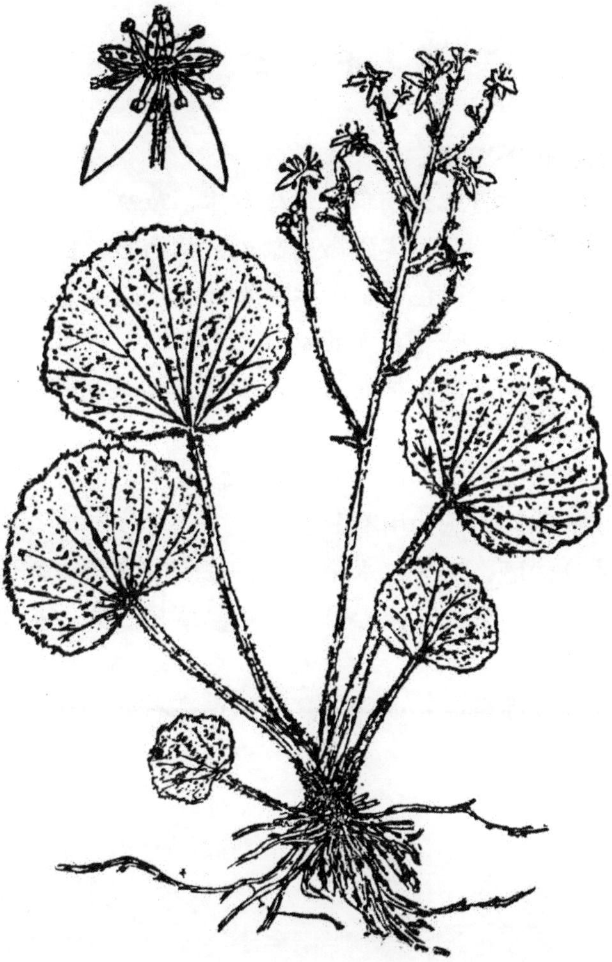

虎耳草

鵝不食草

别名：扒手草藥。

形态：鵝不食草为菊科一年生草本。莖高二、三寸，匍匐于地面。叶呈长卵形，尖端微有缺刻。莖有紅、白二种。夏秋間叶腋处开园球状綠色花。多生于原野水沟边。全草入藥用。

性味：性寒，味辛，无毒。

功效：祛风利湿，活血止痛，为一种粘膜刺激藥。

民間应用：

（1）跌打損伤：白鵝不食草五錢，半边蓮五錢，打不死五錢，搗汁內服，酒为引有效。

（2）盐斑、蛇斑，水湿黃肿：紅鵝不食草五錢，夏枯草五錢，野河树尾五錢，寒心草五錢，蓼草尾五錢，搗烂取汁內服，燒酒为引。

（3）慢性鼻炎：取鵝不食草汁点鼻有效。

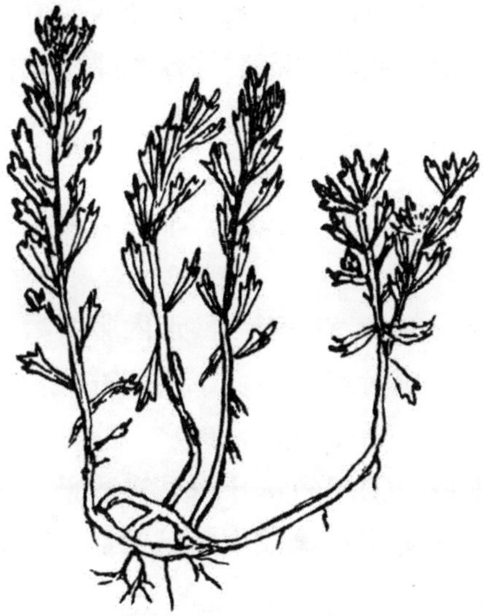

鹅不食草

爆竹草

别名：灯籠草，苦蘵。

形态：爆竹草属于茄科一年生草本植物。自生于园地牆阴处。高約一、二尺，莖分枝多，莖叶上有少許茸毛。叶互生，叶片为卵园形，叶边具疏細鋸齿，短叶柄。春夏莖端或叶腋抽花梗，开淡黃白色鐘状花。花后結綠色果实，似灯籠。全草入藥用。

性味：性寒，味苦，无毒。

功效：淸热利湿，利尿通淋。孕妇忌服。

民間应用：

（1）水肿：爆竹草一两，煎水內服有效。

（2）热淋：爆竹草一两，車前草五錢，煎水內服。

（3）頓咳：爆竹草五錢，煎水，冰糖五錢調服有效。

（4）天泡疮：①爆竹草叶或果实适量，洗淨搗汁外搽患处。②爆竹草晒干研末，麻油調搽患处。③爆竹草适量，煎水外洗患处有效。

（5）毒蛇咬伤起皰：用新鮮爆竹草或果实适量，絞取自然汁，外搽患处有效。

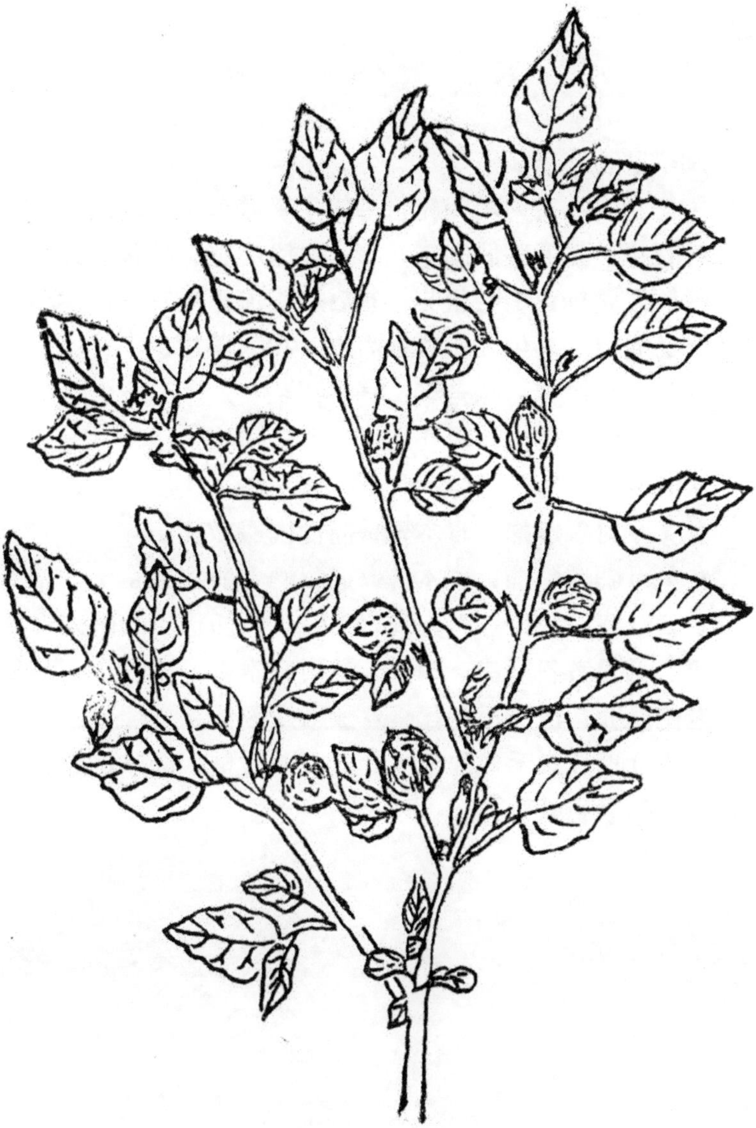

爆竹草

·193·

青木香

别名：土木香。

形态：青木香为馬兜鈴科多年生纏繞草本。常纏繞它物上升。叶互生，呈心脏般的三角形，边緣完整，叶背有茸毛。夏季叶腋間开紫綠色喇叭状花，花后結橢圆形果。其根紫黑色，有特殊芳香气。多生于山野水沟边。根入藥用。

性味：性微寒，味苦辛，有小毒。

功效：芳香辟秽，理气止痛，泄热解毒。

民間应用：

（1）胃腹疼痛：青木香根擂汁內服效佳。

（2）咽喉肿痛：青木香根擂燒酒含服甚效。

（3）毒蛇咬伤：青木香根二錢，木防已五錢研末，冷开水送服，病重者日服三、四次。并用青木香，坐辣，毛勒冬瓜，老南星兜，洗淨适量搗烂外敷患处效佳。

（4）指疔及无名肿毒：青木香根适量，洗淨，加蜜糖少許，搗烂外敷患处有效。

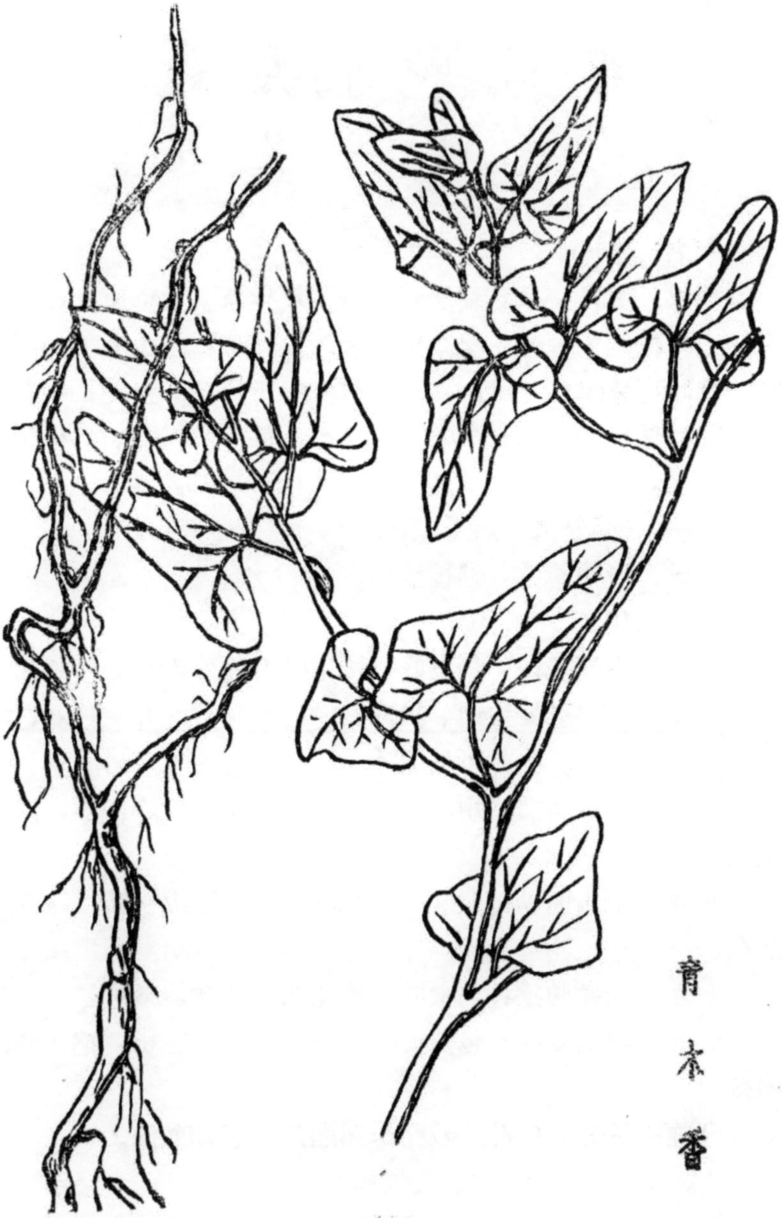

青木香

毒蛇咬伤类药

七叶一枝花

别名：蚤休。

形态：七叶一枝花属于百合科多年生草。独莖直上，高尺余。七叶輪生于莖端，呈伞形。叶为长卵形，叶边完整。年久者，其叶可分二、三层。春末夏初莖端开黃赤色花，一花七办。花后結紅子。其根分节，似蜈蚣，每年长一节。多生于深山阴凉处。

性味：性微寒，味苦、有小毒。

功效：清热解毒，鎮惊熄风。

民間应用：

（1）毒蛇咬伤：用七叶一枝花根搗烂外敷患处，或用其干燥根擂汁外搽患处效佳。民間有云："身有七叶一枝花，不怕深山斗大蛇"。由此可見七叶一枝花为治蛇咬一妙藥。

（2）麻疹高热：用七叶一枝花根，擂汁少許內服，卽有退热之功。

（3）小儿惊风：七叶一枝花根研末，每次一錢，冷开水送服。

（4）咽喉肿痛：用七叶一枝花擂人奶含服效佳。

（5）阴莖紅肿（包皮炎）：用七叶一枝花根，擂水外搽有效。

（6）痈疽肿毒：七叶一枝花根擂醋外搽患处效佳。

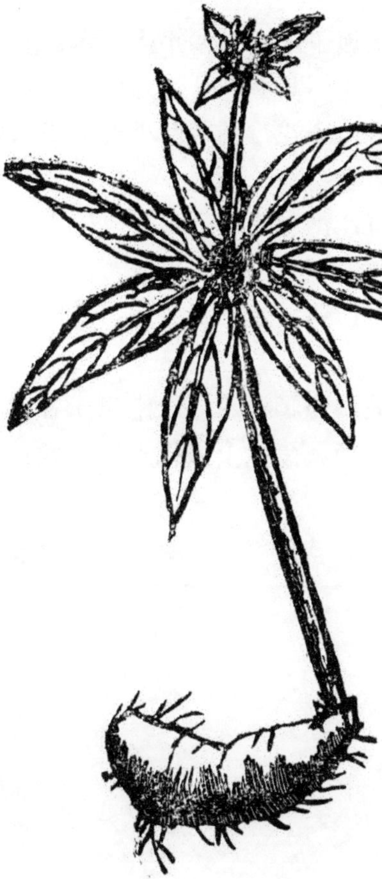

七叶一枝花

独脚絲毛

别名：野棕树。

形态：独脚絲毛属于禾本科多年生草本。多生于山野阴湿处。叶似白毛根叶，而不割手，叶边完整，較柔軟。四、五月从叶腋抽花梗，开黃色小花，結黑色小子。根入藥用。

性味：性凉，味甘，有小毒。

功效：清热解毒，消肿止痛。

民間应用：

（1）毒蛇咬伤：独脚絲毛根适量，洗净，嚼烂外敷有效。

（2）蛇咬不放：独脚絲毛，老南星子各半，晒干共研細末，备用，如蛇咬不放，急以上末化水流入蛇口，蛇必放，一会儿，蛇卽死。

（3）閉口翻王：独脚絲毛，苎麻兜，坐勒兜搗烂外敷患处有效。

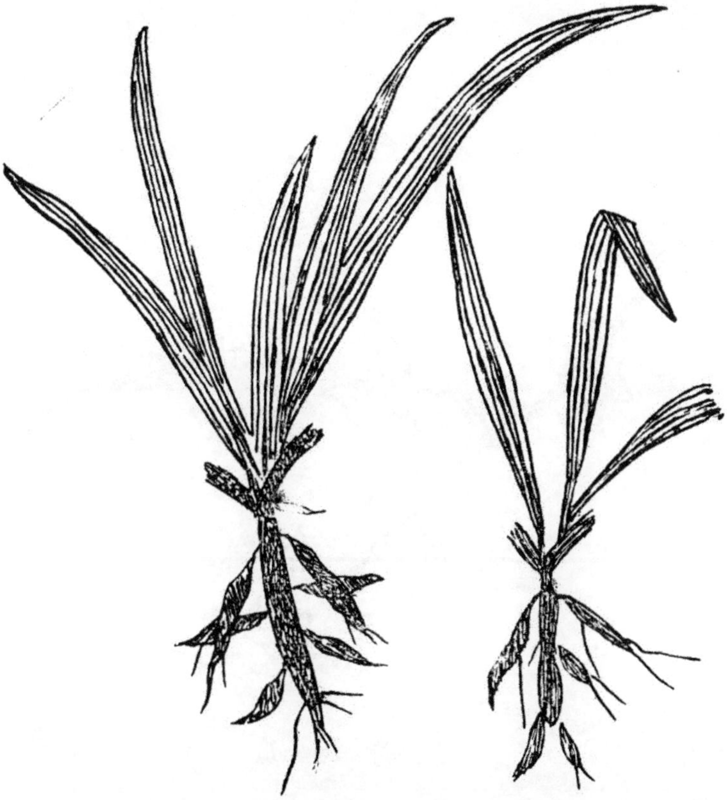

独脚絲毛

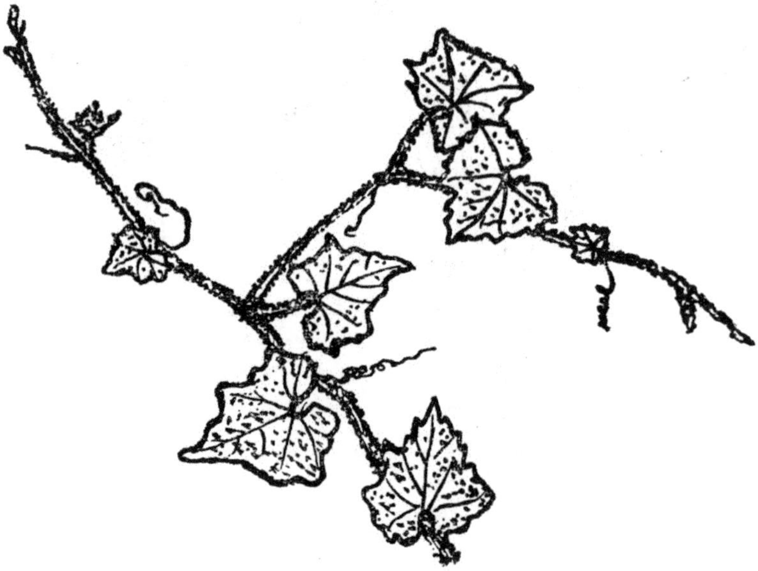

毛勒冬瓜

毛 勒 冬 瓜

别名：野苦瓜，苦瓜蓮。

形态：毛勒冬瓜为葫蘆科多年生蔓性草本。常攀援它物上升。叶心脏形，先端尖，叶边有鈍鋸齿。叶面及莖上密被茸毛，似冬瓜叶，有卷須。三、四月开灰白色喇叭状花。其根似苦瓜形。多生长于水沟边。根入藥用，以置尿中浸一周凉干者为佳。

性味：性寒，味苦，无毒。

功效：清热解毒，散結消肿。

民間应用：

（1）毒蛇咬伤：取新鮮毛勒冬瓜根适量，洗淨嚼烂，外敷伤口甚佳。如毒甚，肿乃不消，則以毛勒冬瓜，青木香，坐辣，开口箭，蛤蟆跳缺适量，洗淨搗烂外敷伤口。且用烏桕兜五錢，解毒剂五錢，六月回霜五錢，算盘子五錢，煎水內服。

（2）无名肿毒：毛勒冬瓜根洗淨，擂燒酒，外搽患处有效。

（3）疔疮：毛勒冬瓜根擂燒酒外搽，随干随搽有效。肿甚者：用毛勒冬瓜根嚼烂外敷患处。亦可用其根和苧麻兜搗烂外敷患处。

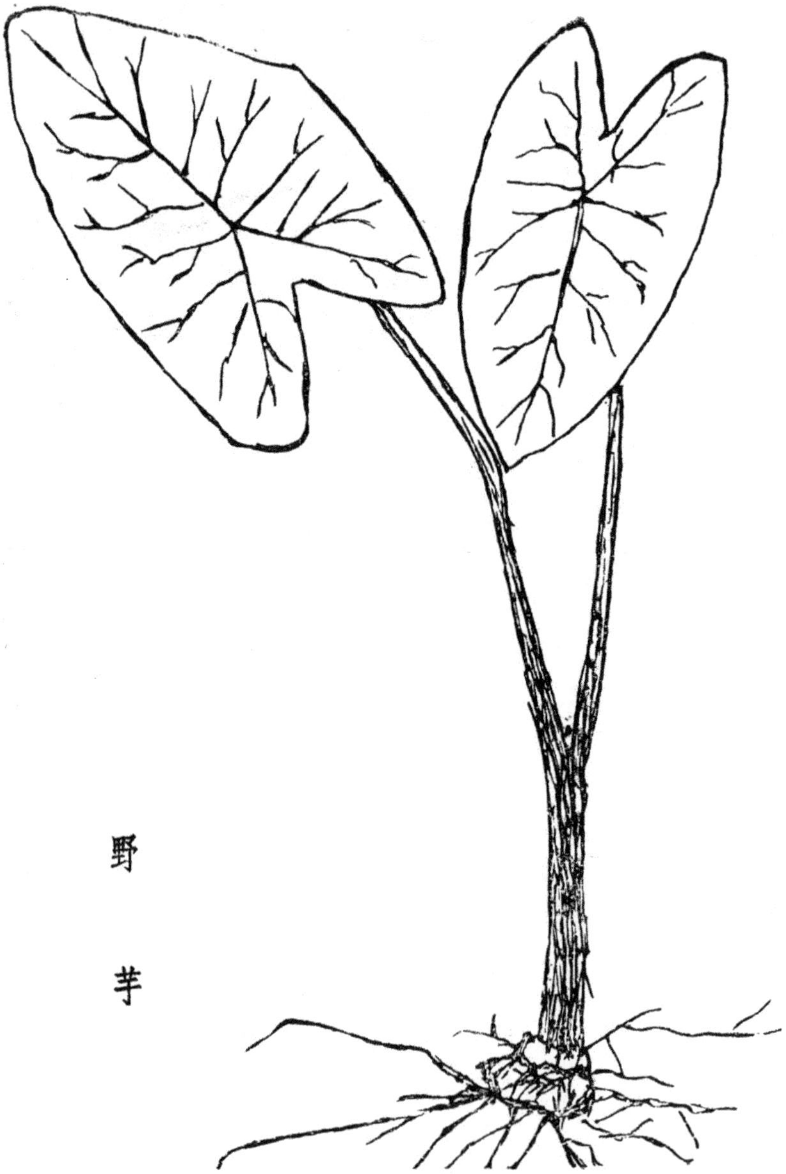

野芋

野　　芋

别名：野芋头，野芋子。

形态：野芋属于天南星科多年生草本。叶从茎部丛生，长叶柄，叶大似芋叶。通常无花，有时夏日开单性黄白色花。花后結橙紅色浆果。多生于田野水沟边。根茎叶入藥用。

性味：性寒，味辛濇，有毒。

功效：解毒止痛消肿。

民間应用：

（1）毒蛇咬伤：野芋叶或根搗烂，外敷伤口处，有迅速止痛之功。

（2）无名肿毒（初起）：野芋叶适量，搗烂外敷患处有效。

（3）瘰癧紅肿（淋巴結炎）：用野芋根切片貼患处可消散。

半　边　蓮

别名：瓜子草。

形态：半边蓮为桔梗科的小草本。多生于田野水沟边，茎細匍匐于地。节間生須根。叶互生，为长椭园形，叶边有疏鋸齿。夏季叶腋間抽花梗，梗端开花，花冠为五裂，裂片偏向一边，为淡紅色。全草入藥用。

性味：性平，味辛，无毒。

功效：清热解毒，利尿退肿，消瘀排膿。

民間应用：

（1）毒蛇咬伤：半边蓮全草半斤搗烂取汁，甜酒对服，毒甚者，日服二次。再用半边蓮，大小金錢，黄荆叶适量洗凈，搗烂外敷有效。

按：民間有云："有人認得半边蓮，可以伴蛇眠"，由此可知，其治蛇咬效佳，但临床上有很多人認为无效，其关鍵問題就在用量太少，而不起作用，实非半边蓮无效也！

（2）目赤肿痛流泪：用半边蓮搗烂成团，塞于鼻孔內，左眼塞右鼻，右眼塞左鼻。亦可用半边蓮搗烂外敷眼皮上。

（3）无名肿毒初起：用半边蓮适量，洗凈搗烂外敷患处。

（4）瘰癧：半边蓮一两，毛道人四錢，鉄拳头五錢，夏草枯三錢，煎水內服。

（5）跌打損伤：半边蓮一两，大小活血各四錢，八角楓三錢，鑽山楓三錢，煎水內服。

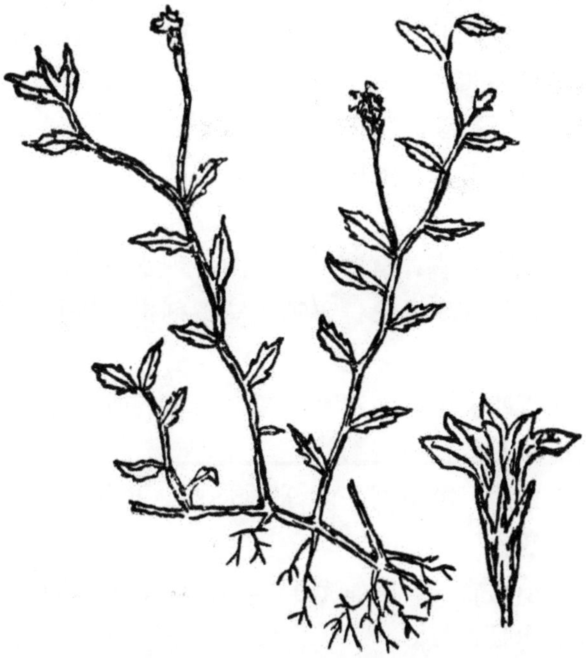

半边蓮

解毒剂

别名：蛇头、蛇中、蛇尾，一种三苗。

形态：解毒剂属于桑科多年生小灌木。高一米左右。莖园柱形，幼莖多浆汁。叶互生，呈长压腰的园形（蛇头）或卵园形（蛇中）或柳叶形（蛇尾），叶边完整，或微波状。有短叶柄，結扁球形果实。多生于田野水沟边。根入藥用。

性味：性平，味辛微濇，无毒。

功效：清热解毒，消肿散結，通乳汁。

民間应用：

（1）砒霜中毒：解毒剂根二两，煎水內服。据說砒霜灌于猪腸內，猪腸卽变黑色，再加入解毒剂根，則可使猪腸又变白色。

（2）毒蛇咬伤：解毒剂一两，煎水內服。外用解毒剂根搗烂外敷伤口有效。

（3）乳痈：解毒剂一两，煎水內服。再用解毒剂叶搗烂，外敷患处有效。

（4）小儿疝气：解毒剂子二錢，黃藥子二錢，六月回霜二錢，煎水內服有效。

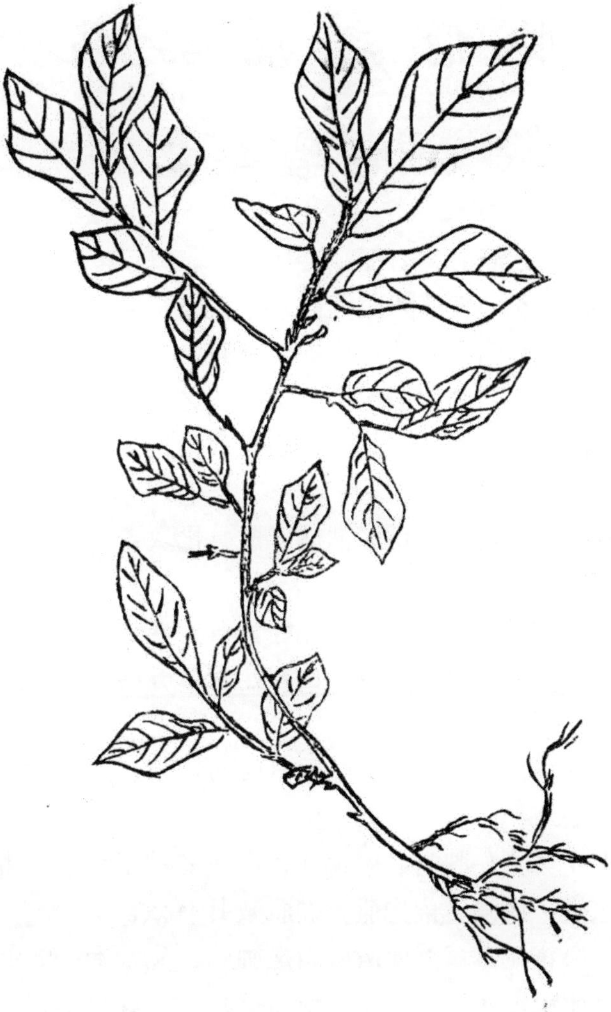

解毒剂

肿瘤癌症类药

白花蛇舌草

别名：蛇舌癀，二月葎。

形态：白花蛇舌草为茜草科二叶葎属一年生草本。多生于田野路边。茎高四、五寸，茎細而纖弱，叶狹长呈綫形，无叶柄，对生，叶边完整，似蛇之舌。夏秋之間叶腋抽短花梗，开白色小花，花后結扁球形蒴果。全草入藥用。

性味：性寒，味甘。

功效：清热解毒，活血祛瘀，散結化块。

民間应用：

（1）急、慢性腹泻：白花蛇舌草四两，煎水內服。

（2）腸痈（兰尾炎）：白花蛇舌草五两，搗烂絞汁內服效佳。

（3）跌打損伤：白花蛇舌草四两，水、酒各半，煎服有效。

（4）痞块（肿瘤、癌症）：白花蛇舌草半斤，精肉二两，加水燉，取湯及肉內服，連服数月有效。

按：白花蛇舌草对西医所謂之肿瘤、癌症有一定的抑制作用，經临床观察四、五例，皆获显著疗效，詳見驗方选編癌症。

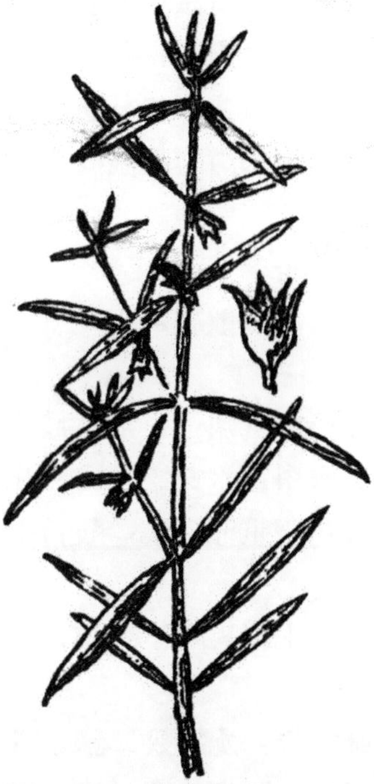

白花蛇舌草

水 蜈 蚣

别名：

形态：水蜈蚣为多年生宿根草本。高約五寸至一尺。叶为掌状分裂，先端多分成九个銳角，长叶柄，淡紅色，叶及叶柄长粗毛，从根基部丛生。其主根粗壮色紅，分若干节，似蜈蚣状，多須根。多生于深山水沟的阴湿处，或人工栽培。根入藥用。

性味：性寒，味稍苦。

功效：行气活血，消癥散瘕。

民間应用：

（1）癥瘕（肿块或气块）：水蜈蚣根晒干研末，每服二至五錢，水酒对服。或用：水蜈蚣五錢，化骨丹二錢，十大功劳二錢，白馬骨三錢，黃荆兜三錢，酸竹管兜三錢，煎水內服有效。

（2）跌打損伤：水蜈蚣晒干研末，每服二錢水酒冲服，有效。

（3）肺脹（肺炎）：水蜈蚣二錢，茅栗子兜四錢，黃枝子兜三錢，綉花針三錢，野常山兜二錢，露珠管兜四錢，黃荆兜三錢，野灯芯兜为引，煎水內服，效佳。

（4）經久不癒的潰瘍：水蜈蚣晒干一两，冰片二錢，共研細末，撒潰瘍上，有生肌斂口之功。

按：水蜈蚣对現代医学中的癌症，肿瘤，可能有抑制作用，經多例临床观察，服此藥后，皆有不同程度的好轉。

• 210 •

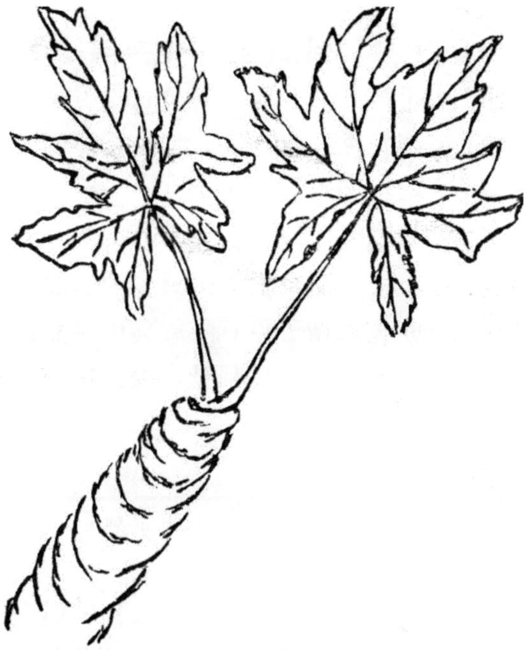
水蜈蚣

傳染病

黄疸

黄疸，是皮肤及粘膜发生黄染的一种疾病，以目黄、身黄、小便黄为主症。然而，黄疸不是一个独立的病症，很多病皆可出現黄疸，如黄疸型肝炎、胆石症、胆囊炎等皆可导致黄疸的症状。

中医辨黄疸多从其性質区分阳黄与阴黄两大类。認为阳黄多因湿热蘊蒸，熏染肌肤而发黄；阴黄多因寒湿阻遏，脾阳不振所致。阳黄其色明亮如桔子色；阴黄其色晦滞，不若阳黄之鮮明。在治疗方面，阴黄以清热利湿为主，阴黄以健脾溫化为主。

治疗驗方：

一、十大功劳五錢，泡水飲之，連服数日，卽可見效。

病例：

九龙一草医，其父患黄疳，用上方，服数日黄退病除。

二、十大功劳五錢，黄枝子兜，白馬骨兜各三錢，酸竹管兜，野南瓜兜，土丹皮，金錢草各四錢，煎水服，每日一剂。

大便結者加酸酒藤，小便赤短者加車前草效佳。

按：九龙用此方治疗黄疸病多例，效果显著，值得推广。

三、猪肝，韮菜各等分加水煮，取肝及湯內服，良效。

四、綉花針兜，黄枝子兜，韮菜子各一两，煎水服，一日一剂。

• 212 •

五、烏魚一条，用黃泥包起，置糠火內煨熟，食魚肉，对阴黃有效。

六、狗勤兜，絲茅根各一两，鉄菱角，大薊兜各五錢，精肉四两，加水同煮，服湯食肉。

肝　硬　化

肝硬化是指肝脏实质硬变而言。有門靜脉性和胆汁性二大类，前者常見。門脉性肝硬化是一种慢性的肝脏病，常为各种肝脏疾病的終末表現。此病治疗，多以疏肝开瘀退热为宗。

治疗驗方：

一、水蜈蚣五錢，山胡椒五錢，三白草二錢，白花蓮三錢，金錢草四錢，十大功劳一两，酸竹管一两，水煎服，每日一剂。

病例：

分宜县范坑公社社員×××久病，曾經县医院檢查診断为肝硬化，該院医师劝病者回家靜养。无奈，患者到九龙山找草藥治疗，經服上方四剂，病情大有好轉。

二、七层楼，十大功劳兜，黃枝子兜，黃荆兜，白馬骨兜，酸竹管兜，野灯芯兜各五錢，苧麻兜三錢为引，煎水內服，每日一剂。

病例：

馬洪公社一患者，县医院診断为“肝硬化”。經九龙山草医治疗，服上方二十剂，諸症大减。

三：小当天罐，黄荆，狗勒，十大功劳，黄枝子，白馬骨，酸酒藤，大叶金錢，小叶金錢各五至七錢，鸡肝为引，水煮，食肝飲湯，有效。

癌　　症

癌症为一种恶性肿瘤，是身体細胞和組織的病理性增生，病因还不太明了。然經临床观察，草藥对此病有一定疗效，現介紹于此，以供大家参考試用之。

一、白花蛇舌草半斤，（干者减半。）水三斤，煎取一斤，一日服之，每日一剂。

病例：

观巢公社社員張兵池，男，成人，六六年患肝炎，經县医院治癒。同年因食狗肉又患病，病起嘔吐頻頻，全身疼痛，肝区摑及碗大質硬块状，經县医院診断为肝癌，認为不治之症。回家后别无他法。經服白花蛇舌草照上法服，一年半，病轉痊癒。服藥期間无任何不良反应。食量大增，精神飽滿，現已照常工作。

二、白花蛇舌草二两，絲茅根一两，紅糖一两，煎水內服，每日一剂，有效。

肺　　　　癆

肺癆又称癆瘵，是具有傳染性的慢性消耗性疾病，以身体逐漸消瘦，証見咳嗽、嗽血、潮热、盜汗为其特征。卽現代医学上所說的肺結核病。

本病的証候表現极不一致，有发病緩慢，逐漸加剧者；有急性发作，很快恶化者。

其治疗方法，一般以清金滋肺、扶正袪邪为主，同时根据辨証論治的法則，特别强調补肺、补脾、补腎的整体疗法。

一、十大功劳，大叶金錢，小叶金錢各三錢，桑白皮，土丹皮，黃連各二錢，七层楼四錢，煎水服，每日一剂。

病例：

沙士公社社員鍾××，得病日久，經县医院診断为肺結核，服中、西藥效果不显，后經九龙草医治疗，服上方十八剂，病苦如脫。証实病情已趋全癒。

二、大鲫魚一只，（重約半斤）浸在童便內一日夜，取出用黃泥包之，煨熟，食魚肉。

按：此方系水北草医錢××家傳秘方，經治疗多例皆获良效。病輕者二、三次卽癒，病重者亦大有好轉。

三、金不換全草半斤，精肉半斤，加水三碗，煎取一碗，食肉飲湯，对咳嗽吐血者，有良效。

四、当天罐，十大功劳各四錢，黃枝子兜，七层楼，黃荆兜，土活血，矮脚樟，仙鶴草各三錢，煎水服，每日一剂，治咳嗽吐血。

五、小活血，一步血各五錢，煎水除渣，后入烏鴉蛋三个（去壳），同煮，飲湯食鴉蛋，效佳。

痢　　疾

痢疾是以腹痛，里急后重，下痢赤白为主症的夏秋季傳染性疾病。

中医根据痢疾临床症状表现，分湿热痢、虚寒痢、休息痢、噤口痢等数种。其致病机理多由外感湿热疫毒之气，內伤生冷，飲食不节，以致損伤脾胃腸道而形成。治疗：湿热偏重者当清热化湿，疫毒致痢者应凉血解毒，噤口不食者先降逆开噤，虚寒之痢宜溫下固脫，久痢之病时发时止者，着重补气溫中。

现代医学根据致病原因，分細菌性痢疾和阿米巴痢疾。

治疗験方：

一、珍珠草半斤洗淨煎水內服，每日一剂，有良效。

按：九龙山昌盛大队用此方治疗痢疾数十例，皆一、二剂而癒。

二、常山叶一至二两，洗凈打烂取汁，加糖适量，溫开水对服有效。

三、馬齿莧二两，洗淨搗汁，加糖适量，溫开水对服效佳。

四、冬至蘿卜菜，日晒夜露数日后收藏，每用一两煎水內服。

五、鴨胆子十五粒（去壳），分包于桂圓肉內吞服，对休息痢有显效。

六、叫得草，白馬骨，黃荆，地泡，白花蓮各四錢，青木香，車前草各二錢煎水內服。紅痢加紅糖，白痢加白糖，治紅白痢疾，每获良效。

瘧　　疾

瘧疾是以寒战壮热，发作有定时为特点的傳染性疾病。祖国医学对此病分类甚詳，如热多寒少者为溫瘧；但热不寒者为癉瘧；寒多热少或但寒不热者为牡瘧；其病延年日久不愈，反复发作，胁下結块者为瘧母；感受瘴毒而发者为瘴瘧。

現代医学識为，瘧疾是由蚊虫傳染的一种傳染性疾病，分間日瘧、三日瘧、恶性瘧等数种类型。

治疗驗方：

一、布望子芽（常山芽）、黃荆芽、樟树芽，各适量，共搗烂取汁，瘧发前二时許，溫开水对服，有效。

二、布望子根五錢，煎水，瘧发前二时服之。

三、桃树芽，揉团，在瘧发前一时左右塞入鼻內，可制止发作。

四、威灵仙根适量，搗烂，在瘧发前一时許，敷于手腕处（手內关穴处）有截瘧之效。

五、魚腥草一握，搗烂，以布包之，瘧发前一时許擦周身，（且勿过度）有截瘧之功。

六、鉄馬鞭一两五錢，煎水，瘧发前三时許服之，效果亦佳。

暑　　温

暑溫是发生于夏季的一种新感溫病，包括現代医学的乙型脑炎、中暑等病。其辨症及治疗是按卫、气、营、血分型。

治疗驗方：

一、大青叶适量，煎水服，代茶飲之，可預防乙型脑炎。

二、水牛角一两，大青叶及根二、三两，銀花五錢，薄叶三錢，淡竹叶五錢，煎水服，可治疗本病。

白　　喉

白喉是秋季儿科常見傳染性疾病。中医称之为白喉或白纏喉。是由白喉桿菌所引起的急性傳染病，常在咽喉及鼻粘膜上形成灰白色假膜，伴有全身毒血症、心肌損害及末梢神經麻痹。

中医認为此病多由感受燥热之邪及时行疫毒，邪毒蘊集肺胃，上蒸咽喉，因而咽喉間潰烂、腐白作痛。白膜表面光滑，边緣境界分明，不易剝脫，若强行剝离，則引起出血，露出一层紅肿肉面，但可在很短的时間內，又为新生的白膜遮盖。

治疗驗方：

一、开口箭兜，洗凈冷开水擂汁，如乳状，內服，每日数次效佳。

二、鲜七层楼适量，揉汁內服，日服数次，有显效。如口服不进者以鼻飼法。

按：水北公社黄坑大队，一小儿患白喉，經中、西藥治疗多日皆无效。患儿已奄奄一息，后經用七层楼揉汁，从鼻孔滴入，由危轉安，数日而瘉。

三、土牛膝一两，煎水內服，对白喉有效。

按：民間有用土牛膝，銀花，甘草各等分，煎水飲之，用来防治白喉，确属有效，因土牛膝有中和白喉毒素、防治白喉的作用。加之銀花、甘草二味解毒，其效更佳。

四、馬兰，大小金錢，犁头尖，五爪龙各五錢，用冷开水搗汁服，有效。

五、干蘿卜菜五錢，用开水泡之，代飲，有預防白喉之效。

百　日　咳

本病以咳嗽为主症，纏綿难瘉，故名百日咳。此病以冬末春初发病較多，患儿以一至六岁者为多，十岁以上则很少发病，年龄愈小，病情則愈重。

現代医学認为，本病是由百日咳嗜血桿菌所引起的急性傳染病。其主要临床表現为，起病緩慢，发热、咳嗽、流涕、而后有陣发性痉攣性咳嗽，咳嗽末音如鴙鳴声。所以中医有“頓咳”、“鷺鷥咳”、“天哮嗆”之称。

治疗驗方：

一、生大蒜头二两，（去皮、洗淨），搗烂，加冷开水一碗，浸十小时，除渣，加冰糖适量，每服一湯匙，每日三次。

二、棉花梗一两，冰糖一两，煎水內服，每日一次，三、五日卽效。

三、鴉苦胆一个，刺破，加冰糖适量，（白糖亦可）。一岁內小儿分三次服，每天一次，有良效。（猪、羊之苦胆亦可。但糖量适增，服量酌减。）

四、大柿餅一个，切开去核，入川貝母一錢，置碗內，再加淡瓜子壳四十九粒，水煎服，每日一次。

狂　犬　病

狂犬病，又称"恐水病"，是被瘋狗或貓咬伤后所发生的以怕风、怕水、怕光、怕响声为特征的傳染性疾病。人被咬伤后，大約要經过十五天到六个月的潜伏期才发病，（亦有潜伏数年者）。此病发作后很少能够救治，故重在預防。預防的主要方法是灭狗。若被瘋狗咬伤或症状发作后，可选用以下方藥試治：

一、狂犬咬伤后，急用肥皂水洗伤口，或急用石灰酸燒灼伤口，有預防之效。

二、狂犬咬伤后用开口箭叶一尺长一至二片(此为成人量，小儿减半）煎水內服。(按：須用上法洗淨伤口后服藥为妥)。

三、狂犬咬伤后，急将杏仁数枚、紅糖适量，搗烂敷于伤处，內服韮菜汁一碗，隔七日再服一碗，可防止发病。

四、大黄三錢，桃仁七粒，地鳖虫七只，共为末，蜂蜜三錢，用酒一碗，水煎，連渣內服，小儿酌減。不能飲酒者，水、酒各半服之。服后，大便下恶浊之物，小便如苏木汁，連日服，致大小便正常后再繼續服二、三日可使不发。

按：凡患此病接受治疗者，必須禁酒、烟、鸡、鴨、猪肉等百日，終身禁食狗肉、牛肉。

五、斑蝥虫（中藥）七枚，去头、足、翅，用糯米炒黄，（以米黄为度）为末，酒对服，分三次，每日一次。小儿酌减。

按：本方系有毒之物，务必确属瘋狗咬伤者方可应用，否則反伤害人。

六、王眞散（中藥）外搽伤口（先以漱口水或肥皂水洗净伤口）亦有效。

内　　科

感　　冒

感冒一病，四时皆有，而以春冬为多，一般多因感受风寒或时行病毒所引起。中医对感冒分症数种，有风寒、风热、挾暑、挾湿。其主要表現为恶风寒、发热、鼻塞声重、咳嗽多嚏、头痛、周身不舒、或恶心嘔吐等。

治疗驗方：

一、紫苏、青蒿各三錢，棉花梗，黃荆各四錢，煎水服，藥后宜盖被取微汗。

二、烏桕子壳，黃荆各五錢，煎水服，藥后盖被取微汗为佳。

三、苏叶，山胡椒，威灵仙，土茵陈各三錢，咳甚者加枇杷叶四錢，水煎服，亦效。

四、称星草，山胡椒各三錢，金錢草，香茹草各四錢，腹痛者加鉄馬鞭，叫得草各三錢，身腰痛加鑽山龙，威灵仙各三錢，水煎服，每日一剂。

肺　　脹

民間所謂肺脹，中医謂之“风温犯肺”，西医謂之肺炎。

其主要表現为：恶风、发热、咳嗽、胸痛、呼吸气粗，鼻翼搧动，甚者口唇青紫、面色蒼白、高热不退、神昏抽搐等症。

治疗驗方：

一、黄枝子兜，白馬骨兜，茅栗子兜，公露竹管兜各四錢，黃荆兜，綉花針，常山兜各三錢，灯芯兜为引，煎水服，每日一剂。多用于小儿肺炎。

二、山烏龟兜五錢至一两，蘿卜子二錢，煎水服，可見效。

三、百步，黃連各三錢，黃枝子兜，黃荆兜，綉花針，金錢草各四錢，煎水服，宜于成人肺脹症有效。

四、黃荆，綉花針，野南瓜，茅栗子兜，山枝子各三錢。治小儿肺脹。高热不退者加大青叶，小便短赤加車前草，功速效显。

病例：

九龙苗圃一患儿，患肺脹已数日，經中西医治疗无效，病情已甚为严重，后經草医治疗，按上方煎服一剂，諸症大减，数日而癒。

胃痛

胃痛，俗称心气痛、肝胃气痛，中医謂之胃脘痛。胃脘痛包括了西医之急、慢性胃炎、胃潰瘍、十二指腸潰瘍等病。其致病原因，多为忧思悲恐，脾胃伤損，肝失調达，或飲食不节，辛热过度，以致脾胃受損产生此病。

主要表現为：胃脘不适，作脹疼痛，(或隐隐作痛、或悶痛脹痛，或飢餓疼痛，或食后疼痛。)飲食欠佳，身体消瘦、或嘔吐酸水、或清水、或苦水等。甚者痛如刀割針刺，嘔血便黑等症。

治疗验方：

一、青木香、擂汁服可止痛。

三、山烏龟擂汁服，亦可止痛。

三、韮叶麦冬四两，煎水服一、二次可愈。

四、野蘆杷兜煎水內服有效。

五、筷子草（四方草）切断，晒干泡水服亦效。

六、青木香，土木香，吳萸子，土花椒各等分共为細末，每次用燒酒吞服三錢，治虛寒性胃痛腹痛显效。

七、木饅头莖或根五錢，煎水服，止胃痛。

水　　肿

体內水液瀦留，泛濫肌肤，引起头面，四肢，腹部，甚至全身浮肿者，称为水肿。

浮肿亦名水气，金匱分为五水，諸病医候論分为十水，宋元以后則以阴水、阳水之分。

多为因外冒雨涉水，或稟风寒暑湿之气，內因飲食茶酒过多，或肌飽劳逸，房欲不节，或久病瘧痢喘咳，或产后血虛，或誤服凉藥。总之，水肿为其他疾病的一症状，非独立病名。現代医学認为：腎脏病，肝脏病，部分心脏病及貧血等疾病，往往可出現水肿。治疗时必須根据不同病因，选擇方藥。

治疗驗方：

一、鵝不食草一握，洗淨，揉汁內服。

二、狗骨柴，白馬骨，土活血，山査兜各三至九錢水煎服，每日一剂。

三、狗勒兜二斤，山査兜三个，黃荆兜二斤，大青兜二斤，絲茅根一握，綉花針兜二个，野南瓜兜二个，共煎水服，每日一次，連服三日。

四：黃荆兜三个，雁爪勒兜一两，山胡椒一两，精肉半斤，共煎水，服湯食肉。

五：半边蓮一两，搗汁內服二、三次有效。

痺　　症

痹症是以关节不利、疼痛而言。是因为久居湿地、触冒风雨、飲食不节，风、寒、湿邪侵襲筋脉，久則郁而化热，以致关节疼痛。临床上分为行痹（以游走为甚）、痛痹（以痛为甚）、着痹（以重着为甚）三大类。治疗以祛风、散寒、燥湿为主，但須据邪气偏胜，而用藥应有所偏重。

西医謂之关节炎，分为类风湿性关节炎，风湿性关节炎，骨关节炎，損伤性关节炎等，治疗以抗风湿、解热鎮痛为主。

治疗驗方：

一、五加皮、山胡椒、骨碎补、安痛藤各三錢，大活血，小活血，鸡血藤各四錢，鑽山楓六錢，細辛一錢，下肢痛甚者加牛膝，上肢痛甚者加桑枝或枇杷兜，水煎服，每日一剂。确有良效。

二、花柴根二两，百节藕一两，綠茅根二两，水煎，溫服。

（三）千斤拔五錢，板栗根五錢，半边蓮一两，綠茅根二两，煎水，酒对服。

四、五加皮、小活血，花柴根各二两，綠茅根一两，煎水，酒对服，效佳。

五、綿毛旋复花兜（干者）三两，花柴根一两，过路竹鞭一两半，綠茅根一两，水、酒各半煎服。服藥期忌食魚、蛋。每日服一剂，急性者四剂即見效。

六、鑽山楓煎水，可治諸关节痛。或用鑽山楓一二斤，好酒适量，浸一星期后，每日服一两，有良效。

霍　乱

"霍乱"以卒然发作，腹痛，上吐下泻为主症的急性疾病，是感受四时不正之气，中暑、中恶、或飲食不节，干扰胃腸所致。临床分寒霍乱、热霍乱、干霍乱。民間所說的部分痧症，亦包括在其內。（如发痧、閉痧、絞腸痧等。）临症时宜詳辨之，治疗取效方捷。

西医所謂的霍乱，是一种由霍乱孤菌所引起的急性傳染病。解放后在偉大領袖毛主席和党的英明領导下，大力开展爱国卫生运动，采取了一系例有效預防措施，因而此病早已絕迹。

治疗驗方：

一、公母草，辣蓼芽，黃荆芽，烏桕芽各适量，共搗烂取汁，冷开水对服，有显效。

二、光明草（猫子草）叶，捣汁，冷开水送服有效。

三、叫得草半两，麦子草，白蓼草各三錢，腹痛加青木香，泻甚加早禾米，脚轉筋加木瓜，煎水服，每日一、二剂，有驗。

四、叫得草，霍乱草，鉄馬鞭，各五錢，青木香二錢，煎水服，效佳。

五、瀘杞兜半斤，早禾米二两，煎水去渣，內服。

六、香茹草两許，搗烂取汁服。如病急重不能口服者，以鼻飼法，效果甚著。

七、青木香适量，嚼烂，敷于心窩部及两手心（劳宫穴）亦見效。

哮　　喘

哮喘是一种发作性頑固性的疾病。其呼吸气促，張口抬肩謂之喘，喘息之时，喉間有声謂之哮。祖国医学对本病分症甚詳，如喘症有实喘、虛喘，实喘又分风寒、燥热；虛喘又分肺虛、腎虛。哮症亦分冷哮、热哮。症型不同，治法各异，临床宜詳辯疗效方显。

西医謂之支气管哮喘，属于一种过敏性疾病，由各种不同原因而引起支气管平滑肌痉攣、粘膜水肿，使空气出入受阻而产生呼吸困难，喉間哮鳴。

治疗驗方：

一、狗勒兜六錢，狗骨柴兜二錢，絲茅草根一握，病发一周后，用猪后腿精肉（約二两）燉熟去渣，飲湯食肉，有根治之效。

二、生姜、冰糖各一两，同炒，以糖溶化为度，再以冷开水一碗淬下，取汁溫服，有止哮喘之功效。

三、生姜四两，麻油二两，煎致生姜变黑色为度，置母鸡內。（去鸡之內脏）燉食之，亦有止哮喘作用。

四、独头蒜数个，烤軟呈紅色，夜露五日，擂汁，一次服一个，治气管炎，有效。

腰　　痛

腰痛，指腰背部疼痛而言。多为外感、內伤之疾病中引起腰痛。外感寒湿，气血运行不暢，內伤肝腎不足，筋脉失养，皆可致痛。或跌打閃挫筋骨損害亦可引起腰痛。总之以腎气不足而导致的腰痛居多。

治疗驗方：

一、八角楓，紅牛膝，白牛膝，接骨草，土丹皮，金腰带各三錢，大活血，小活血，金樱子兜各四錢，煎水，酒对服。

腎亏者加鸡血藤，矮脚樟，何首烏，黃精各三、五錢，风湿甚者加山胡椒三錢，扭伤者加棕树根四錢。

二、鉄拳头，金樱子兜，七九藤根，过江龙，野南瓜，鑽山楓，安痛藤，五加皮，大活血，小活血，皺紗皮，金腰带，地眼子各三至五錢，煎水服。

三、花紫根二两，母鸡一只（去內脏），白茅根一握，加水煮熟，去渣，食肉飲湯，宜于肝腎亏損之腰痛。

四、狗鞭二条，煮服，数次可瘉，宜于腎亏腰痛者。

五、水菖蒲，生姜适量，搗烂，炒熱，酒淬七次，趁热敷于腰部。宜于风寒湿邪，或气滞血瘀之腰痛。

六、遙竹逍一两許，猪腰子一、二个，把猪腰切开，将藥置其內，水煮服。宜于老年腎亏之腰痛。

按：民間有云："六十岁的老公公跌断了腰，离不得遙竹逍"，由此可見，此方对腰痛有一定的效果。

便　　血

凡血从大便而下者均謂之便血。祖国医学称"腸风、脏毒"即是此病。临症时以便血之鮮紅或紫黑分远血和近血。先便后血、血色紫、黑不鮮者为远血，多因虛寒之体，腸中兼有湿热而致。先血后便，血色鮮紅者为近血，多为湿热下注，損伤腸道所致。

西医認为便血的原因甚多，多是兼症，如痔疮、脱肛、肛裂、腸套迭之出血；痢疾、伤寒、胃、十二指潰瘍、腸結核之出血和直腸癌、結腸癌、息肉、以及維生素缺乏症、損伤性等便血。总之本病的主要症状就是便血。临床必須找清原因进行辨証治疗。

治疗驗方：

一、野蕎麦兜一两、精肉二、三两，共煮熟，去渣，飲湯食肉。宜于血热妄行之便血。

二、过山龙半两，地榆半两，四方草一两，煎水服，宜于因湿热下迫之便血者。

三、百节藕二两，地榆二两，苧麻兜一两，絲茅根二两，水煎服，宜于湿热下迫之便血。

四、地榆二两、七九藤（根）五錢，（先煎地榆，七九藤鮮者擂汁，干者为末），对服，治热性下血、痢疾下血及痔疮下血者。

肺　　痈

肺痈是肺部发生痈瘍潰烂的一种疾病。祖国医学認为，本病致病之原因多由外感风热，或过食大辛大热之品湿热郁蒸，肺受热灼，血瘀热壅，肺失淸肃之职，逐成痈瘍。其次，异物誤入肺脏，久而腐敗梗塞肺絡亦是导致本病的一个原因。西医所謂的肺膿肿、肺坏疽属于肺痈的范疇。本病主要表現咳嗽，胸痛，发热，咳痰濃浊腥臭，如久之膿成已潰，则咳吐膿血腥臭痰液，胸痛加剧，或咳吐米粥样物，形体消瘦等症。

治疗驗方：

一、魚腥草一两，稍煎，每日服一次，連服半月有效。

二、茅栗子兜，露珠罐，大青叶，燥骨头兜，野南瓜，黄荆兜各五錢。咳甚者，可酌加烏泡兜，木芙花，滿山紅，百合适量，煎水內服。

三、大青叶根二两，魚腥草五錢，黄豆二两，水煮服。

按：中医对此病用《千金》葦莖湯（葦莖，苡米，桃仁，冬瓜仁），据临床实践証明，疗效非常滿意，可以推广。

头　　痛

头痛不是一个独立的病，而是外感、內伤疾病中常常伴有的自觉症状。在临床上极为多見。故古人把头痛一症列为专論。

古人論头痛分外感和內伤两大类。外感头痛，可按照头痛的部位以六經論之。內伤头痛根据病情又分气虛头痛、血虛头痛、肝逆头痛、痰厥头痛、湿热头痛、瘀血头痛、阴寒头痛等。在治疗上，大抵外感头痛以疏风祛邪为主。內伤头痛，則以平肝、滋阴、补气，养血、去瘀、化痰、溫阳为主。

治疗驗方：

一、鑽山楓、安痛藤、威灵仙各三錢，山胡椒二錢，煎水內服，每日一剂。宜于外感头痛。

二、威灵仙鮮叶，搗烂，敷于手腕上（內关穴），下置一銅錢，以藥放入銅錢孔內，約十分鐘取下。并用威灵仙五錢，土活血、大烟叶各四錢，煎水內服。宜于偏头痛目生翳膜者。

三、見肿消搗烂，如黄豆大一团，，敷于两太阳穴，約十分鐘取下。宜于偏头痛。

四、燥骨头根一两許，煎水去渣，入鸡蛋三枚（去壳），再微煎，食蛋及湯，数次見效。宜于內伤头痛。

疝　　气

疝气是指少腹痛引睾丸，或睾丸肿痛的一种疾病。祖国医学对疝气分类很多，但以㿗疝、气疝为多見。其致病原因多为气血失調、阴寒內盛、犯风湿生冷之故。另有因房事不节而引起者，亦有因先天生成者。小儿因喂养不善，亦可导致此病。

治疗驗方：

一、紫金花根一、二两，精肉（猪前胛肉为佳）二两，水煎，食肉飲湯，用于小儿疝气疼痛有显效。

二、烏泡兜，狗勒兜，蒜盘子兜各一两，白茅根一握，煎水內服，每日一次。

三、矮脚樟，牛牯屌兜，黃枝子兜各五錢，六月回霜二錢，茜草根三錢，精肉一、二两，加水煮熟，去渣，食肉飲湯，宜于睾丸肿痛者。

四、毛道人，矮脚樟，細茶根，青絲勒各三、五錢，煎水，水酒为引服，宜于寒疝患者。

五、三加皮半斤，精肉三、四两，煮熟，飲湯食肉。

外科、伤科

燙　　伤

（1）大薊兜洗淨，搗烂取汁，盛于蓋內，蒸之如糊状，急搽患处有显效。

（2）芙蓉花及叶，晒干，研細末，备用。用麻油調搽患处，效佳。

（3）蜂蜜适量、薤白（卽薤古头）同搗烂，敷于伤处，每日宜二次，亦佳。

（4）当归半斤，濃煎，加白腊四两，共溶化一斤許，备用，燙伤者，急以此搽之收效尤捷。（每日数次）。

（5）野枇杷树根皮，搗烂取汁，稍加冷开水調均，搽患处亦可。

（6）老絲瓜燒存性，加冰片少許，研末，用时涂患处。

（7）蚯蚓搗烂，加麻油（或棉油）調均，搽伤处。

外 伤 出 血

（1）馬兰叶、廖草叶适量嚼烂，外伤出血敷之卽可止血鎮痛而不感染。

（2）大腊叶，馬兰叶适量嚼烂外敷伤处。

(3)蓼草叶，臭皮丹叶，适量，嚼烂敷之。

(4)艾叶、生姜各适量，晒干，共研細末备用，用时以唾液調均，敷伤外。

(5)野薄荷叶，搗取自然汁，滴于伤口卽可止血。

无名肿毒

一、內紅消，外紅消，土三七，坐勒，苧麻兜，土黃連，大薊叶，各适量，共搗烂，敷于患处，凡无名肿毒初起可消散之。

二，鉄馬鞭叶适量，嚼烂敷之亦可。

三、大金錢，小金錢，五爪龙，米勒芽，馬兰各适量，嚼烂敷患处。

四、芙蓉花、叶，搗烂敷患处。

五、七九藤根，苧麻兜各适量，共搗烂，敷患处，收效亦速。

六、內服方：

黃連三錢，白芷三錢，紅花二錢，川芎二錢，川椒二錢，桃仁二錢，冰片一錢五分。水煎服，每日一剂，凡屢治不驗，百藥不效者，服之功效甚佳。

七、翻天云树皮，适量，搗烂如泥，敷于患处。

八、七九藤根，擂汁，干者研末，內服亦效。

疔　　　疮

泡疔：

一、犁头尖，五爪龙，野烟叶，大金錢，小金錢，共嚼烂，敷疮頂处。

二，苦菜，四叶草，四季青，各适量，嚼烂敷于疮頂处。

木疔：

一、烂銅錢（野見肿消），搗烂敷疮頂处。

二、烂銅錢，桃树芽，狗骨柴芽，博落迴叶，各适量，搗烂，敷疮頂处。

血疔：

犁头尖，五爪龙，野烟叶，大金錢，小金錢，魚腥草，滿山紅，各适量，嚼烂敷于疮頂。

崩疔：

一、烏泡尾，丹皮叶，过山龙叶，大青叶，滿山紅，四季青，共嚼烂，敷于疮頂。

二、大青叶兜，别甲，过山龙，枇杷叶，研末，桐油調均搽患处。

脈疔：

一、三白草根适量，旱米飯，豆豉少許，搗烂，敷于疮頂处。

鸡　　疮

一、汗烟筒內烟油（即烟屎），糖鸡屎調均或单用一样，搽于疮頂。适用于鸡疮初起者。

二、鉄馬鞭，小腊叶，四季青，大叶化骨丹叶，嚼烂，加糖鸡屎調均，敷于患处。

三、黃芩，黃連，姜黃，栀子，白芷，藤黃，升麻，花粉各等分，研細末，桐油或糖鸡屎調均，敷于患处。

四、柴胡，防风，荆芥，各二錢，黃芩，黃柏，大黃，黃栀子，連翘，銀花，白芷，木通，各三錢，甘草八分，灯芯草为引，煎水服，肿痛毒盛者宜之。

鐮　　疮

一、烂銅錢叶，桃树芽，廖草芽，黃荆芽，号筒管叶，五爪龙叶，冷流叶，（不必全用，三、五样卽可）搗烂敷于疮上。宜于鐮疮日久，肤肉变黑，腐肉突出者，先以此方除其腐肉，然后再用別方收其全功。

二、狗骨柴叶，魚腥草，鉄鏟耙，大靑叶，馬兰，大小金錢，独脚絲茅各适量，搗烂，敷疮上，每日一次，至疮口变白，卽可癒。

三、大青叶，土活血，大蒜須，大小金錢，扑地消，枝子尾，山胡椒叶，搗烂，敷疮上，宜于紅肿热痛甚者。

四、破套鞋燒成灰，麻油調均，塗于患处，有收口結功之效。

发　疮

一、水老鼠牙齿，挑破其疮，流其恶浊，有卓效。

二、臭螞蟻壳（无蟻者），燒灰，棉油調均，敷疮处，亦效驗。

三、老虎勒之皮，烘干，研細末，麻油調均，敷于疮处有效。

毒　蛇　咬　伤

凡毒蛇咬伤者，不要惊慌，急用带子或巾子紧扎咬伤之上方，免得毒液循血液串入內脏，然后，忍着痛用尖利瓦刺（破細碗片）挑伤口，使蛇毒齿外出，以冷水洗之（切勿用热水），再用外敷藥。

一、生半夏子，生南星，独脚絲茅，苎麻兜，各适量，搗烂，敷伤处。半天后換用：青木香，木防杞、坐勒、山烏龟，苎麻兜，搗烂敷之。

二、毛里冬瓜，(放尿內浸一天一晚，晒干备用)見肿消根，擂汁(用燒酒擂)，搽于伤口。

三、野山藥适量，搗烂，敷伤口。

四、半边蓮适量，搗烂，敷伤口，再以半边蓮(鮮者)半斤，煎水服。

五、独脚蓮根一只，半边蓮一两，野胡椒根一两，搗烂外敷有效。

六、七叶一枝花根，擂燒酒，敷伤口治蛇咬有驗。

七、瓜子金，銀鎖匙，适量，搗烂敷伤口。

八、野胡椒，晒干，研細末，备用。蛇咬伤后用唾液和末，涂于四周。服青木香三寸(擂水服)，即可生效。

九、毒蛇咬伤后失治日久走黃，急以水边小烏桕根九根，野菊花兜三个，絲茅根一握，青木香二錢，煎水服，每日一服，有效。

十、蛇咬伤后潰瘍发烂者：用大小金錢，大腊叶，黃荆叶，小腊叶，黃枝子叶，芙蓉叶，各适量，搗烂外敷。伤口轉愈，毒素已清时，再用冰片五錢，青粉二錢，紅粉二錢，百草霜一两半，研末麻油調搽患处。

十一、黃荆叶嚼烂敷伤口，治青竹蛇咬伤。

蜈蚣咬伤

一、杉树皮燒着，用其烟薰咬伤口。解毒极速。

二、蜈蚣虫咬伤后，卽取公鷄血滴于伤口，止痛解毒效佳显。

三、蜈蚣咬伤后，急取蜘蛛，置伤口上，亦效。

黄 蜂 螫 伤

一、四方草，（即筷子草）揉取自然汁搽于患处，見效，

二、凡黄蜂螫伤急取蝸中搗烂搽之，亦效。

子彈及銹铁伤

一、独脚絲茅、生南星，坐勒各适量，搗烂，敷于伤口。凡銹鉄入肉皆可用。

二、蓖麻子除壳，搗烂，敷于伤口。有拔除恶刺之功效。

三、南瓜囊，除子，搗烂如泥，敷于伤口。

四、冒眼蛇蘂，取其兜內如爪、牙状之物（每兜一、二个），嚼烂，敷伤口，可拔除毒素及預防破伤风。

跌 打 損 伤

跌打損伤，是指跌仆欧斗而致的一种血气滞留，經絡、气血不行，循环受阻而致疼痛的一种常見病。初期多为局部疼

痛，而日久失治，亦可能导致全身不适。

一、八角楓、鑽山楓、过江龙、野南瓜、皺紗皮、金鎖匙各三錢、安痛藤、大小金錢各四錢，煎水，好酒对服。伤在肩胛部以上者加翻天云二、三錢。每日一剂。

二、骨碎补三錢，蛤蟆跳缺四錢，沙鍋煎，好酒对服，治新伤有效。

三、瓜子金、土活血、瓜子化骨丹、打不死各五錢，煎水酒对服，宜于新伤患者。

四、老伤：紫金皮兜、算盘子兜二个、絲茅根一握、爬山龙一两、冬青树根五錢，煎水酒对服。

五、八角楓，翻天云，安痛藤，过江龙，烏藥，內紅消，据病情部位而定量，煎水，酒对服。宜于老伤患者。

六、伤損吐血者：蒲公英，紅苏根各五錢，煎水內服，或加入土活血数錢更效。

七、跌伤腹脹者：鉄馬莧、大金錢、小金錢，各等分，擂水內服。

八、外治法：

（1）泽兰叶，早禾秆各适量，切碎，炒热，揉成团，加酒輕緩按摩患处。

（2）餓不食草、或打不死、或玄参叶、或八楞麻叶，（一味即可）揉作团，加酒擦痛处，新伤不必服藥亦愈，老伤亦可采用。

九、門虎草二、三株，或研末，或鮮草揉团吞服，皆用酒引，善治多年陈伤百藥不效者。

十、凡工作、劳动，不慎而伤者，馬上找鉄馬酱莧一两，揉取自然汁內服。同时用外治法，新伤不过数日者皆效。

五　官　科

耳、目、口、鼻、喉病，是临床上常見之疾病，五官之病頗为重要，因头为諸阳之首，經脉多循行之处。祖国医学对这方面有悠久的历史和宝貴的治疗經验。这里仅辭草藥对本病有效者，介紹于此，供大家参考試用。

牙　痛

一、土牛膝根，車前草根各适量，食鹽少許，共搗烂，敷于牙痛处。

二、黄枝子兜四两，开口箭三錢，白馬骨三錢，十大功劳五錢，灯芯草为引，煎水服。

三、石菖蒲，白馬骨，良姜各二錢，棕树根五錢，煎水去渣，加鷄蛋一个煮熟，飲湯食蛋。

四、細辛根，置于牙痛处，即有止痛之效。

五、見肿消根或莖，置牙痛处亦有止痛之功效。

六、开口箭二錢，黄荆、白馬骨各三錢，灯芯兜为引，鷄蛋一枚，共煎水，服湯及蛋，每日一次。

七、蘿卜子研細末，麻油調，敷于痛牙上，虫牙痛者可見虫出痛止。

八、韭菜子适量，置燒紅之油灯盏內，再用麻油炒淬，以其烟熏耳或口內，走馬牙症用之有效。

咽喉肿痛

一、开口箭，紅牛膝各适量，共擂汁內服，有卓效。

按：九龙大坑有一妇女，患喉病，經治疗月余不癒，已奄奄一息，經服上方，次日大有好轉。可見此方之大功效。

二、牡丹皮，紅牛膝适量，擂汁內服，服后，再以其汁頻頻含服，亦有效。

三、开口箭，坐勒，二味擂汁服，有效。

四、小叶金錢一两，揉取自然汁內服。

五、蛇头风（异舌疼痛）。

①取汗烟桿內烟屎，搽舌上即癒。

②大蒜二个，蜈蚣二条，雄黃少許，擂水，搽舌上，亦見效。

中耳炎（耳內流膿）

一、虎耳草，揉取自然汁，滴入耳內有效。

二、青木香少許，擂汁，滴入耳內。

三、地榆（鮮者），搗烂，塞入耳內，每日換三次。

鼻　　渊（鼻流臭浊涕）

（１）：地榆搗烂，塞入鼻孔，每日換一、二次。

（２）：毛勒冬瓜，搗烂如泥，搽鼻內，时时宜之。

（３）：絲瓜藤一两許，煎水內服，可治萎縮性鼻炎。

（４）：鵝不食草揉汁，滴入鼻內有效。（慢性鼻炎）。

鼻　　衄（鼻孔出血）

（１）：土胆草一两，絲茅根二两，煮白公鴉，飲湯食鴉，宜于經常出鼻血之人。

（２）：血余炭（卽头发燒灰，經常搽头油者更好）吹入鼻內，有止血之效。

（３）：鮮艾叶，鮮薄荷叶，鮮柏叶，鮮生地各适量，共搗烂，取汁內服，宜于血热妄行之鼻衄。

（４）：白木菊花一、二两，精肉二两，水煎，飲湯食肉，亦宜于經常鼻衄之人。

目　　疾

（一）目生翳膜，目赤而痛：

（1）：龙胆草一两，野烟叶二至六兜，半边蓮一两，威灵仙三、五錢，絲茅根一两，野菊花根一两，煎水服。

（2）：威灵仙叶数片搗烂如泥，敷于內关穴处，（下置一銅錢，威灵仙泥放入銅錢孔处，約十分鐘。），即可退翳。

（3）：小金錢，鉄馬鞭，各一两，煎水服。外敷：仆地消，小金錢各适量，搗烂敷目上，

（4）：楊梅树皮，煎水熏洗疼痛紅腫之目有效。

（5）：螞蝗虫三、五条，入蜜糖內，待虫化成水后点眼，消肿散紅退翳甚驗。

（二）迎风流泪：

龙胆草两許，野烟兜四、五兜煎水服。

（三）雀盲（夜盲症）：

（1）夜明砂两半，（另包入煎）鐮刀草一两，土活血一两，猪肝二两，水煎服，有效。

（2）：猪肝（牛肝亦可）切成較大块，每块肉夹百草霜一錢半蒸熟，每日服三、四块（約二、三两），亦有效。

妇 产 科

男妇之病大致相同，而經瀨、带下、胎前、产后則为妇女所独具之病，故祖国医学、西医都有专論，治疗亦各有 其 特常。除此而外，以鮮草藥治疗，对某些妇科病收效亦速，且經济便当，不可不知。

痛 經

（ 1 ）盆母草五錢，土当归一两，金枝花兜一两，大当天灈一两，丹参一两，金不换兜五錢，精肉二两，加水煮，服湯食肉，約服三剂可見效。

（ 2 ）盆母草数两或一、二斤，煎濃汁，然后再加紅糖适量，文火再煎，如膏样，每服半两或二、三錢，（ 約一、二湯匙 ）。有調經、止痛之功效。

血 崩

母鸡一只，去內脏洗净，大当天灈一两，地榆一两，共煎水，服湯食肉。

月經不調

（1）大当天罐二两，丹参一两，金不换五錢，煎水，酒对服，每日服一剂。

（2）冷流根一两，大当天罐一两，金枝花根一两，烏皺紗皮四两（千者二两），共煎水服，精肉为引。

（3）女人参（又名土当归）三两，精肉二、三两共燉熟，去渣，服湯食肉。

（4）女人参，金枝花兜，金不換各适量，共燉鸡内服。

白带

（1）野南瓜一两，精肉一两，共燉服。每日一剂。

（2）矮脚樟一两，精肉一两，共燉服。每日一剂。

（3）三白草一两．精肉一两，共燉服。每日一剂。

（4）蒲公英五錢，香付子五錢，共煎水服。

乳痈

（1）蒲公英一两，煎水服。外以蒲公英、忍冬藤（均用鮮草）各适量，搗烂外敷于紅肿疼痛处。

（2）威灵仙根五錢，土活血五錢，同煎水，水酒为引服之，每日一剂，

（3）土活血全草适量，搗烂外敷，亦效。

（4）土黄連，三七，生坐勒各适量，洗凈，搗烂，敷于紅肿痛处。

（5）白花蓮一两，土活血一两，威灵仙兜一两，共煎水服。

通　　乳

鮮杉树果十五个，煎水，去渣，用湯煮面服，有效。

子宫下垂

（1）过江龙，野生姜，地泡根各一、二两，黑母鷄一隻，（去內脏），共燉熟，去渣，食鷄飲湯。

（2）过江龙一两，水煎服。繼服：金樱子，茅栗兜，过江龙须根各三、五錢，猪前脾精肉为引同煎，服二、三剂可見效。

（3）大鯽漁一只（半斤重左右），去內脏，洗凈，置瓦上烘干，研細末，用棉花油調匀（或麻油）。治子宫下垂、发炎、疼痛，涂搽于患处。每日二次，三、五日見效。

（4）地泡一握，烏泡根一两，野姜一两，金樱子二两，蘿𦰡根一两，田鷄一只（野禽之类）去头、足、翅及內脏，同

藥共煮，去渣，食出鸡飲湯。

（5）地泡一两，黄荆兜一两，烏泡兜一两，母鸡一只，（去內脏），将藥放于鸡內，同水燉熟，去渣，食鸡飲湯，也可分数次食用。

（6）蓖麻子，去壳搗烂如泥，敷头頂（百会穴）处，有提升子宮回腹之效。

胎动不安

木饅头藤一两，苧麻（約）一錢（打七个扣結）水煎，去渣，再入鸡蛋三个，再沸，熟后飲湯食蛋，（蛋入湯后须叩打，使藥汁进內）效佳。

妊娠嘔吐

紫苏三錢，黄連五分，共煎水服，每日一剂。

胎死腹中不下

蓖麻子去壳搗烂，敷足心（涌泉穴），可下死胎。

产科病

（1）产后腹痛：（血气痛）

丹参一两，烏破紗皮五錢，产妇草二錢，灯芯草为引，煎水，酒对服。

（ 2 ）：产后伤风：

爆骨头根（ 全草亦可 ）一两左右，煎水服即可。

（ 3 ）：产后出血不止（ 淋漓不断 ）：

益母草五錢，大当天罐一两，当归三錢煎水服，有效。

（ 4 ）：产后咳嗽吐血，（ 产妇痨 ）

独脚蓮根一斤，猪前胛精肉半斤，共燉熟后，飲湯食肉。

（ 5 ）：产門（ 会阴 ）破裂出血、发炎：

螃蛤壳二两，烏贼骨（ 即目魚骨 ）二两，熟石膏五錢，冰片二錢，共研极細末，涂敷患处。

儿　科　病

儿科，祖国医学上有“哑科”之称。儿科的范围包括新生儿、幼儿、儿童时期的疾病。在这个时期不仅婴儿不能言語，故有“哑科”之称，而且也与成人有发育上的不同，生理，疾病，診断，治疗各有其特殊性，所以，另設科研究很有必要之处。这里仅就鮮草藥对小儿某些疾病有效驗方介紹之，供大家临症选用。

疰　夏（夏季热）

（1）鮮荷叶一片，絲瓜叶二、三錢，苦瓜叶四片，南瓜叶二片，鮮梨皮或梨子，或密糖，或白糖均可，为引，煎水服，数次見效。（此一剂可作一日飲，分数次服完）。

（2）早禾桿适量，燒灰泡水服。宜于小儿微热，口渴，小便頻数者。

消　渴

（1）：狗骨柴，蓮叶适量，煎水服，每日二、三次。

（2）：千豆角売，糯米禾心，适量，煎水服。

(3)：荷叶梗，莲须，蚕砂，大青叶各适量，煎水服。

(4)：冬笥兜，三、四个煎水服。

疳　　瘷

(1)野花生藤一两，精肉一两，白茅根一两，同煎，飲湯食肉。

(2)如吃乳小儿疳瘷者，用乳瘷草一两許，煎水服，有效。亦可加入公母草、肝（猪肝，鸡肝均可）同煎服。

(3)燥骨头一两，苡米一两，肝（猪肝或鸡肝，蛤蟆肝更好）一、二两，同煎，飲湯食肝，每日一剂分数次服完，数日可愈。

閉　　尿

(1)活蚯蚓七条，擂水，約半碗，澄清服下，即可通小便。

(2)小便赤热，莖中痛：鲜車前草一两許，打烂揉汁，掏米水为引对服。成人亦然，甚效。

麻疹高热不退

(1)独脚蓮（即压塌蓮）叶适量，揉自然汁服之极驗。

（一湯匙即可）

（2）七叶一枝花根，擂水內服。每日三次，每次一湯匙。

（3）七九藤根皮擂水，致乳汁样濃度为限，每二小时服一次，每次二、三湯匙，即可退热。

天　疱　疮

（1）鮮爆竹草叶、果实，洗淨搗烂，以淨布包之，緩緩擦患处。

（2）爆竹草叶，晒干，研細末，用时将細末和麻油調匀，涂患处。

（3）鮮爆竹草一、二两，煎水服亦佳。

其　　他

計划生育

一、牛胆二个，煮沸，男方服之则女方不孕。（女方是否服之有效，有待試用）。

二、磨地走半斤，煎水服，可致人工流产。

三、紅牛膝，馬兰各适量（不宜过多），煎水服，可致人工流产。

四、韮菜兜四两，米酒四两，紅糖四两，共搗烂內服。月經干净后服下，可絕孕。

按：萍乡有一女工二十五岁結婚，致三十岁已生五子，經服上方后，年致三十七岁再末生育。

五、野枇杷兜干者一两半，紅牛膝五錢，千斤拔五錢，同煎，月經后服，（并可打胎）。本方加入游山虎二两更佳。

六、过山龙根，紅牛膝各五錢，八角楓，翻天云，矮脚樟各三錢，化骨丹，水蜈蚣各二、三錢，水、酒各半煎服之。可致人工流产，連服二剂可絕孕。

阳　　萎

一、白胡椒一两，阳起石一两，（按：阳起石須火煅水飞方可用，火鍛、醋淬七次，研細粉水飞备用。）共研細末，每日服二、三錢。服藥期皆禁房事。

二、羊睾丸（或野猪睾丸亦可）二个，（抽出丸中血筋用土瓦焙干或晒干）白胡椒二两，共研細末，每服四、五錢，每日一次，效显力捷。

三、樟树砍伐后，或枯老之樟树中生出之棕树根二两，猪前脚精肉四两，煎水，去渣，服湯食肉有效。

四、蚯蚓，翻洗淨，韮菜子，各适量，研末，苡米仁少許，白胡椒七粒一日量，每服約三錢。

縮阳症

一、地泡（即地眼子）半斤，煎水頓服有效。

二、艾炷，（或艾团亦可）灸其长强穴（俗呼尾骨）数次而愈。

三、凡縮阳症甚剧，立即以口对口，吹气十余口而效。男妇皆然。（男者其妻吹之，女者其夫吹之。）

小便淋痛

一、小金錢草二两，煎水，洗澡，洗后就地跳动数分鐘，（或再用車前草适量煎水內服）对膀胱、尿道等結石均有促其外出之功。

二、茶杷心半两，煎水服，治小便淋痛。

三、穿心菊一两，矮脚樟五錢，燥骨头，金腰带各三錢，地榆一两，千斤拔半两，烏皺紗皮一两半，煎水服，治小便如膏，男妇皆可用。

草药验方秘方汇编（第二集）

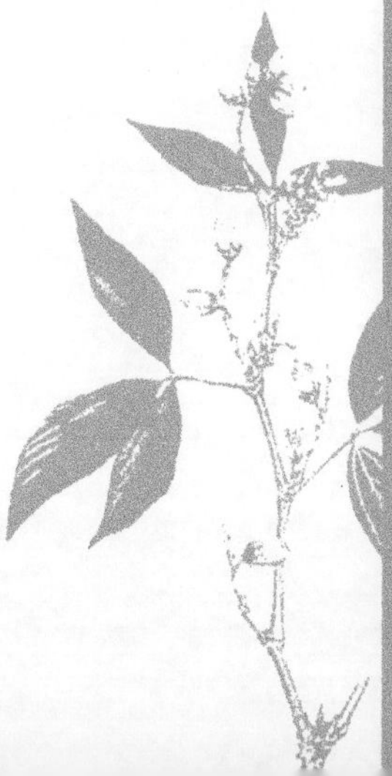

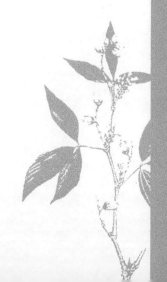

提 要

江西省贵溪县促生产指挥部卫生组编。

1969 年 12 月出版。共 237 页，其中前言、目录共 10 页，正文 222 页，插页 5 页。

纸质封面，平装本。

编者通过调查研究，将在实践中证实行之有效的草药验方、秘方再次汇编成册，以飨读者。

正文由两部分组成。第一部分介绍药物 173 种，分草本和木本两类，从别名、生长环境、形态、药用部分、采集时间、性味、功用、主治等方面对各药进行介绍。第二部分介绍方剂，分为野战外伤、外科、传染病、内科、小儿科、妇产科、五官科、毒蛇咬伤、其他用方共 9 类。每类下先列疾病，每病下又列若干方剂，详述其药方组成、用法、注意事项，并附有病例。

书中的计量单位均以市制十进位为准。书中药物剂量未标明者均以干品为主。小儿用量（除儿科以外）按 3 岁以下用 1/4，3 ~ 6 岁用 1/3，6 ~ 12 岁用 1/2 即可。

书中各方，可根据不同的时间、地点及疾病的具体情况灵活加减运用。书中各方都是中等剂量。

草药验方秘方汇编

（第二集）

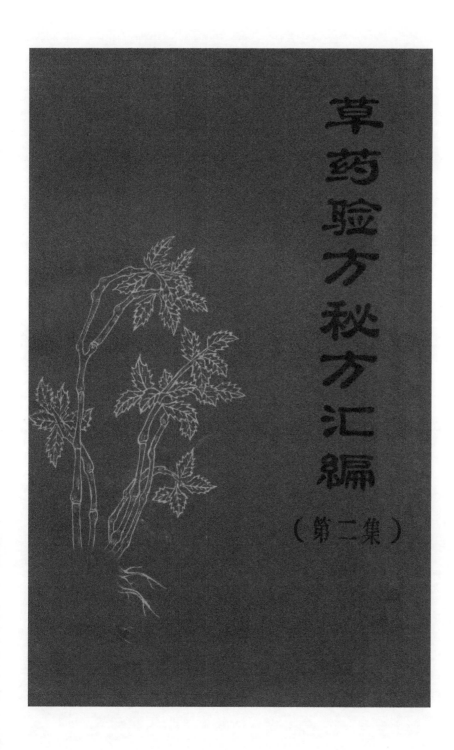

目　录

第一部份　药　　物

第二部份　方　　剂

第一部分药　物

（一）草　本

肿　节　风

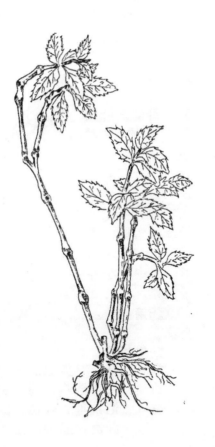

别　　名：野田青、九节风。

生长环境：山间林下。

形　　态：多年生常绿草本。根兜粗大，有香蕉味，侧根细长密生，茎自根兜丛生，多枝，绿色，有明显膨大之节，高２—５尺，全体光滑。叶对生，椭园形，或卵状披针形，边缘有锯齿，有叶柄。浆果球形。

药用部分：全草。

采集时间：四季可采。

性　　味：辛温无毒。

功　　用：清热解毒，舒筋活络。

主　　治：一切传染病的高烧，风湿性关节炎，口腔炎，跌打损伤，毒蛇咬伤，中毒性消化不良。

白花蛇舌草

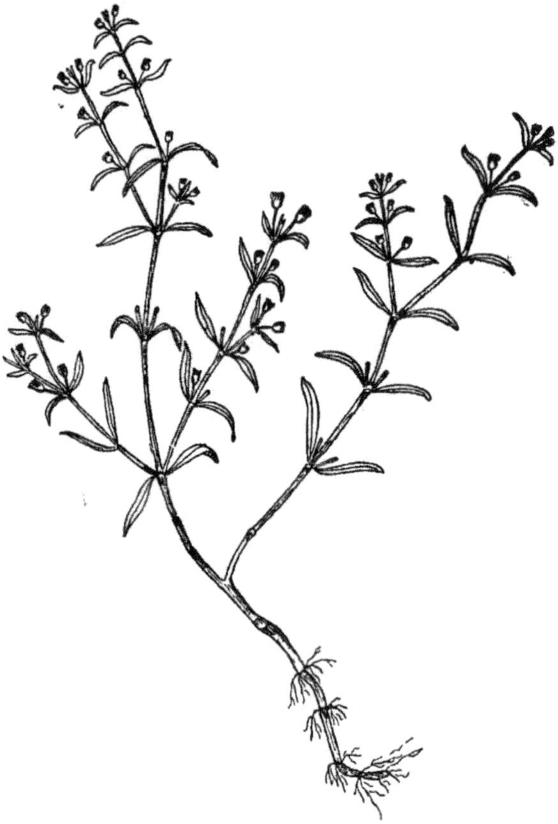

别　　名： 蛇舌广、二叶葎、尖刀草。

生长环境： 稻田、沟边、草地，以湿润处多见。

形　　态： 一年生草本。披散，纤弱，叶无柄，膜质，对生，线形，全缘；托叶顶有小齿。白花单生或成对，腋生，无腋柄或具短柄；萼球形。蒴果扁球形，果中有小种子数粒。

药用部分： 全草

采集时间： 夏秋两季。

性　　味： 甘淡凉。

功　　用： 清热，消炎利水。

主　　治： 毒蛇咬伤，跌打损伤，疖疮痈肿，兰尾炎，肝炎，癌肿，泌尿系感染。

寒　心　花

别　　名：石蒜。

生长环境：河边、山沟、平地。

形　　态：多年生草本。具鳞茎，外被暗紫色薄膜，内白色，鳞片不甚肥厚，下端生须根。叶基出丛生，花谢后长出，至翌夏枯萎，带形，兰绿色，被白粉，先端钝或园，全缘，具平行脉。秋季开花，伞形花序；苞片棕色，膜质，披针形，花被花冠状，红色美丽，基部连合，先端六裂，裂片花长，向外反卷，全缘而波状起伏。蒴果。

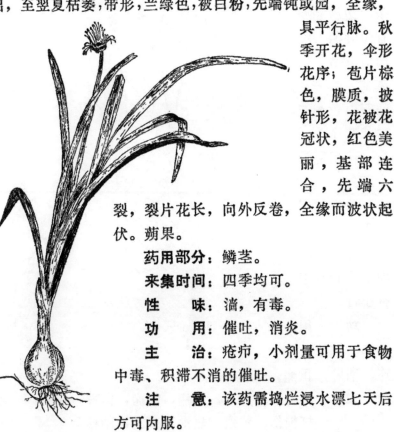

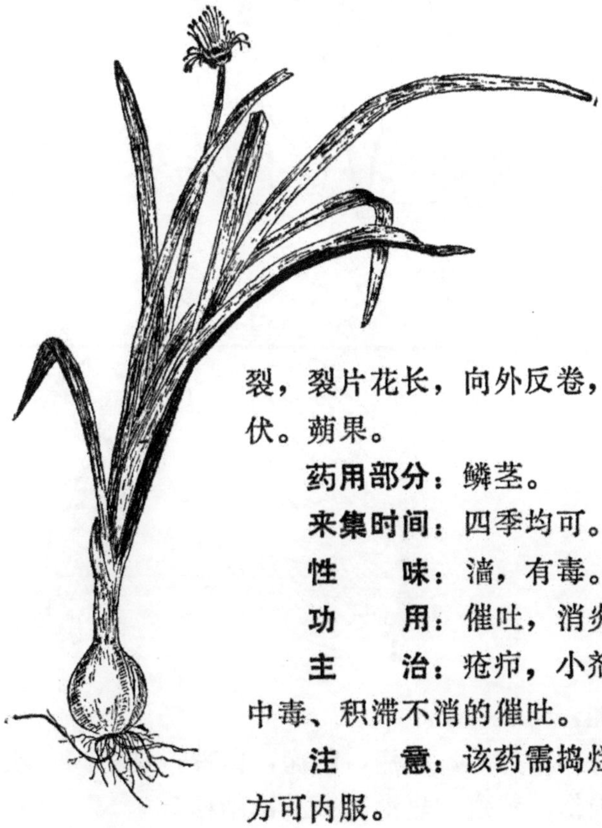

药用部分：鳞茎。

来集时间：四季均可。

性　　味：澁，有毒。

功　　用：催吐，消炎。

主　　治：疮疖，小剂量可用于食物中毒、积滞不消的催吐。

注　　意：该药需捣烂浸水漂七天后方可内服。

三　白　草

别　　名：白节藕

生长环境：池泽或水沟边。

形　　态：多年生草本。茎直立，高约2—4尺。叶互生，长园形，先端尖，基部呈心脏形，叶脉五条，边缘完整，有短叶柄。根茎肉质有节，形如莲藕。5—8月间开白色小花，总状花序。

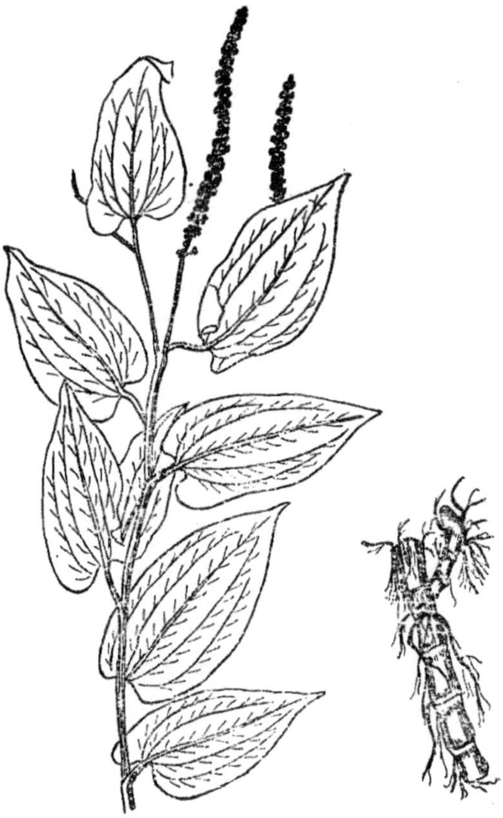

药用部分：全草。

采集时间：秋季。

性　　味：性寒，味甘辛，有小毒。

功　　用：清热，利尿，消痰，消肿，止痛，通乳汁。

主　　治：痈肿疔疮，牙痛，喉痛，白带，乳痈，跌打损伤，黄疸，热淋，颈淋巴结核。

惊　天　雷

别　　名：

生长环境：高山树林间。

形　　态：多年生草本。茎高尺余，托叶长椭园形，从中心抽梗长多数小园叶，表面光滑，边缘完整，开黄色小花。根园柱形，质硬。

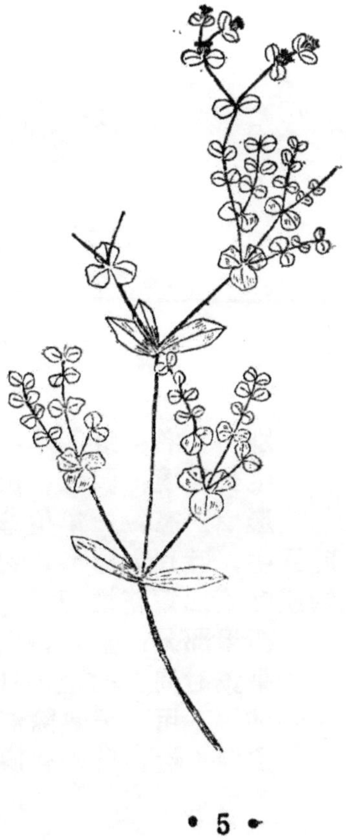

药用部分：根。

采集时间：夏、秋两季。

性　　味：甘寒微苦有小毒。

功　　用：清热解毒，通便。

主　　治：毒蛇咬伤，大便秘结。

爆竹草

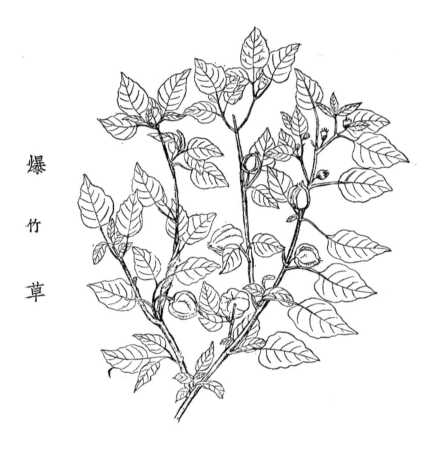

别　　名：灯笼草、鬼灯笼、苦蘵。

生长环境：园地、田野。

形　　态：一年生草本。茎多分枝，横卧或斜立有茸毛叶互生，叶片为卵形，边缘略具低平锯齿，有叶柄。茎的顶端或叶腋抽短花梗，开淡黄白色短钟状花，花后结绿色果实。

药用部分：全草、果实。

采集时间：七至十月。

功　　用：清热除湿，利尿，通淋，止咳化痰。

主　　治：肝硬化腹水，气管炎。

• 6 •

野　　麻

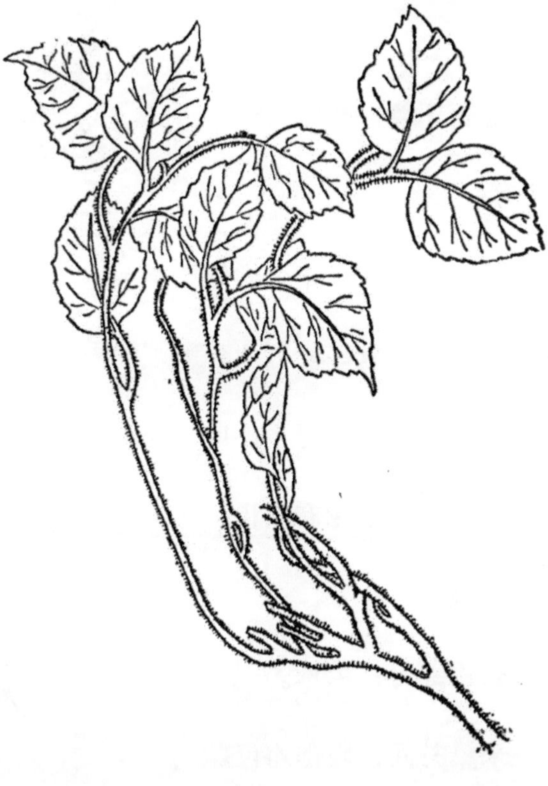

别　　名： 野苎麻、野麻叶。

生长环境： 野外。

形　　态： 多年生草本。茎上密生很多白色的粗毛，叶互生，叶片似苎麻叶。夏秋之间在叶腋开许多黄白色小花。花后结果，果上有毛。

药用部分： 叶、根。

采集时间： 夏、秋两季。

性　　味： 苦寒无毒。

功　　用： 清热解毒，活血凉血。

主　　治： 创伤出血，痈肿疔疮，血淋，尿闭，跌打损伤，胎动不安，习惯性流产。

鴨　　掌　　蓮

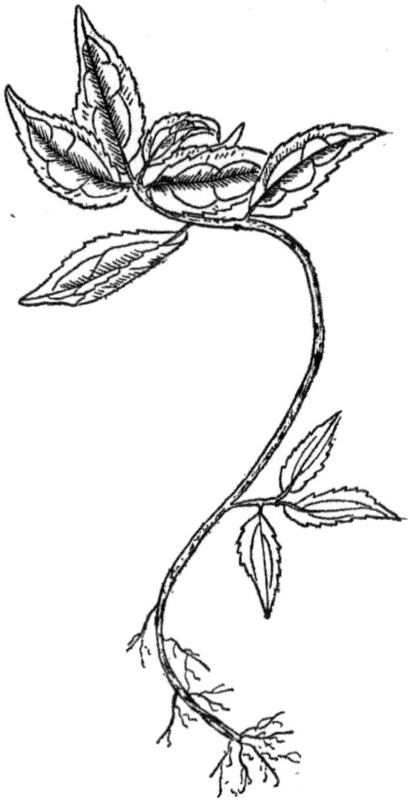

别　　名：六月冻，金叉匙。

生长环境：高山水沟，水坑旁。

形　　态：多年生常绿草本。茎红质软。叶互生，先端尖，但也有时对生。叶呈长椭园形，边缘有锯齿，叶脉明显。

药用部分：全草。

采集时间：四季均可。

性　　味：微甘。

功　　用：清热解毒，消肿止痛。

主　　治：毒蛇咬伤，痈肿疔毒。

• 8 •

張　天　罐

别　　名：金鸡腿、金锦香。

生长环境：山地。

形　　态：草本。茎方形，全体密生短硬毛。叶对生，叶片长椭园形、先端尖撒缅。夏天开淡紫红色花。花后结成象罐状成丛的果实。

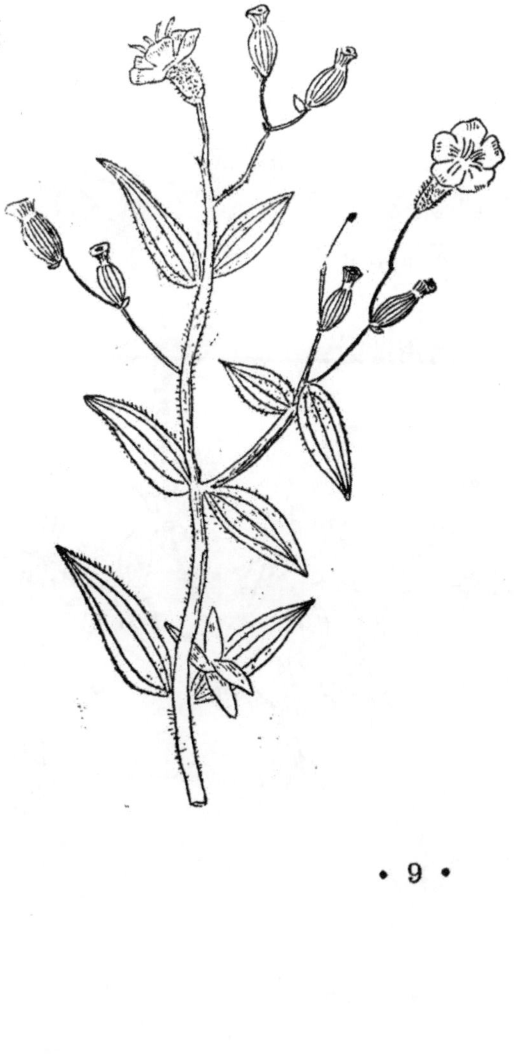

药用部分：全草。

采集时间：七至九月。

性　　味：辛甘无味。

功　　用：止泻。

主　　治：腹泻、菌痢。

石　蓮　子

别　　名：石金豆。

生长环境：山坡或林下阴湿的岩石上。

形　　态：多年生常绿小草本。根茎匍匐地面，随处发生线状须根。假鳞茎园锥形或近园柱形，长3到5分，表面常有沟形皱纹。在每个假鳞茎顶部生叶1片，叶片狭披针形到线形，长5分到1寸，顶端园，全缘，茎部狭窄成短柄。花淡黄色，成缴形花序侧生。

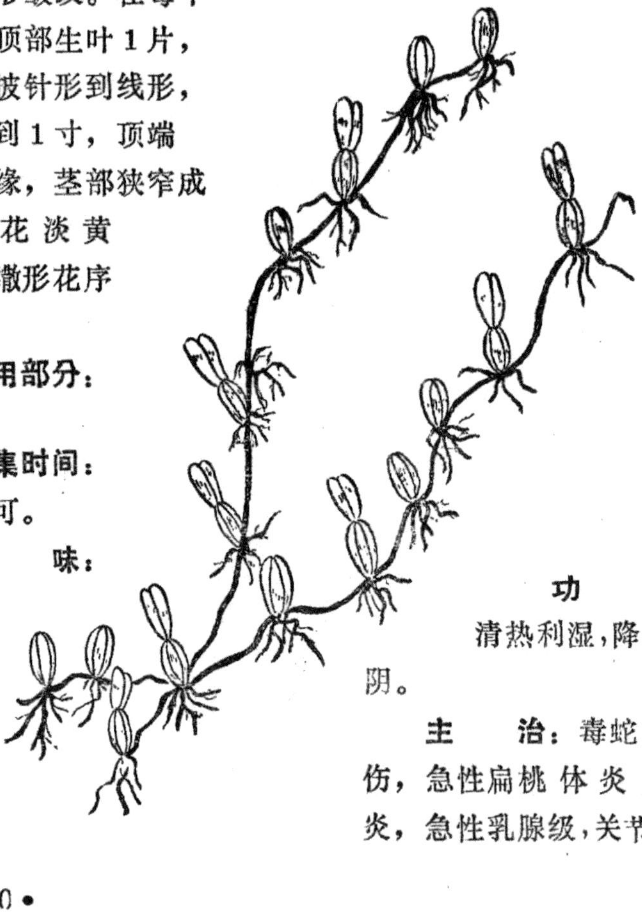

药用部分：全草。

采集时间：四季均可。

性　　味：性寒，味甘辛

功　　用：清热利湿，降火滋阴。

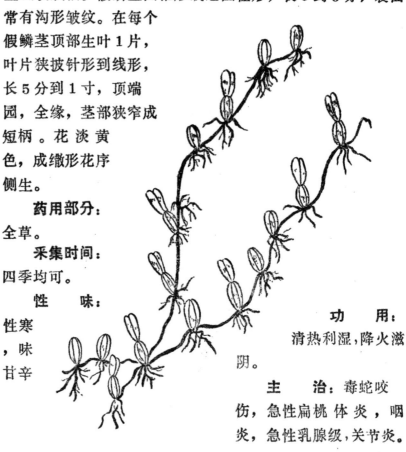

主　　治：毒蛇咬伤，急性扁桃体炎，咽炎，急性乳腺级，关节炎。

苦　　　瓜

别　　名：苦瓜莲、王瓜。

生长环境：原野。

形　　态：一年生草本。茎细长，有稀疏的茸毛。叶互生 有3—5裂叶先端渐尖，茎部成平底形，叶面有茸毛。主根肥大呈块状，两侧有细长的须根。夏天开花。

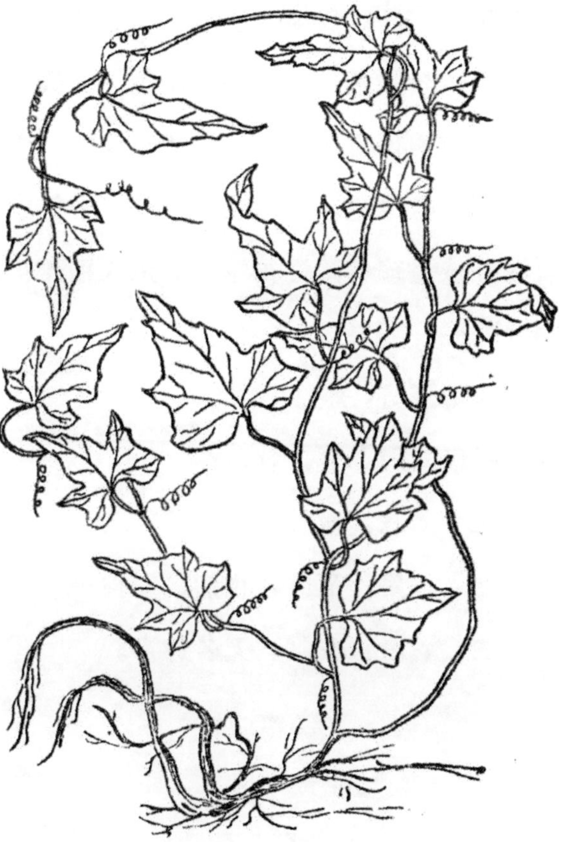

药用部分：根。

采集时间：八至九月。

性　　味：性寒，味苦，无毒。

功　　用：清热解毒。

主　　治：小儿高烧，毒蛇咬伤，咽喉肿痛，急性扁桃体炎，疖肿。

黄　花　菜

别　　名：金针菜。

生长环境：山坡或栽培。

形　　态：多年生草本。全体光滑无毛，肉质，园柱形，长达30厘米，表面淡灰褐色，支根疏生呈须状其间亦有呈纺锤状的块根。叶由基部簇生，线形，先端渐尖，全缘，叶片嫩绿色，主脉较粗两侧多平行脉。花茎高出叶上，顶端分枝呈疏生园锥花序，七至八月开花，花大，鲜黄色，朝开暮闭。蒴果。

药用部分：根。

采集时间：夏、秋两季。

性　　味：微甘淡。

功　　用：消肿，止痛，安神。

主　　治：失眠，无名肿毒。

細叶香草

别　　名：华荠苧，香薷草　。**生长环境**：荒地、路边、田边、山边草丛中。

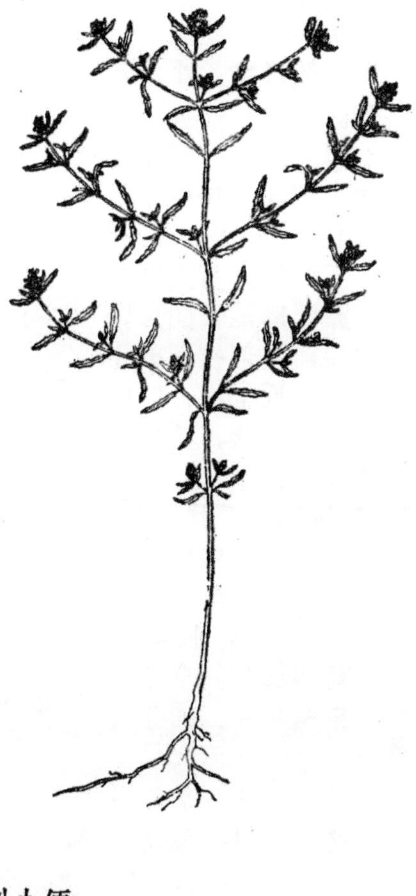

形　　态：一年生草本。高25—40厘米，茎纤细，多分枝，紫褐色，密披短茸毛。叶对生，茎线形或线状披针形，先端急尖，基部楔形，近全，缘，两叶面均密生短茸毛；叶柄短。秋季，顶茎及分枝顶端开花，短穗状花序。结球形坚果，褐色有皱纹。

药用部分：全草。

采集时间：夏、秋两季。

性　　味：辛温无毒。

功　　用：解表清暑，利小便。

主　　治：感冒，霍乱呕吐，痢疾，阴囊湿疹。

紅　梗　草

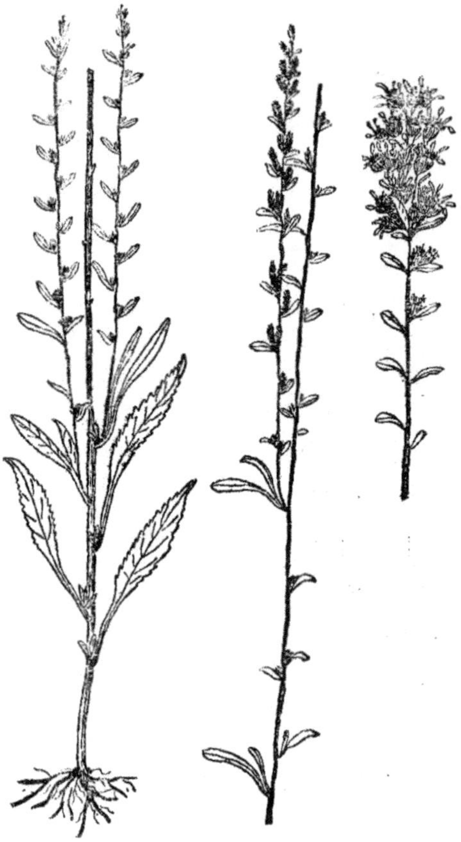

别　　名：一枝黄花、黄花草，一条龙（贵溪）。

生长环境：小山、路旁。

形　　态：多年生草本。高20—70厘米，茎直立，光滑，暗红色，不分枝。茎上叶互生，卵园形至长园形，先端尖，基部楔形或下延成柄，近全缘，叶面有疏毛；深秋，茎顶或叶腋开黄色小花，头状花序，排列成总状，苞片通常三层，外层苞片呈卵状披针形。瘦果，园筒形，光滑或有小柔毛。

药用部分：全草。

采集时间：四季可采。

性　　味：辛苦微甘无毒。

功　　用：疏风解毒，退热行血，消肿止痛，散寒止呕，去头风。

主　　治：无名肿毒，头风，腰痛，喉痛，疳积，急性胃肠炎。

• 14 •

野　山　姜

别　　名：土里开花、蘘荷。

生长环境：山谷水沟边或林荫肥沃土壤中。

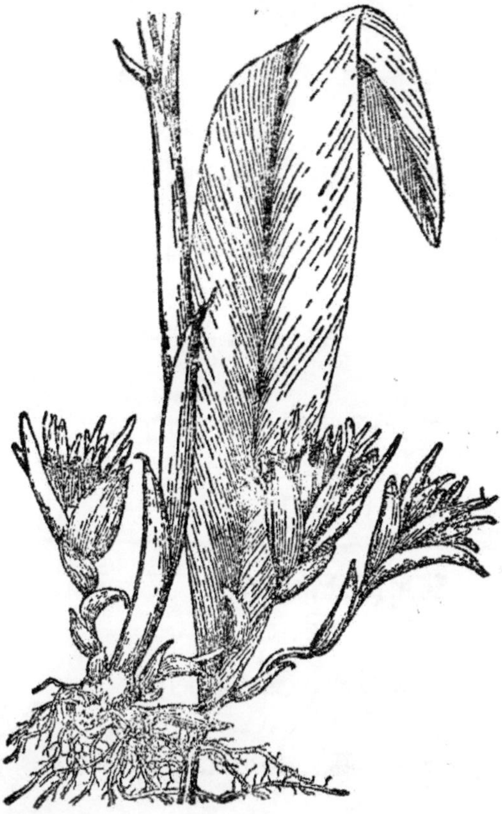

形　　态：多年生草本。地下根茎肥厚粗壮，呈园柱形，淡黄色。叶互生，为狭椭园形至椭园状披针形，叶的先端尖茎部渐狭，边缘有细锯齿，叶的上面深绿色。光滑无毛，背面淡绿色，疏生细长毛。中脉粗壮，侧脉羽状，近平行，具叶鞘、抱茎。七、八月间，自根茎抽穗状花序，呈鳞片复瓦状排列。开淡黄色或深红大形花，结卵形蒴果。

药用部分：根。

采集时间：七、八月。

性　　味：辛温无毒。

功　　用：行气活血，舒筋活络。

主　　治：风湿性关节炎，毒蛇咬伤，痈疽肿毒，跌打损伤。

一　星　劍

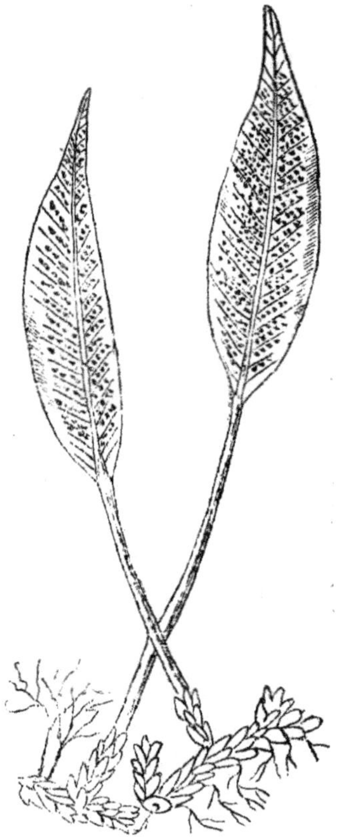

别　　名：石韦。

生长环境：石岩上及树干上。

形　　态：草本。根细弱，长而横走，密被褐棕色的披针鳞片。叶柄疏生，褐色或深灰色。叶片披针形至椭园形。包子囊多数，满布于叶背面。

药用部分：全草。

采集时间：夏、秋两季。

性　　味：苦平无毒。

功　　用：清利温热，利水通淋，止血。

主　　治：肾炎水肿，泌尿系感染，尿道炎或结石，血尿，外伤感染。

馬 兰

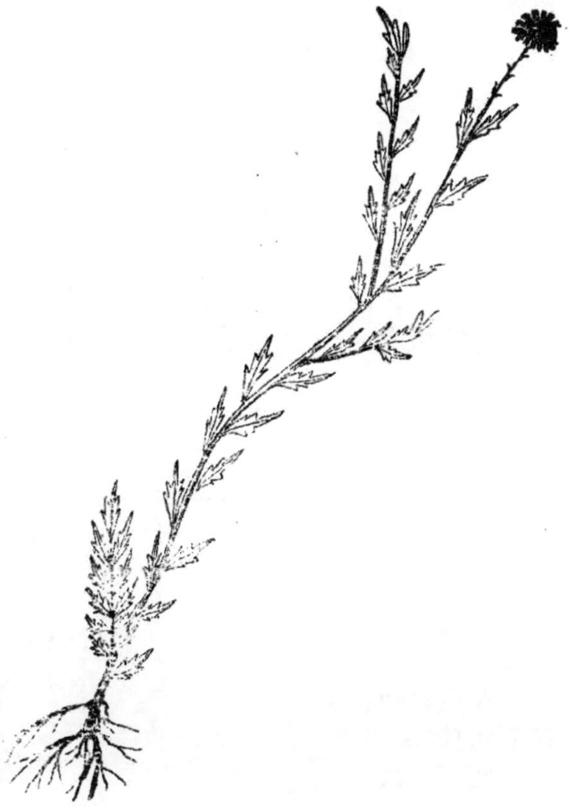

别 名：
田边菊。

生长环境：
田边，堤旁。

形 态：
多年生草本。茎绿色，且平滑。叶互生，为披针形，边缘有粗锯齿，下部的叶有三条明显叶脉。秋季茎稍分枝。枝顶各生一头状花，略带黄兰色。

药用部分：
全草。

采集时间：
四至七月。

性 味：
辛平，无毒。

功 用：
清热散结，破宿血，消食积。

主 治： 咽喉肿痛，牙痛，乳痈，疔疮，小儿疳积，胃溃疡，吐血，衄血，呕血，月经不调，白带，传染性肝炎，跌打损伤，毒蛇咬伤。

猪　母　藤

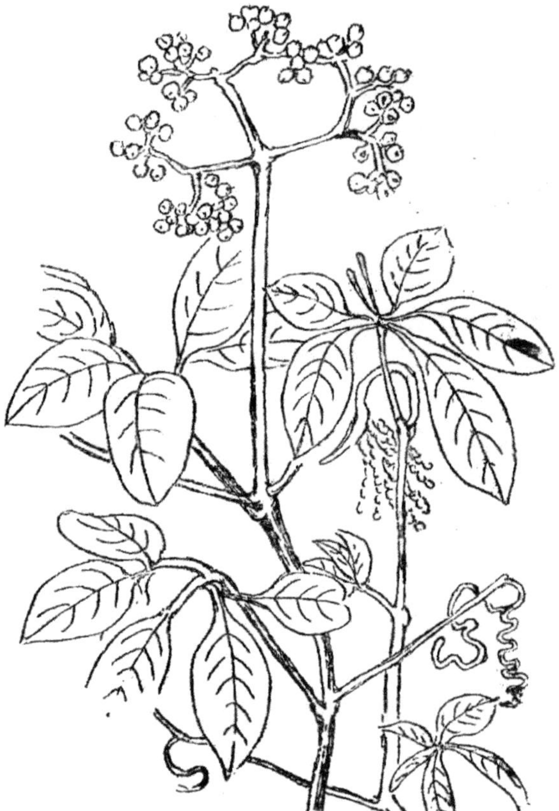

别　　名：猪血藤，乌蔹莓。

生长环境：原野。

形　　态：多年生蔓草。茎细而长，有卷须，叶互生，由五片小叶组成一掌状复叶，小叶边缘有锯齿，夏秋开淡黄绿色小花。结球形浆果，成熟时黑色。

药用部分：全草。

采集时间：五至九月。

性　　味：酸苦寒，无毒。

功　　用：清热解毒，消肿止痛，活血散瘀。

主　　治：毒蛇咬伤，痈肿疔毒，喉咙肿痛，腮腺炎，跌打损伤。

犁头尖草

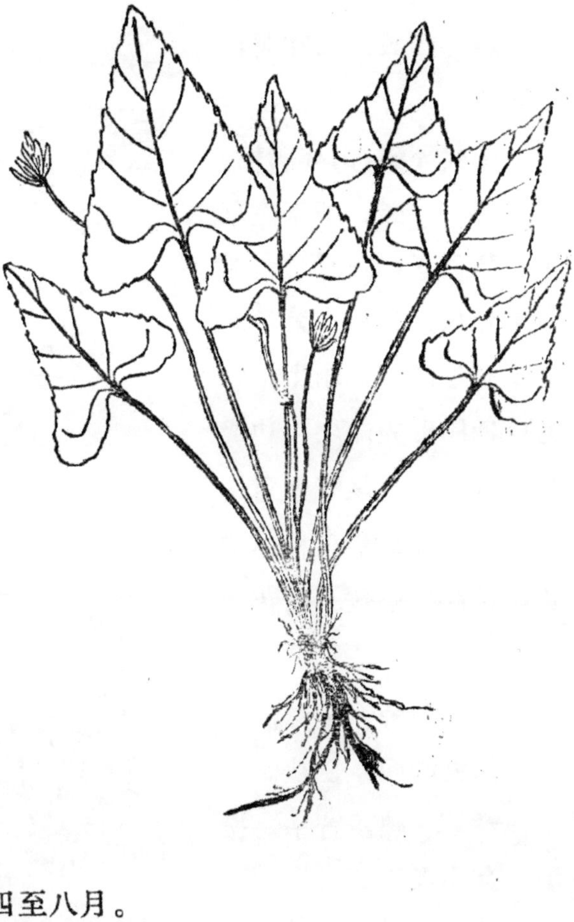

别　　名： 犁咀草，箭头草。

生长环境： 山野路旁，田埂或池沼向阳处。

形　　态： 多年生草本。叶丛生，叶片呈长心脏形，似犁头先端尖，边缘有钝锯齿，背面呈淡紫色，具长柄。叶丛中抽长花梗，开淡紫色小花。花后结长园形蒴果。

药用部分： 全草。

采集时间： 四至八月。

性　　味： 寒苦辛，无毒。

功　　用： 清热解毒，散结消肿。

主　　治： 毒蛇咬伤、痈肿疔毒，目赤肿痛，云翳遮睛。

四大金刚

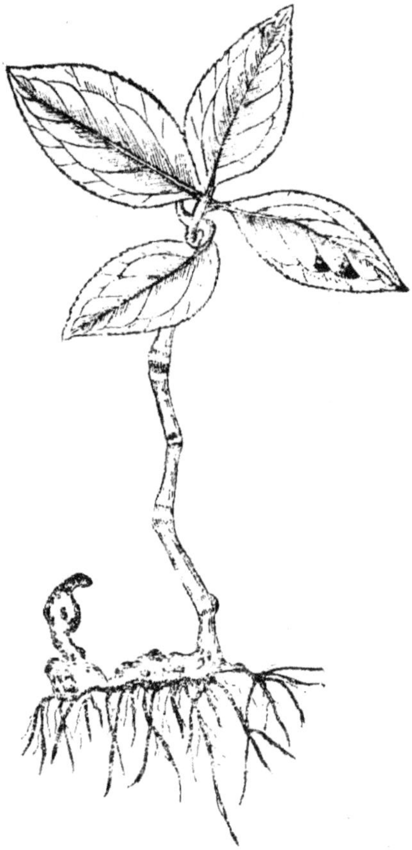

别　　名：四叶对，银线草。

生长环境：山林阴地。

形　　态：多年生草本。茎直立，高一尺余，通常不分枝，有节，紫色。茎顶对生四叶，轮生，叶为广椭园形先端尖，边缘有锯齿，叶面呈暗紫色，有叶柄。春日茎顶抽穗状花序，簇生多数小白花。浆果梨形。

药用部分：全草。

采集时间：夏秋。

性　　味：苦辛，微温，有小毒。

功　　用：活血散温，解毒消肿。

主　　治：跌打损伤，风湿骨痛，闭经，毒蛇咬伤，斑痧。

金　桐　花

别　　名：指甲花，凤仙花。

生长环境：栽培。

形　　态：一年生草本。高1—2尺余，茎直立，园形，肉质粗状，近节处较明显，节略膨大。叶互生，披针形，先端长尖，有细锯齿。花单生于叶腋，2—3朵成一短总状花序，具有长花梗，下垂花有粉红，红，紫等色或杂色。果实椭园形，顶端渐尖，果皮有弹性，熟后五瓣，裂而卷缩，可将种子猛裂弹出。种子为椭园形或扁球形，质坚实。

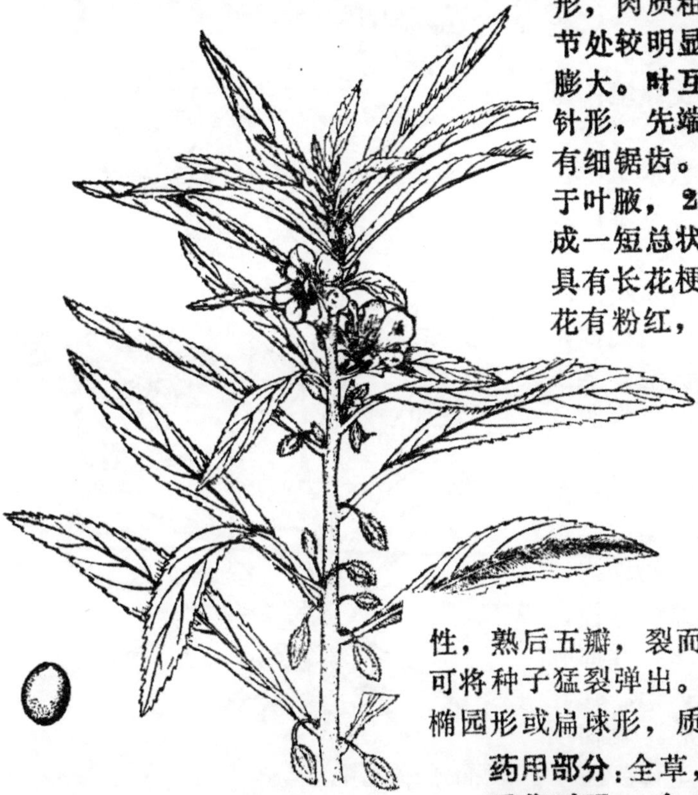

药用部分：全草，种子。

采集时间：全草临时采，种子秋季。

性　　味：苦寒。

功　　用：清热，消肿，止痛；种子活血通径。

主　　治：全草治毒蛇咬伤，无名肿毒；种子治经闭，难产，积块。

五爪金龙

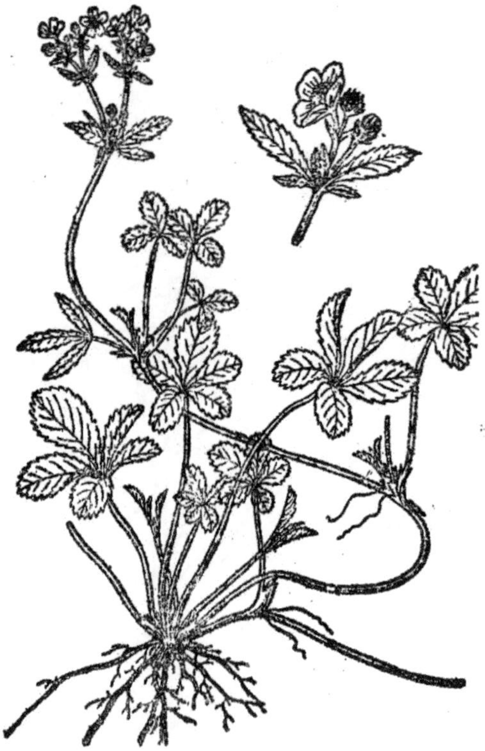

别　　名：蛇含，五爪龙。

生长环境：原野，溪边，路旁，山坡，灌木丛中。

形　　态：多年生草本。主根短，侧根须状，茎细长，枝梢匍匐，疏皱绢状毛。茎生叶较小，有长柄。3—5出掌状复叶，椭园形狭或倒卵形，尖端浑园或钝尖，基部楔形。叶缘上部粗锯齿，下部全缘。叶面脉间有绢状毛。托叶润披针形。夏初顶开黄色小花。瘦果，表面皱缩无毛。

药用部分：全草。

采集时间：四季均可。

性　　味：苦微寒无毒。

功　　用：养胎，利小儿，清热解毒，消炎止痛。

主　　治：口腔炎，小儿高烧，痈肿，偏头痛，咽喉肿痛。

仙　人　桥

别　　名：两头拉，仙人搭桥，腹水草。

生长环境：山地较阴湿之处。

形　　态：多年生草本。茎细长。上部茎呈蔓生状，顶部着地并发出须根。叶互生。叶片呈长椭园形，先端尖，基部呈广楔形或园形，叶的边缘有锯齿，有短叶柄。八—九月开紫红色穗状花序，花后结卵园形扁平蒴果，内有多数种子。

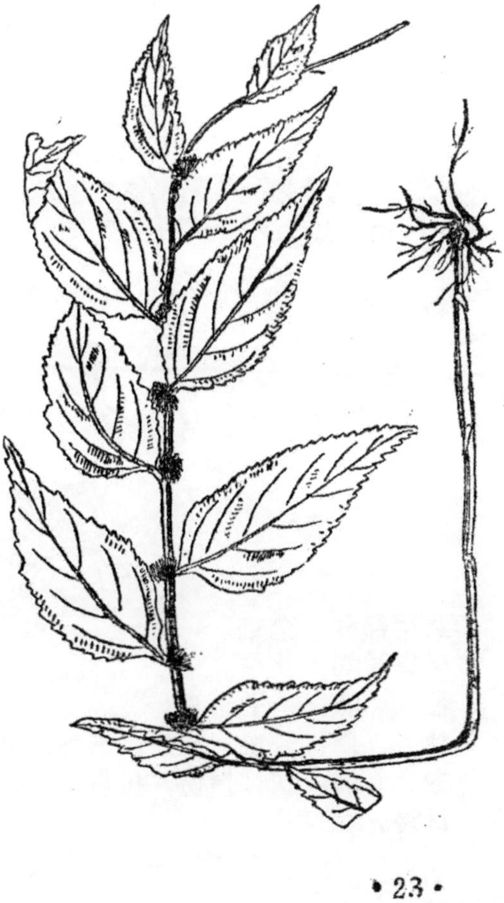

药用部分：全草。

采集时间：秋季。

性　　味：性寒味苦，无毒。

功　　用：逐水消肿，解毒。

主　　治：水肿，跌打停瘀，腹痛，便秘，无名肿毒，毒蛇咬伤。

注　　意：孕妇忌服。

鹅不食草

别　　名：石胡椒。

生长环境：路旁。

形　　态：矮小草本。茎从根部起分为数枝，伏于地面。叶小，尖端有2—4个小缺刻。茎叶揉搓有臭味。夏秋开草绿色园球状花序。

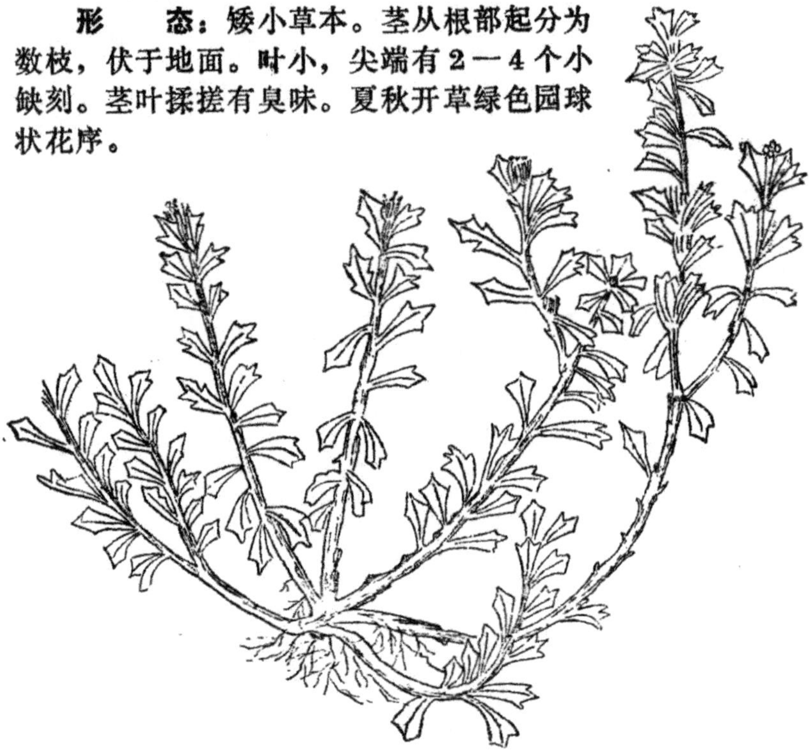

药用部分：全草。

采集时間：秋季。

性　　味：辛平无毒。

功　　用：活血，止痛，消肿，清热解毒。

主　　治：跌打损伤，扭伤，毒蛇咬伤，百日咳，毕炎，目翳。

鸡　眼　草

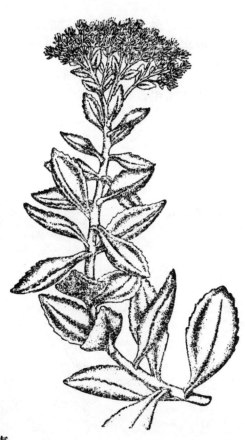

别　　名：

生长环境：栽培。

形　　态：多年生肉质草本。茎直立、园形、粉白绿色。叶肉质肥厚，对生或三叶轮生，卵形或倒卵形，先端钝园或椭园形，茎部楔形，边缘完整或呈波状。秋季开紫红色花，花后结膏荚果。

药用部分：茎、叶、花。

性　　味：苦平无毒。

功　　用：清热解毒，调经，止渴，止血。

主　　治：无名肿毒，疮疖，月经不调，退烧，咯血。

鸡 脚 蓮

别　　名：五指草，鸡脚草，井口边草。

生长环境：阴湿岩壁和井边。

形　　态：多年生草本。茎较短，质硬，表面有棕褐色鳞片。叶丛生，近于草质。叶片呈：一回羽状分裂，为线形。顶端的小叶最长。叶边缘完整，两面均无毛。

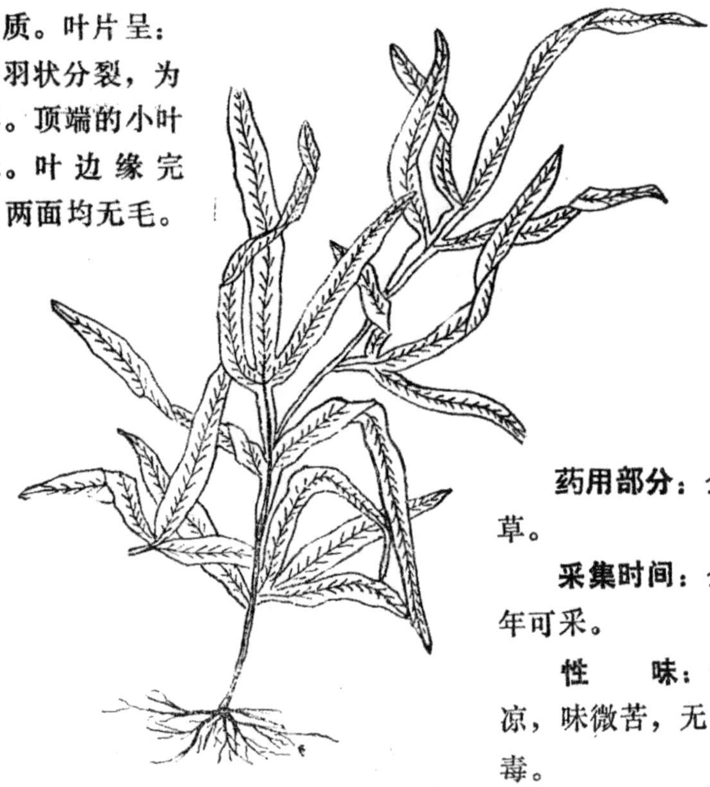

药用部分：全草。

采集时间：全年可采。

性　　味：性凉，味微苦，无毒。

功　　用：清热、解毒、利尿。

主　　治：腹泻，急性痢疾，咽喉肿痛，黄疸、膀胱炎。

· 26 ·

关　公　須

别　　名：毛野芥菜，红根草。

生长环境：原野，路旁。

形　　态：二年生草本。根为红色须状。叶片长卵园形，边缘有锯齿，叶柄细长。全体披淡色毛。春末于叶腋间开淡紫色花。

药用部分：根。

采集时间：4—6月。

性　　味：味苦，性凉无毒。

功　　用：活血凉血，消痈肿。

主　　治：崩漏，月经不调，无名肿毒，跌打损伤，乳痈初起，流火。

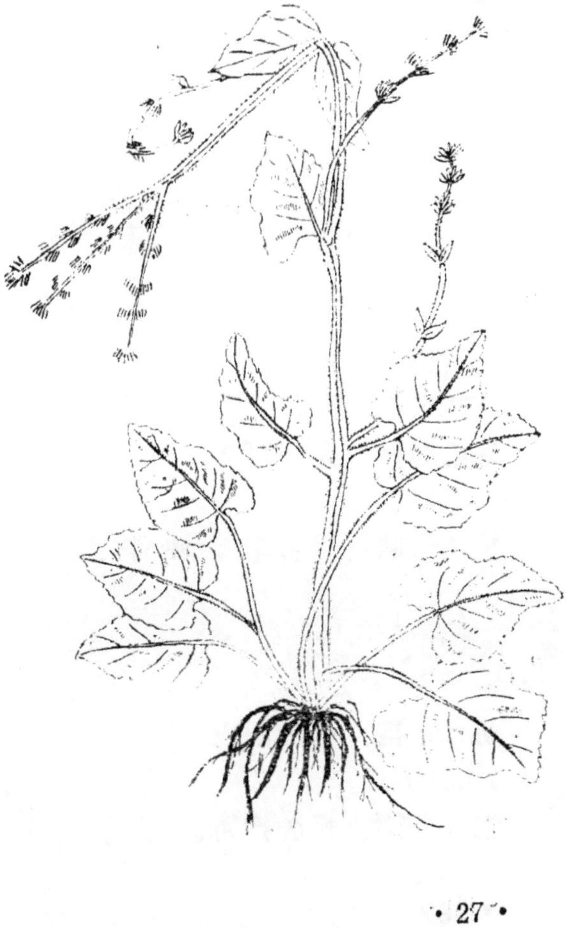

爬地蜈蚣

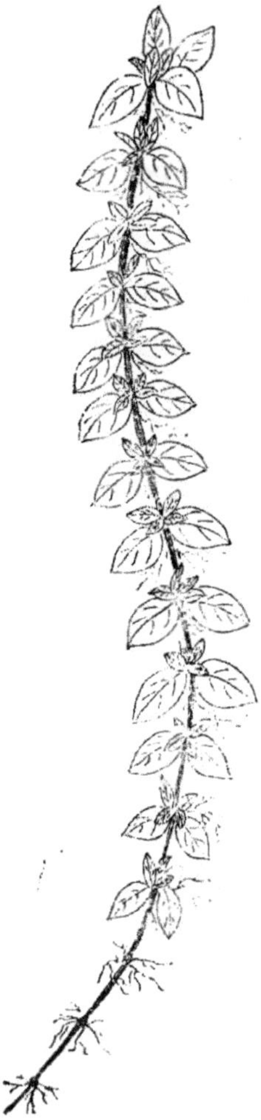

别　　名：

生长环境：路旁，山脚下。

形　　态：蔓生草本。茎匍匐地面生长。叶对生，长卵园形。夏日开花。

药用部分：全草。

采集时间：全年可采。

性　　味：微苦辛，性平无毒。

功　　用：消肿解毒。

主　　治：疖肿疔毒。

滴　水　珠

别　　名：石里开。

生长环境：阴湿的石壁上。

形　　态：多年生草本。地下块茎球形，直径3分到6分。叶一片，呈心脏形，表面光滑，绿色或淡紫色。叶柄长2寸到5寸，叶片与叶柄相接的地方常有一颗珠芽。4—6月开花。

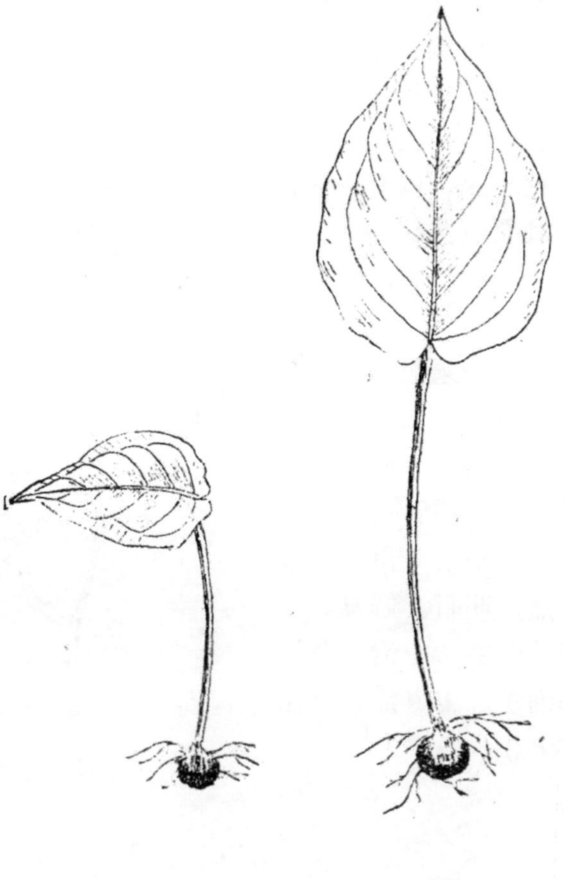

药用部分：根。

采集时间：秋季。

性　　味：辛温，有小毒。

功　　用：消肿、散结、解毒、行瘀。

主　　治：毒蛇咬伤，发斑发痧，无名肿毒，跌打损伤，牙痛。

叶　　下　　珠

别　　名：夜合草，叶后珠。

生长环境：田野路旁。

形　　态：一年生草本。茎直立，圆柱形。单叶互生，为倒卵圆形，排列于枝条两侧，形成羽状复叶。夏秋间叶腋开花，结扁圆形的赤褐色小果，没有果柄，表面有皱纹。

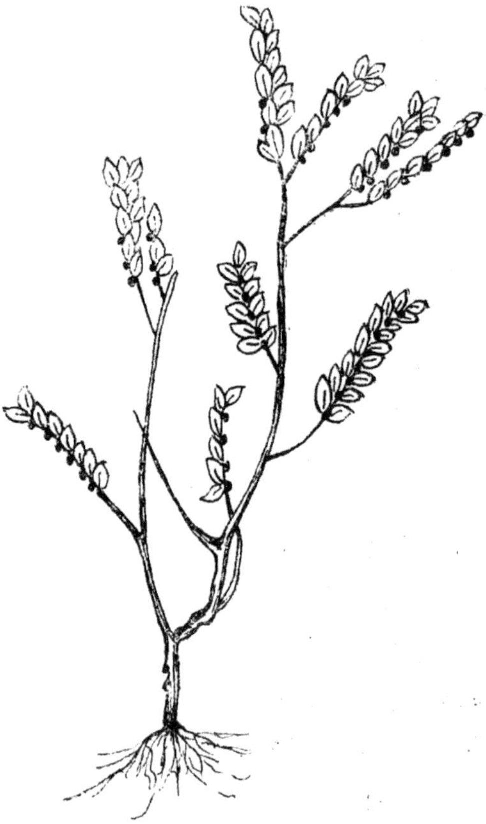

药用部分：全草。

采集时间：8—10月。

性　　味：性寒，味微苦。

功　　用：退热，明目，解毒。

主　　治：急性痢疾，夜盲症，小儿疳积。

野　花　生

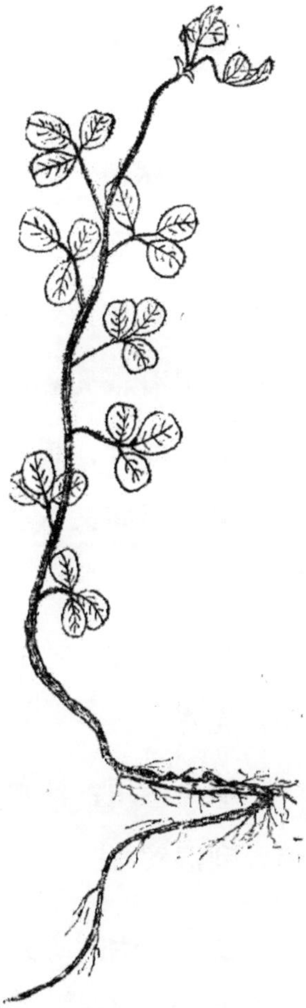

别　　名：椭圆叶猪屎豆。

生长环境：山野。

形　　态：多年生草本。茎呈圆柱形，色绿，较细，分枝多，茎与枝均有白色之柔毛。叶互生，复叶是由三枚小叶所组成，小叶为倒卵形或椭圆形，中间一片比两侧的要大。叶的两面都有柔毛。

药用部分：根。

采集时間：6—9月。

性　　味：性平，味微苦辛，无毒。

功　　用：止痛，开郁散结。

主　　治：急性淋巴结炎，乳腺炎。

野　蕎　麦

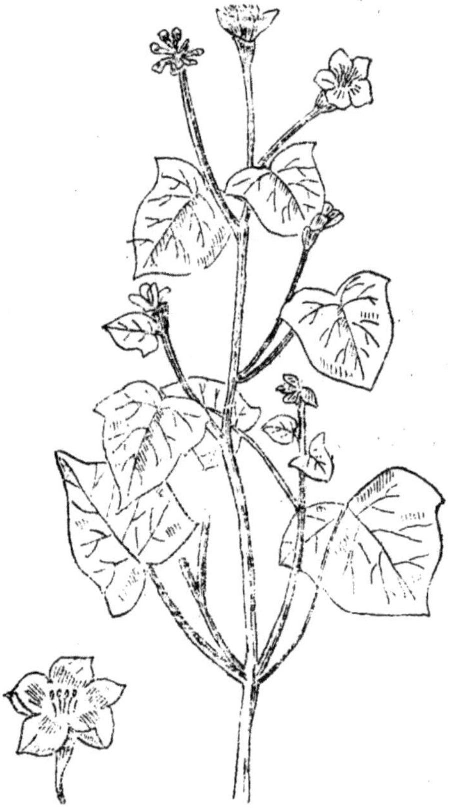

别　　名：乌麦、花麦。

生长环境：原野。

形　　态：多年生草本。与家种荞麦极为相似，但有根兜。

药用部分：根兜。

采集时间：秋冬两季。

性　　味：甘平寒，无毒。

功　　用：活血去瘀，利湿解毒。

主　　治：毒蛇咬伤，白带，月经不调，瘀血腹痛，胃痛，关节炎，痢疾。

八　角　蓮

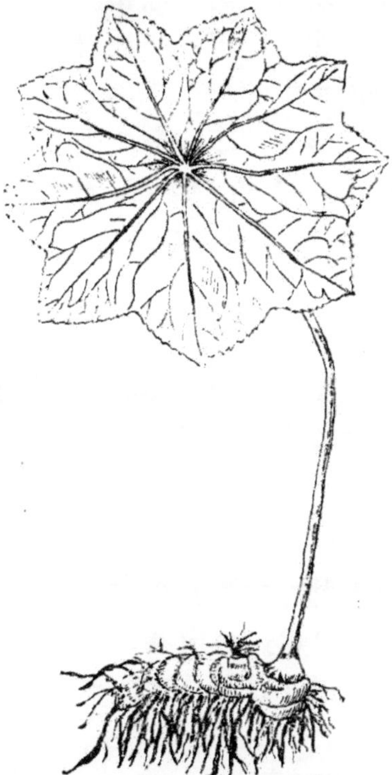

别　　名：独脚莲。

生长环境：山谷、林下、阴湿处。

形　　态：草本。茎直立，淡绿色。通常茎叶各一个，叶盾状，幼时圆形。花深红色。根部弯曲多节，须根多数。

药用部分：根

采集时间：夏秋

性　　味：甘微辛凉，有毒。

功　　用：散结去瘀，清热解毒。

主　　治：淋巴结肿大，无名肿毒，毒蛇咬伤，腮腺炎，痈疮，疖肿。

还魂草

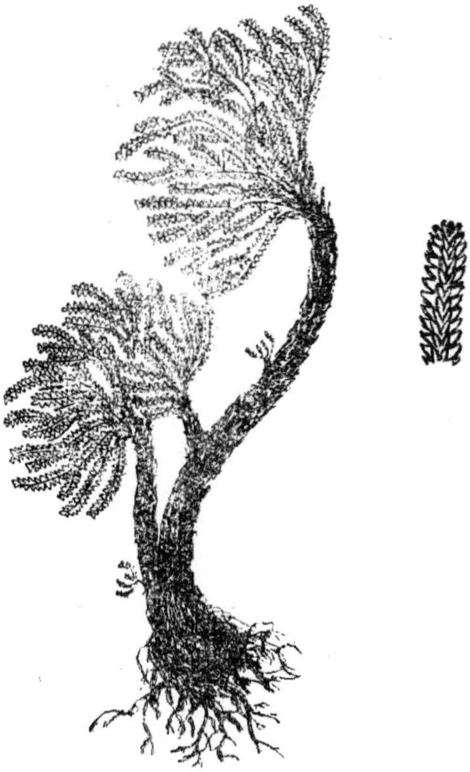

别　　名：卷柏。

生长环境：山地岩石泥土上。

形　　态：多年生隐花常绿植物。茎匍匐，分枝密集，枝直立，腹背扁平，腹面基部有一小舌状体。单叶，形小，交叉排列；腹面二行叶较小而靠近，背面二行叶较大而开展。叶卵形或凿形，先端通常有尖刺，边缘有小齿。天久不雨，枝内卷，湿时再展开，故有还魂草之名。

药用部分：全草。

采，时间：全年可采。

性　　味：微甘淡。

功　　用：清心火镇静，止血。

主　　治：刀伤出血，失眠，脱肛，肠出血，痔出血，尿血。

七 星 劍

别　　名：

生长环境：高山石缝，江边石壁阴凉近水之地。

形　　态：多年生草本。叶自根丛生或疏生，无茎。叶片呈带状披形，叶长八寸至尺余，先端尖，基部狭，边缘完整。叶的背部疏生咖啡色鳞片，排列在主叶脉的两侧，后渐脱落，留有斑痕。

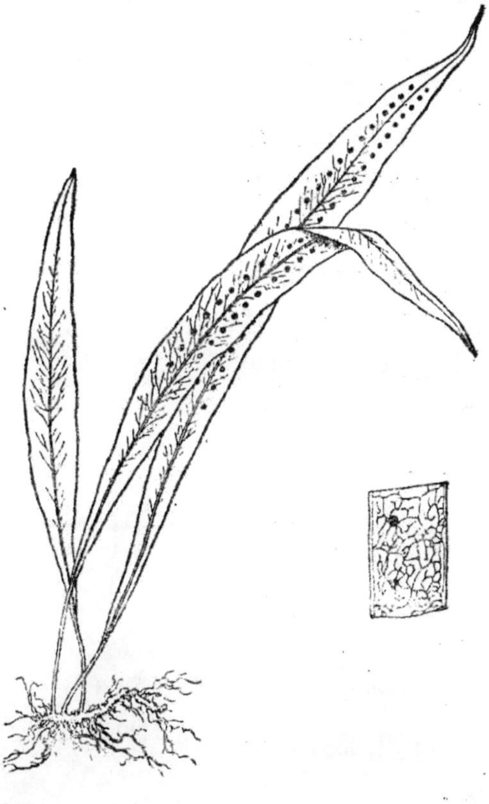

药用部分：根。

采集时间：3—10月。

性　　味：苦寒，无毒。

功　　用：消肿解毒。

主　　治：慢性溃疡，疖肿，外伤感染。

摇头竹

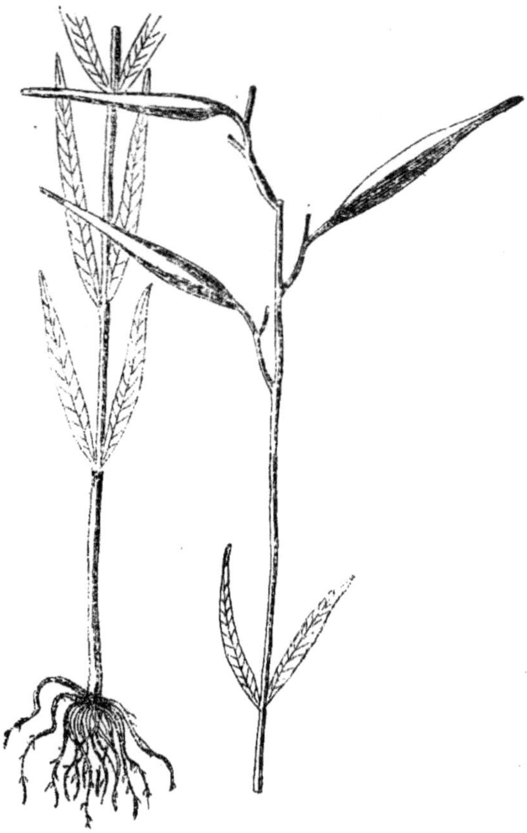

别　　名：徐长卿。

生长环境：高山阴湿之地。

形　　态：多年生草本。茎直立细圆柱形，不分枝，表面有细纵条纹。单叶互生，线形或披针形，两端渐尖，边全缘略反卷，有稀疏的绿毛；叶柄生于上部的较长，下部则近无柄。8—9月开淡黄色花。根须状，有香气。

药用部分：全草。

采集时间：夏秋。

性　　味：辛温无毒。

功　　用：祛风、散寒、温经通络，解毒消肿。

主　　治：毒蛇咬伤，跌打损伤，小儿疳积。

矮　　脚　　荷

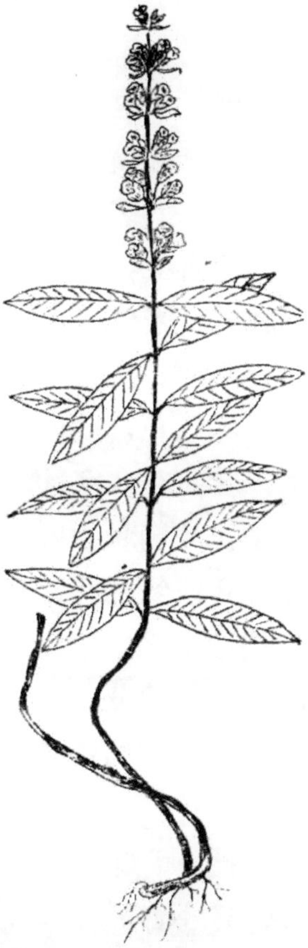

别　　名：矮荷。

生长环境：田旁、路边、山脚边。

形　　态：一年生草本。茎高不达7寸，呈圆柱状。叶对生，呈披针形。

药用部分：全草或根。

采集时间：夏秋。

性　　味：甘平。

功　　用：清热解毒，消肿。

主　　治：龟，疔疮疖肿，月经不调。

辣 蓼 草

别　　名：辣马蓼，辣椒草。

生长环境：田旁，水沟边。

形　　态：一年生草本。茎直立，呈圆柱形，节肿大，带红紫色。叶互生，有柄，广披针形而尖，深绿色。叶的边缘完整，叶面有八字状的黑斑，托叶鞘状为圆桶形。夏季开淡红色花，花后结三棱形瘦果。

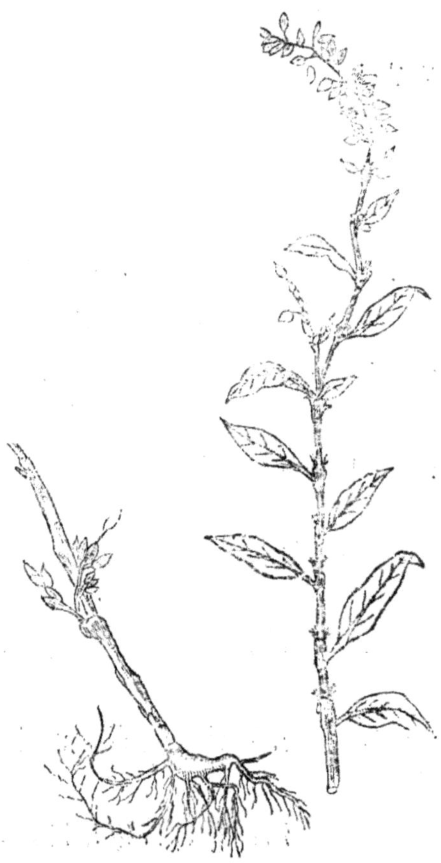

药用部分：全草。

采集时间：6—9月。

性　　味：性温，味辛，有小毒。

功　　用：去风湿，通关窍，解毒，消肿止痛，止血，散瘀。

主　　治：疟疾，肠炎痢疾，毒蛇狂犬咬伤，脚气肿痛，霍乱转筋。

瓜　子　金

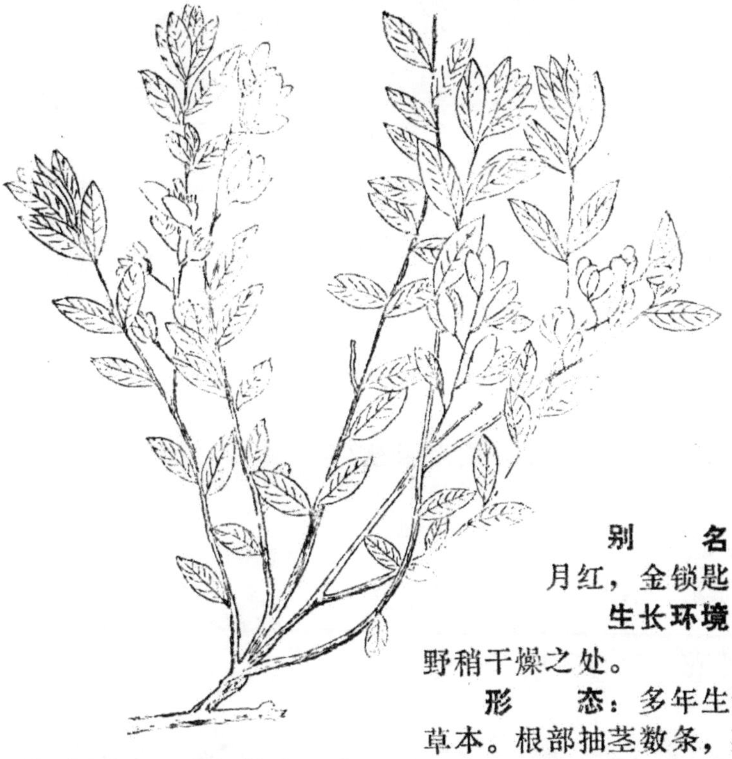

别　　名： 月月红，金锁匙。

生长环境： 山野稍干燥之处。

形　　态： 多年生常绿草本。根部抽茎数条，茎卧伏于地面上，为绿棕色，密生细小的白色茸毛。叶互生，椭圆形，大小不一，先端较尖，茎部为圆楔形，叶的边缘完整。春天开花，花形如蝶。花后结扁平形果实。

药用部分： 根及全草。

采集时间： 4—7月。

性　　味： 性平，味甘苦微辛，无毒。

功　　用： 开胸利膈、祛痰止咳，散结解毒。

主　　治： 小儿高热，咽喉肿痛，咳嗽吐血，疟疾，瘰疬，跌打损伤，疖肿。

金絲米草

别　　名：胡椒草，小金花草。

生长环境：田塍、沟边的湿草丛中。

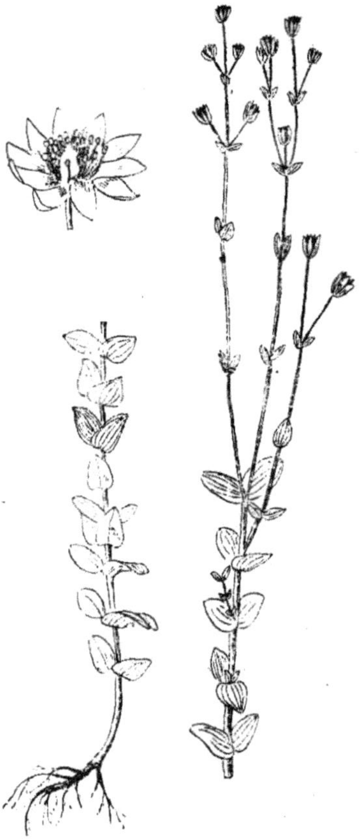

形　　态：一年生的草本。茎披散或直立，秃净，稍为四稜形，高约3—30厘米。叶小抱茎对生卵形，有黑色斑点。夏季开黄色小花。果为蒴果，开裂为三果瓣。

药用部分：全草。

采集时间：7—9月。

性　　味：甘平微寒。

功　　用：清热，解毒，利水，消肿定痛。

主　　治：急性胃肠炎，小儿高烧惊厥。

• 40 •

簸斗装珍珠

别　　名：铁苋、金簸斗。

生长环境：田野、路旁。

形　　态：一年生草本。茎直立，高1——2尺。叶有柄，互生，卵园形或长椭园形，先端尖，边缘有浅锯齿，叶面皱纹粗糙如麻。夏秋季叶腋抽有梗花穗，呈褐色，花苞三角卵形抱合，略似簸斗状，子房三个，每房有胚珠，故有簸斗装珍珠之名。

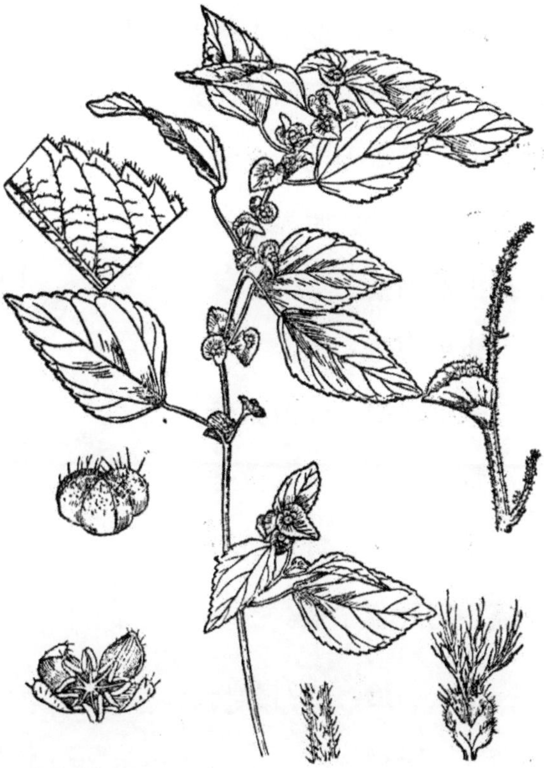

药用部分：全草。

采集时间：夏季。

性　　味：性凉，味微酸涩。

功　　用：清热解毒，活血止血。

主　　治：跌打损伤，刀伤出血，小儿高热，细菌性痢疾，阿米巴痢疾，便血，吐血。

兰　田　七

别　　名：

生长环境：栽培。

形　　态：多年生草本。叶互生，根出叶通常5——10片，广长卵形至椭园形，先端渐尖，光滑无毛，全缘，基部抱茎，叶脉明显。块根，具少数侧根。

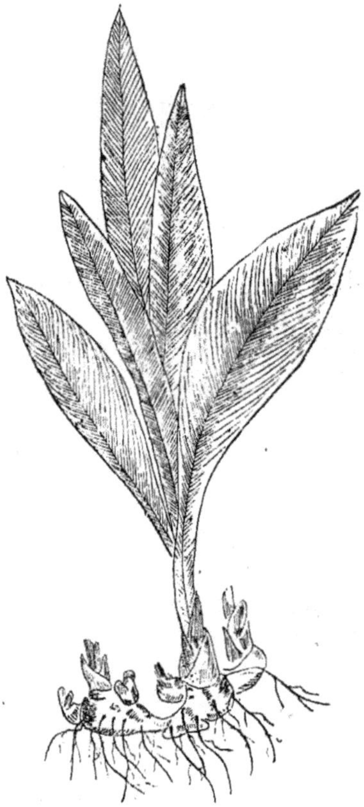

药用部分：根。

采集时间：临时采用。

性　　味：辛，微苦。

功　　用：舒筋活络、止痛、消肿、祛痰。

主　　治：跌打损伤、气喘、风寒胃痛、小儿惊风。

注　　意：孕妇忌服。

絲 茅 根

别　　名：白茅根。

生长环境：山坡旷地，尤以瘠薄土质生长较多。

形　　态：多年生草本。杆直立，纤细，高约1——2尺，叶片线形或线形披针形，平行脉，边缘粗糙，园锥花序紧缩成园锥样穗状。地下有匍匐状长根茎，蔓延力强，有明显的节和节间，每节生有鳞片。

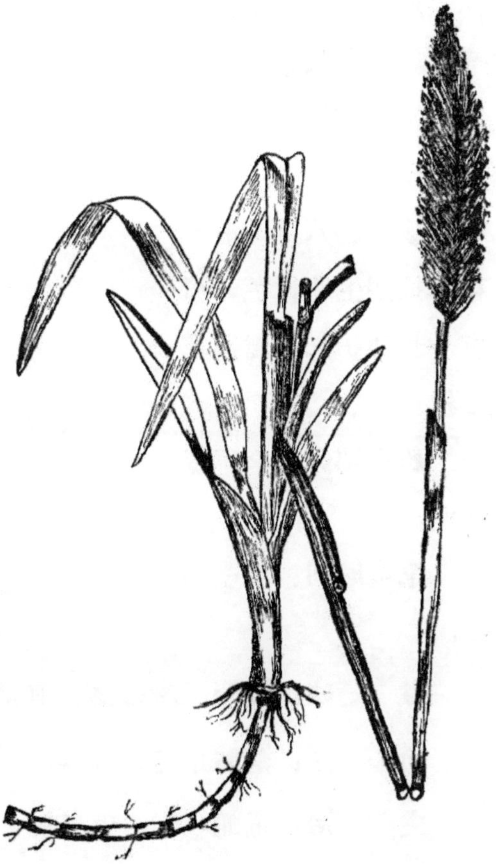

药用部分：根、花。

采集时间：全年可采。

性　　味：甘凉。

功　　治：凉血止血，清热利水。

主　　用：咳血、衄血、吐血、尿血、泌尿系感染，肾炎水肿、麻毒未清。

野　　　芋

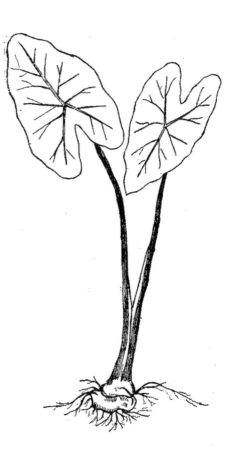

别　　名：红芋荷、野芋头。

生长环境：林荫、溪旁及村边。

形　　态：多年生草本。茎高尺余。叶似家芋，但较小。根类薯蓣而园，本品常不开花，或七、八月间有开花者抽茎生花黄色，旁有一长萼护如半瓣莲花之状。

药用部分：全草或根兜。

采集时间：四季均可。

性　　味：性寒、味辛濇，有毒。

功　　用：消肿止痛，解毒。

主　　治：毒蛇咬伤、无名肿毒、指疔、蜂刺伤、多发性疖肿，急性胃肠痉挛，急性扭伤。

馬　鞭　草

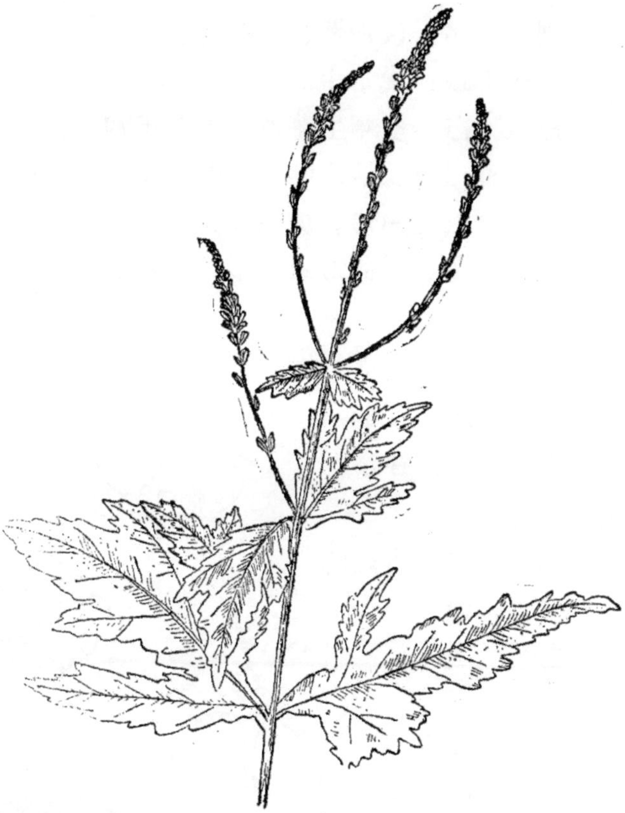

别　名： 铁马鞭，铁扫帚。

生长环境： 野外路旁。

形　态： 多年生草本。茎直立，方形，高1——2尺余，少分枝。叶对生，深绿色，叶片常成三叉分裂，边缘有锯齿，夏秋间开小花，淡紫色，花朵象谷穗一样排列，形如鞭状。

药用部分： 全草。

采集时间： 夏、秋、冬季。

性　　味： 酸濇苦、寒。

功　　用： 清热解毒，凉血止血，消积，调经。

主　　治： 疟疾、乳腺炎、小儿食积，睾丸肿大，喉咙肿痛、鹅口疮、痢疾、吐血、便血、子宫出血、月经不调。

爬 地 刚

别　　名：破铜钱、四叶萍。

生长环境：浅水中。

形　　态：多年生草本。根茎于匐匍泥中，细长柔软茎之上方抽出具长柄之叶，顶端有小叶四片，呈十字形生，小叶片侧三角形，尖端浑园，全缘，背面淡褐色，有状鳞片。孢子囊斜卵形或园形，生叶柄茎部，通常2——个丛集。

药用部分：全草。

采集时间：夏季。

性　　味：甘寒、无毒。

功　　用：清热解毒、利湿止渴。

主　　治：痈肿疔疮、毒蛇咬伤、痔疮、瘰疬、肾炎、脚气病、糖尿病。

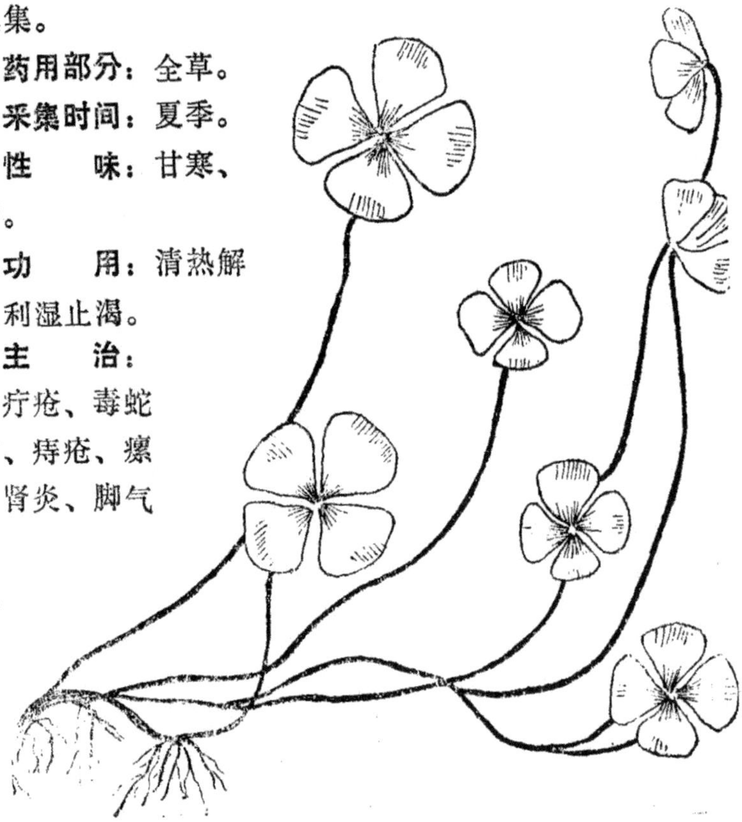

还 阳 丹

别　　名：

生长环境：岩石上。

形　　态：多年生草本。高一尺左右，针状叶，簇生，绿色，有许多须根。

药用部分：

全草。

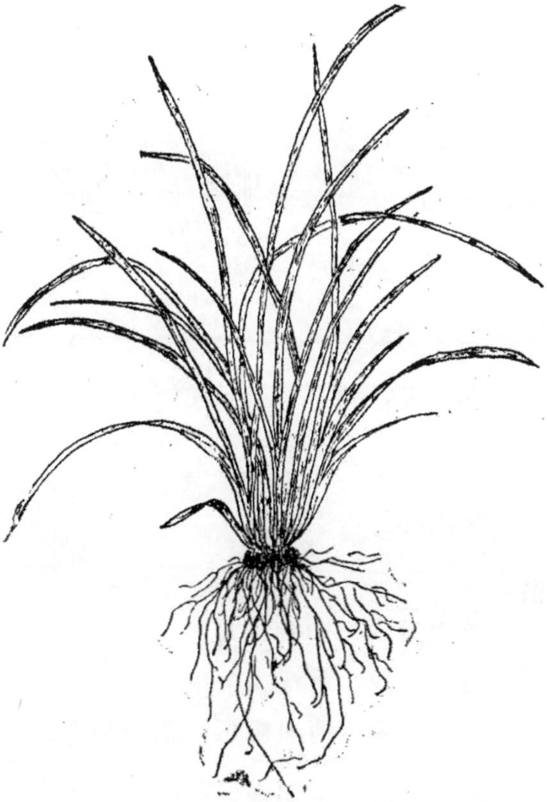

采集时间：

四季可采。

功　　用：

益气补血。

主　　治：

贫血，一切身体虚弱者。

催　　生　　带

别　　名：

生长环境：

山野、平地。

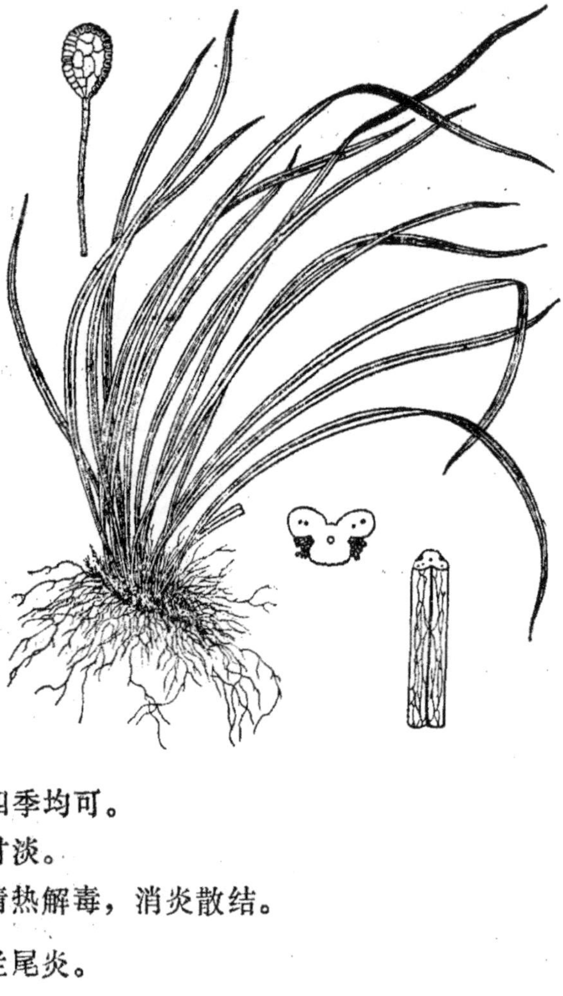

形　　态：

多年生常绿草本。茎高6——7寸左右，叶丛生，形如韭菜叶。须根，常有膨大之小块。（假的催生带，则无小块）。

药用部分：

根。

采集时间：四季均可。

性　　味：甘淡。

功　　用：清热解毒，消炎散结。

主　　治：兰尾炎。

蛇　見　怕

别　　名：扛板归、刺犁头。

生长环境：原野路旁。

形　　态：
多年生蔓草。茎生逆刺。叶互生，有长柄，也有逆刺，叶呈三角犁头形，托叶园形，茎梗贯穿其中心。夏日开花，呈短穗状花序，白色。花后结小果，球形，坚硬。

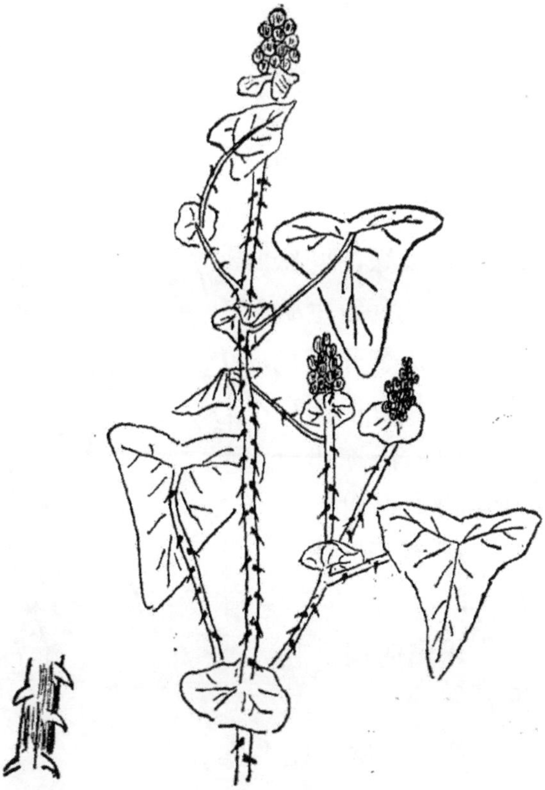

药用部分：
全草。

采集时间：
夏末、秋初。

性　　味：
酸平、无毒。

功　　用：
清热解毒，利湿消肿，活血止血。

主　　治：毒蛇咬伤、痈肿疔毒、痢疾、急性胃肠炎、呕血、便血、**跌打损伤**、小儿急性水肿。

土　　地　　花

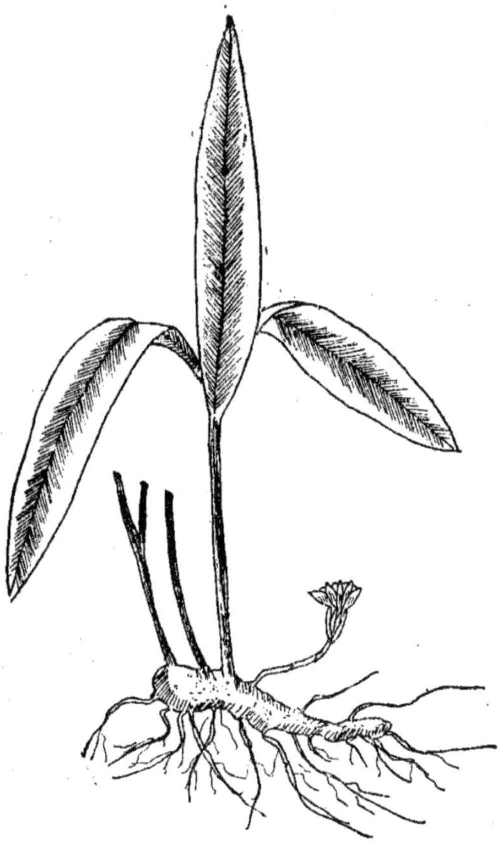

别　　名：

生长环境：山野阴湿之地。

形　　态：多年生草本。高二尺左右，叶互生，长椭园形，先端急尖，基部抱茎，全缘叶面深绿，叶脉不明显，背面主脉明显。秋季开红色花朵，花与根共存于土中，俗称“土里开花土里谢”。

药用部分：花、叶。

采集时间：秋季。

性　　味：微苦寒。

功　　用：清热解毒。

主　　治：疔疮痹肿。

蛇　地　钱

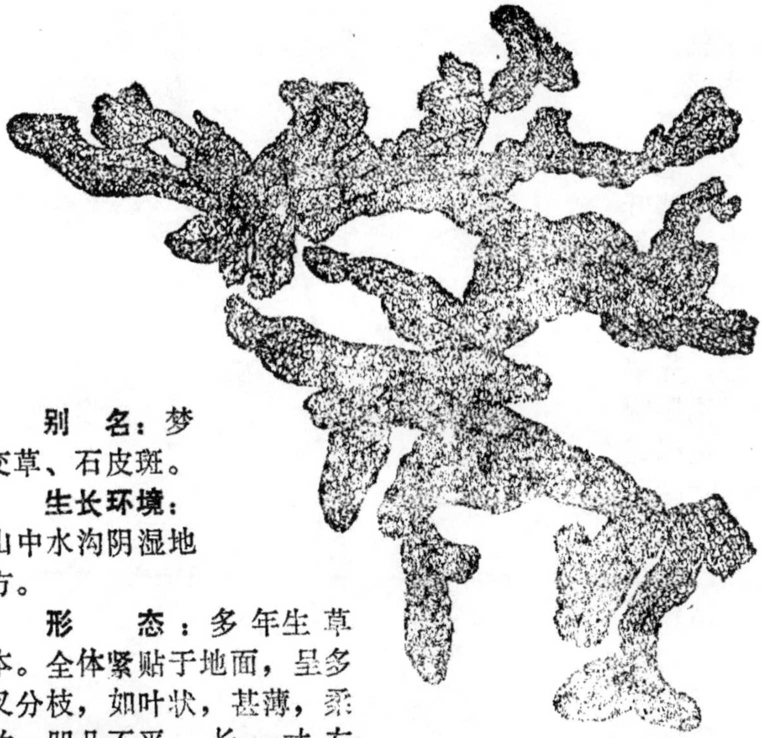

别　名：梦交草、石皮斑。

生长环境：山中水沟阴湿地方。

形　　态：多年生草本。全体紧贴于地面，呈多叉分枝，如叶状，甚薄，柔软，凹凸不平，长一寸左右，宽3到4分，表面葱绿色，背面较淡，着生许多柔软之假根，白色。

药用部分：全草。

采集时間：四季可采。

性　　味：寒、微甘辛。

功　　用：清热解毒，消肿止痛。

主　　治：毒蛇咬伤，发背痈疽。为疔疮之要药。

鬼腰带

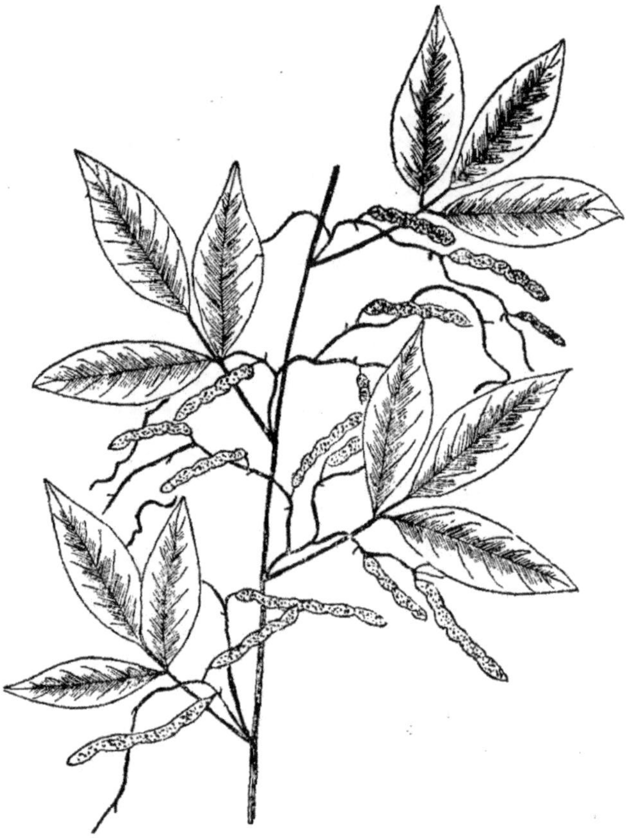

别　名：狗屎粘。

生长环境：原野。

形　态：多年生落叶草本。茎高一尺余，叶对生，有短叶柄，先端尖，宽椭园形，边绿完整，叶脉明显，六、七月开白色小花，结扁形豆荚果。

药用部分：全草。

采集时间：夏、秋两季。

性　　味：辛温无毒。

功　　用：清热解毒，消肿止痛。

主　　治：毒蛇咬伤，疔疮痈肿。

乳 汁 草

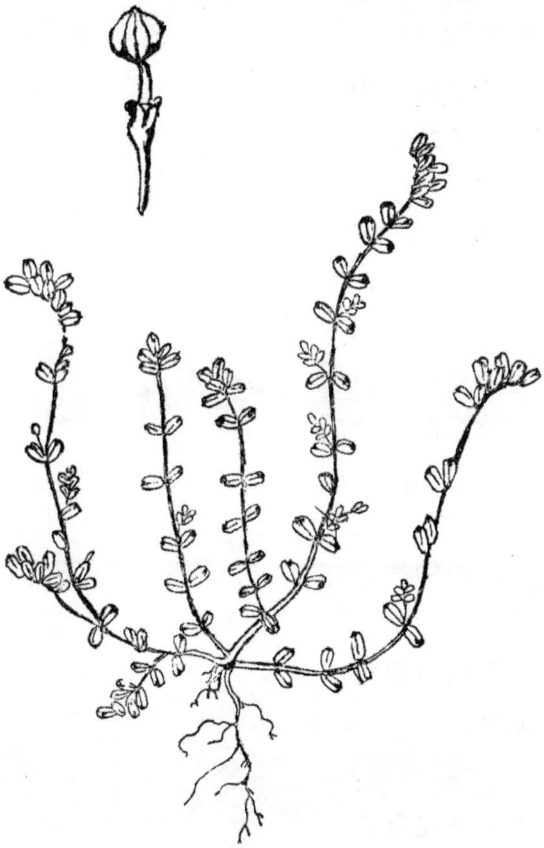

别　　名： 痢子草，乳仔草。

生长环境： 荒坡、路边、村边低草或中草丛中。

形　　态： 一年生匍匐状草本，茎多分枝，通常带红色，于晨间摘断鲜草茎部，即有多量乳汁状粘液流出。单叶，对生，椭园形，叶柄甚短。

药用部分： 全草。

采集时间： 夏季收采。

性　　味： 味酸，性凉。

功　　用： 内清湿热，外解湿毒。

主　　治： 急性痢疾。

阴　阳　草

别　　名： 公母草。

生长环境： 原野旷地。

形　　态： 一年生草本。茎纤弱多分枝，披散或斜卧。叶互生，复叶由三枚小叶组成，小的叶片为狭倒卵形，或微凹成唇形，叶的边绿完整。

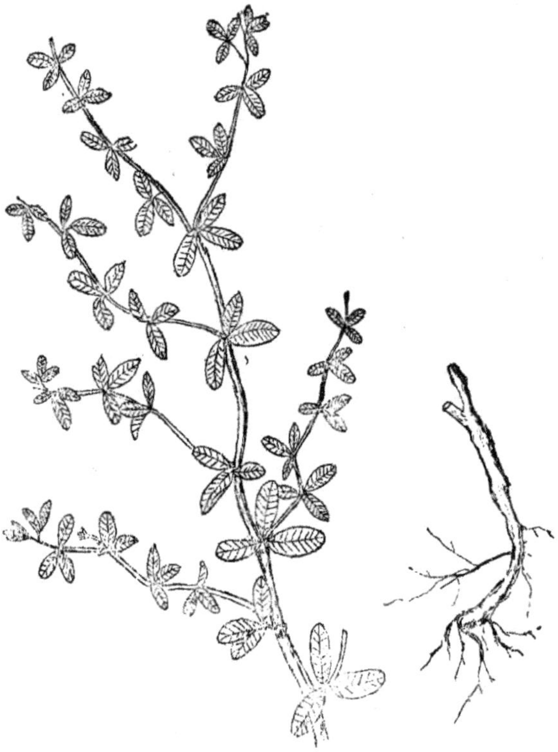

药用部分： 全草。

采集时间： 6——10月。

性　　味： 甘淡微凉。

功　　用： 解热、消炎、利尿、通乳。

主　　治： 急性肠炎、急性痢疾、小便不通。

水 楊 柳

别　　名：石杨柳、柳叶白前、水柳子。

生长环境：溪边。

形　　态：多年生草本。茎高1——2尺，根细长，匍匐有节，须根簇生节上。茎单一直立，细长，园柱形，中空。叶对生，细长，象垂柳的叶形。春末间液生聚缴散花序，花绿褐色。花后结角状的蓇葖果，内有白色长毛的种子。

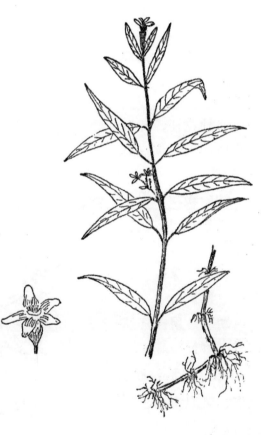

药用部分：全草

采集时间：夏季

性　　味：辛甘微寒。

功　　用：消肿止痛，行气利湿，清热润肺。

主　　治：月经不调，白带过多，疔毒恶疮，肺热咳嗽。

一　支　香

别　　名：兔耳一支香、石母香。

生长环境：山野路旁。

形　　态：多年生草本。茎高数寸——1尺余，叶铺地丛生，如兔耳状，全体有金黄柔毛。夏天从中心抽花梗，开穗状花序，根多数，黄色肉质。

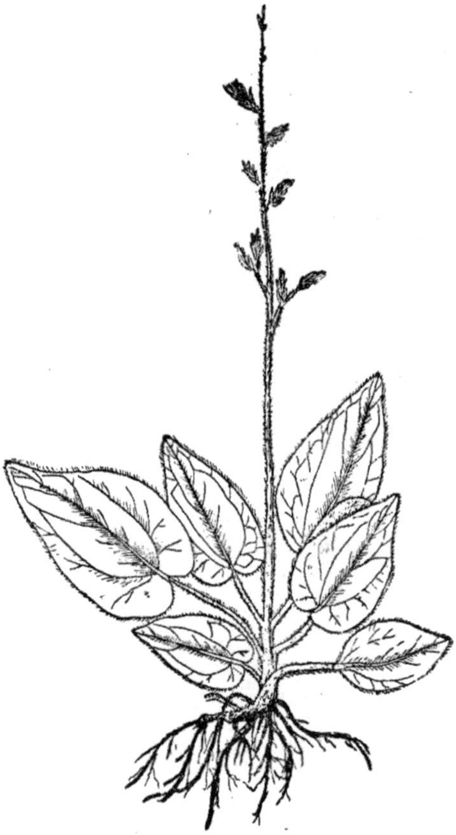

药用部分：根。

采集时间：秋、冬两季。

性　　味：辛、微苦、微温。

功　　用：舒筋活血，解毒消肿。

主　　治：跌打损伤、风湿痹痛、斑痧闭症、穿板龟、痔肿疔毒、肠痈、毒蛇咬伤。

凤　尾　草

别　　名：小野鸡尾草。

生长环境：山野。

形　　态：常绿草本，地下茎坚硬横卧。叶柄坚硬而光滑，呈园柱形，叶身稍带革质，为椭园形或披针形，裂片细，略成四回羽状复叶。茎长5寸——2尺余，茸茸青翠。

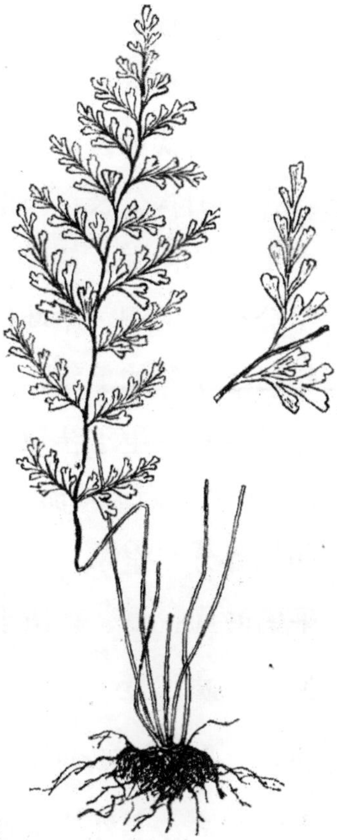

药用部分：全草。

采集时间：四季均可。

性　　味：甘寒无毒。

功　　用：清热解毒，理气。

主　　治：毒蛇咬伤、疝气、寒热往来，食物或药物中毒刀伤、痢疾、水火灼伤，毒蕈中毒。

石 掌 柏

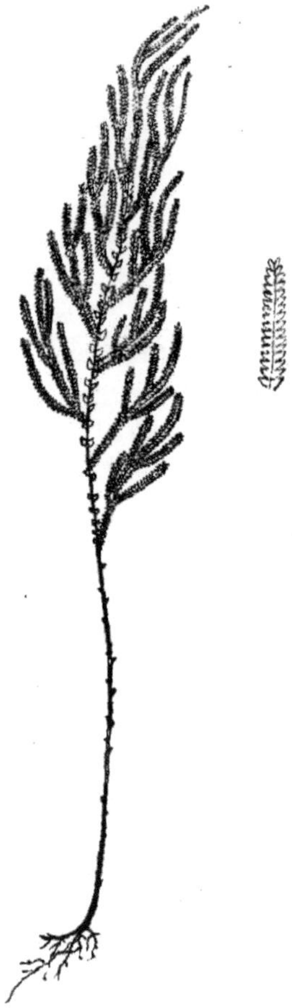

别　　名：凤凰草、野掌柏。

生长环境：阴湿的山坡、林下、岩石上。

形　　态：多年生草本。高4到9寸。茎直立，禾秆色或稍带红色，下部不分枝。叶稀疏，贴伏茎上，钻状卵园形，先端有短芒，上部羽状分枝，全形成卵状三角形。叶两型，侧叶分两行排列于分枝的两侧；中叶较小成两行排列于小枝的上面，边缘白色。孢子囊穗单生了枝顶，长1到2分；孢子叶园形或卵状钻形。

药用部分：全草

采集时间：夏、秋两季。

性　　味：性平，味微甘。

功　　用：清热利尿，消肿和血。

主　　治：急性传染性肝炎，浮肿，胸胁腰部挫伤。

地　茄　子

别　　名：地落苏

生长环境：山野、原野。

形　　态：常绿色草本。匍匐生长。叶绿色，卵园形，如瓜子状大。每年三月开茄子色花，长紫黑色豆子大园果。

药用部分：全草、果实。

采集时间：四季可采。

性　　味：酸甘寒。

功　　用：清热解毒，利水通淋。

主　　治：毒蛇咬伤、乳腺炎、无名肿毒、肾盂肾炎、黄疸型肝炎。

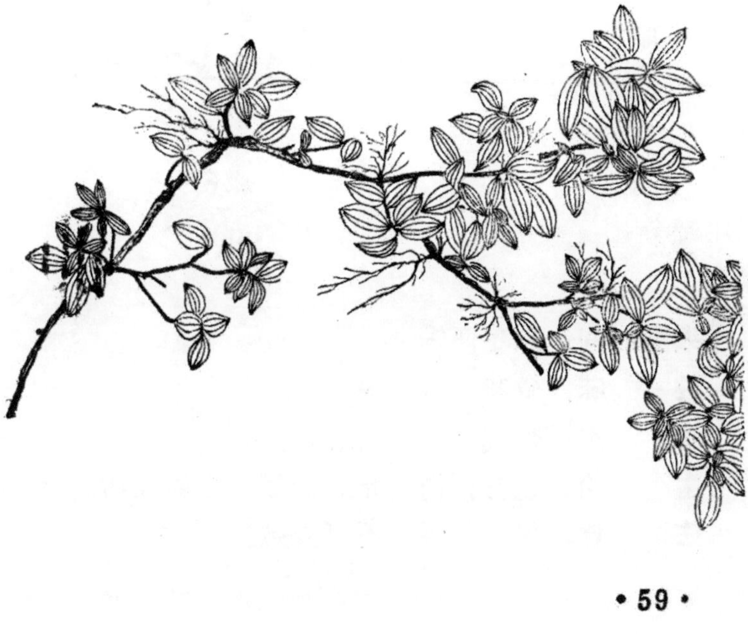

老虎脚迹草

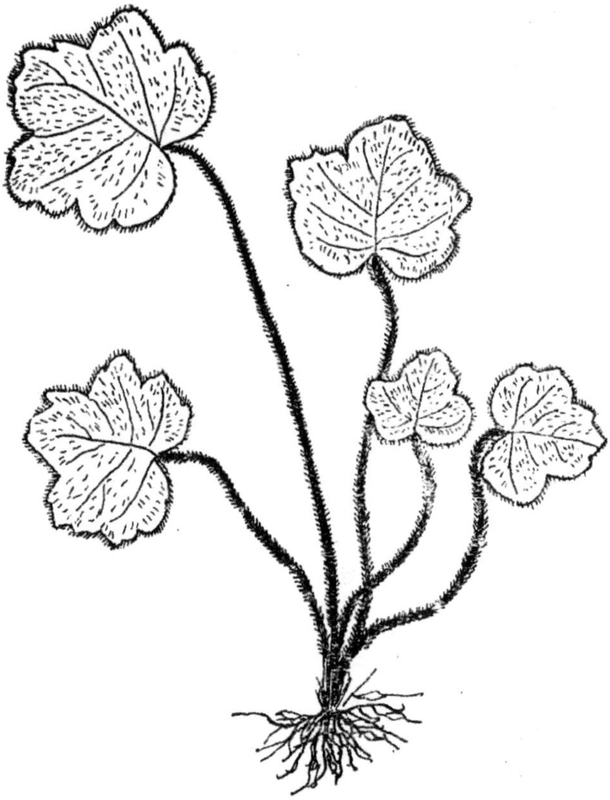

别　名： 夏无踪。

生长环境： 山间阴湿处。

形　态： 草本。高一尺左右，全体有茸毛。叶自根部丛生，叶柄长，叶有3——7个浅裂，似老虎脚迹。须根。

药用部分： 全草。

采集时间： 秋冬两季。

性　　味： 微辛、微苦凉。

功　　用： 行气活血，消肿止痛。

主　　治： 跌打损伤、角膜云翳，毒蛇咬伤。

注　　意： 仅宜外擦，不可外敷。

· 60 ·

狗　头　七

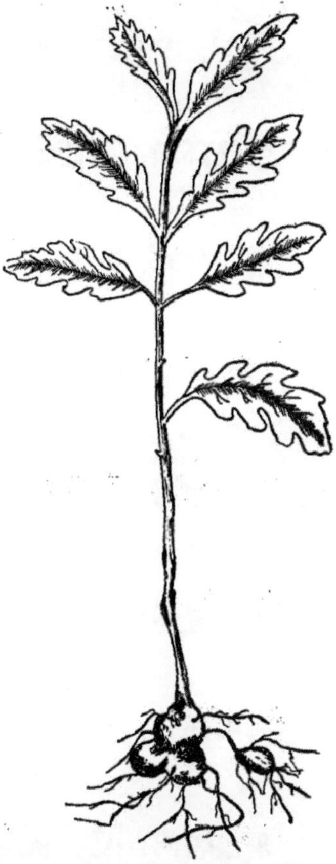

别　　名：

生长环境：栽培。

形　　态：多年生草本。茎高3尺左右，园形中空，叶互生，深裂，形似鸡脚，色谈绿，五月开粉红色穗状花序。有黄色块根。

药用部分：根。

采集时间：秋季。

性　　味：辛、苦有毒。

功　　用：舒筋活血，消肿止痛。

主　　治：跌打损伤，毒蛇咬伤。

注　　意：本品有毒，内服宜慎用。

铁 钉 犬

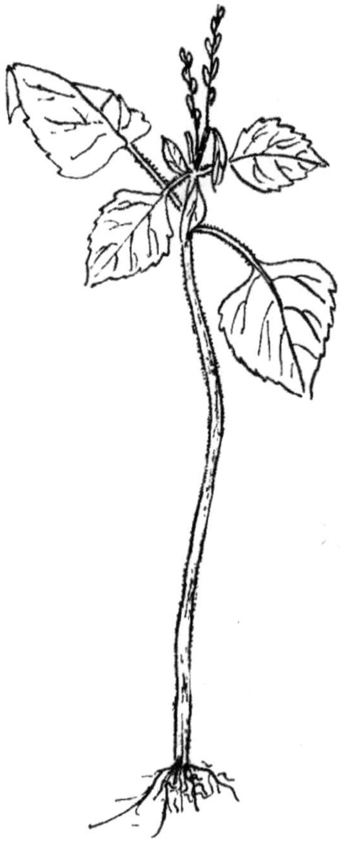

别　　名：铁灯盏。

生长环境：丘陵地带。

形　　态：一年生草本。茎高一尺余，四方而中空。叶对生，叶脉明显，先端尖，似心脏形，边缘有锯齿。

药用部分：全草。

采集时间：夏、秋两季。

性　　味：淡。

功　　用：解毒止痛。

主　　治：淋巴结肿大，湿疹，痄肿。

龙 珠 草

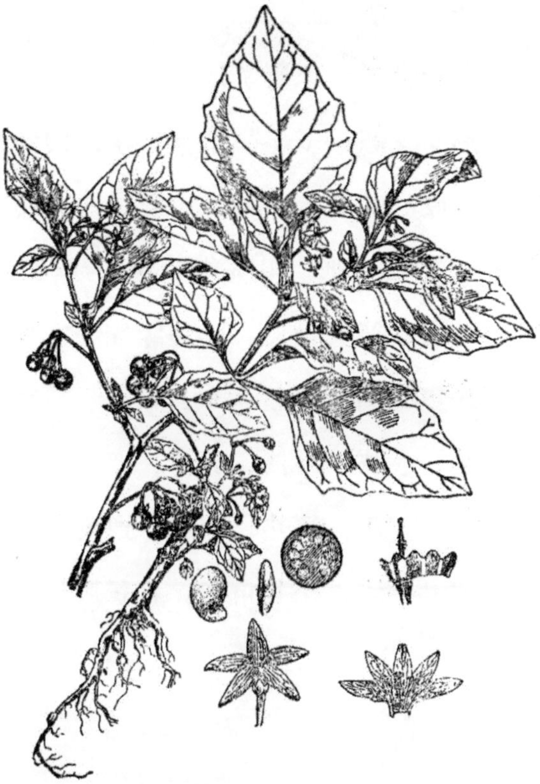

别　　名：野辣椒草，龙葵。

生长环境：田野。

形　　态：一年生草本。茎高60余厘米，直立。分枝开展，叶互生，薄质，长椭园形，先端渐尖，基部广楔形，有叶柄，全缘成具多少明显稷角状微缺。总状花序，花白色。浆果球形。

药用部分：全草。

采集时间：四季均可。秋季为佳。

性　　味：辛平。

功　　用：解热，利尿。

主　　治：肝硬化腹水，肾炎。

高脚阴阳草

别　　名：

生长环境：原野旷地。

形　　态：多年生草本。茎高约 0.6—1 米，为园形，质较坚硬。叶互生，复叶由三枚小叶组成。小的叶片为狭倒卵形或倒披针形。叶先端较钝，或微凹成唇形，并有刺一枚，叶的基部为楔形，叶边缘完整。**药用部分：**全草。

采集时间：夏秋两季。

性　　味：平淡，无毒。

功　　用：解热，利尿，通乳计，除积消胀。

主　　治：小儿疳积，食积腹痛，白带，消水肿。

土　　洋　　参

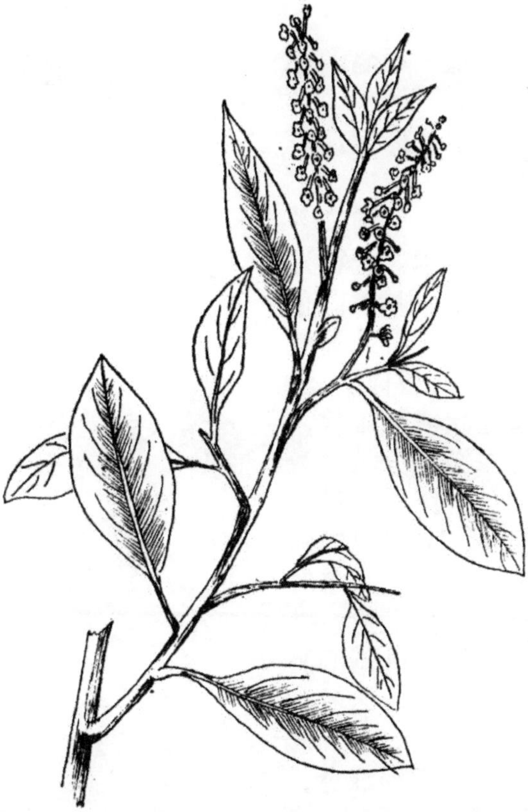

别名：沙萝卜

生长环境：庭园、路边，栽培。

形　　态：多年生落叶草本。茎高3—4尺，红茎，叶似胭脂叶，根部粗大，夏季开小红花，花开结籽色黑。

药用部分：根、叶

采集时间：夏、秋两季。

性　　味：甘苦温无毒

功　　用：益气生津补血，血虚头痛。

主　　治：贫血、月经不调、白带。

牛奶党参

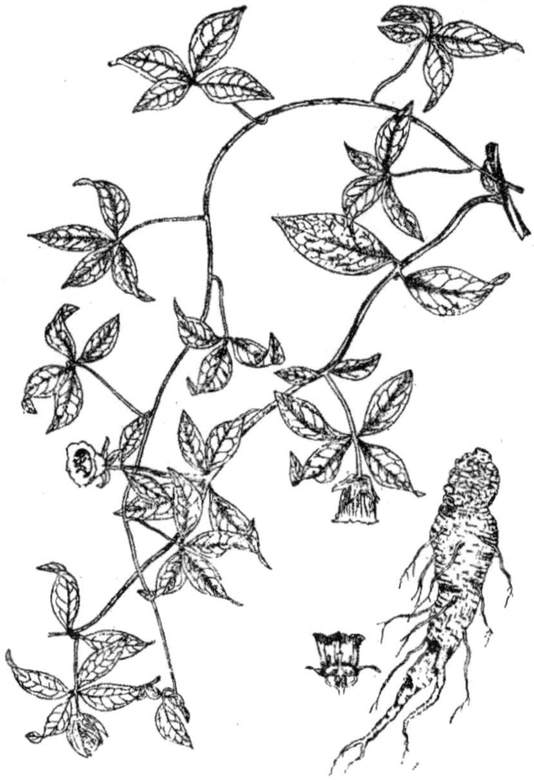

别　　名： 土党参。

生长环境： 平地。

形　　态： 多年生草本。全株光滑无毛，具苍白色粉霜，有特殊臭气及乳汁，根肉质，呈园柱状或园锥状，有二至三分枝，淡黄色，鲜时光滑，干后具深纵皱即茎纤细蔓生。单叶对生，广卵形，叶尖钝园，叶基心脏形，叶缘叶缘叶脉三至四条，背面隆起，上面深绿色，下面绿白色；有叶柄。夏秋开绿色锺状花。蒴果。

药用部分： 根。

采集时间： 秋季。

性　　味： 甘，微苦，性温无毒。

功　　用： 润肺，生津。

主　　治： 脾肺气虚，咳嗽及身体衰弱，乳少。

紗 箬 草

别　　名：野麦子

生长环境：原野、水沟边。

形　　态：草本。茎纤细直立。叶细长，叶脉呈纵条状，叶基部抱茎而生。夏天茎端抽穗，有芒，形如麦穗。

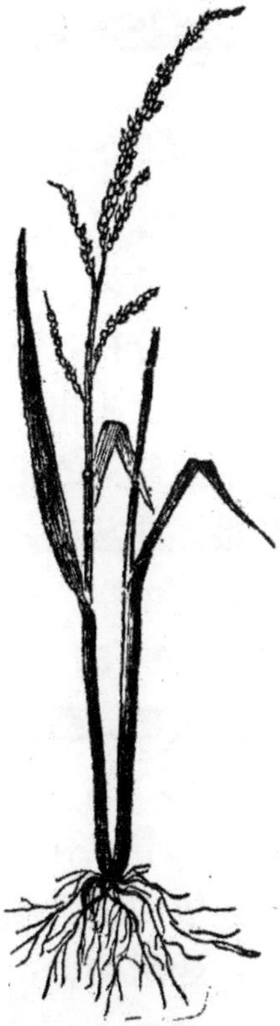

药用部分：全草。

采集时间：六至八月

性　　味：味淡

功　　用：解毒杀虫，除湿祛风。

主　　治：足癣，体癣。

接骨草

别　　名：

生长环境：山野

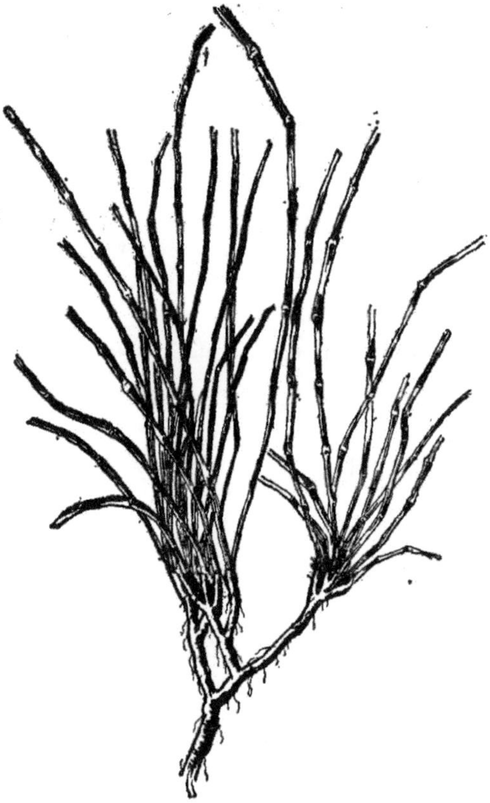

形　　态：多年生常绿草本。根茎短，横列，黑褐色，多分枝，从根茎的节上生出一束一束的纤细的褐黑色根。茎丛生，园柱形，中空，表面具有10—30条纵沟，粗糙。茎呈淡灰深绿色，具多节，各节生有鳞片叶连成的硬质鞘。

药用部分：全草。

采集时间：四季均可。

性　　味：微甘平。

功　　用：收敛止血，利尿，发汗，舒筋活血。

主　　治：肠出血，痔出血，消水肿，并为眼科要药。

· 68 ·

水　漂　青

别　　名：凤官草。

生长环境：阴凉水沟边。

形　　态：多年生草本。主茎甚短，聚生成短干，高5—15厘米。叶小针状，密集成复瓦状排列。

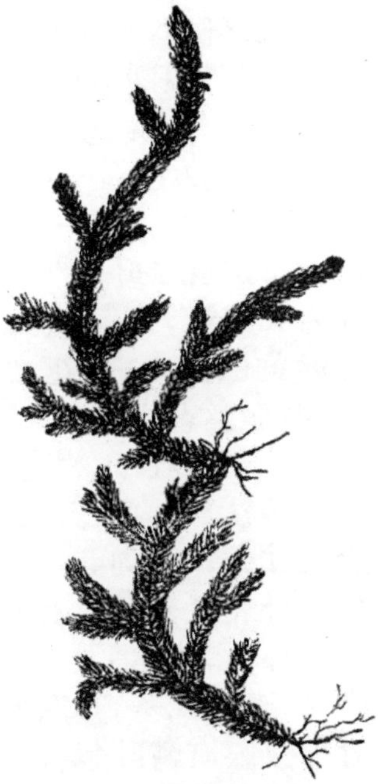

药用部分：全草

采集时间：四季均可采。

性　　味：微苦寒。

功　　用：清热利湿，止血。

主　　治：黄疸型肝炎，刀伤出血。

七叶一支花

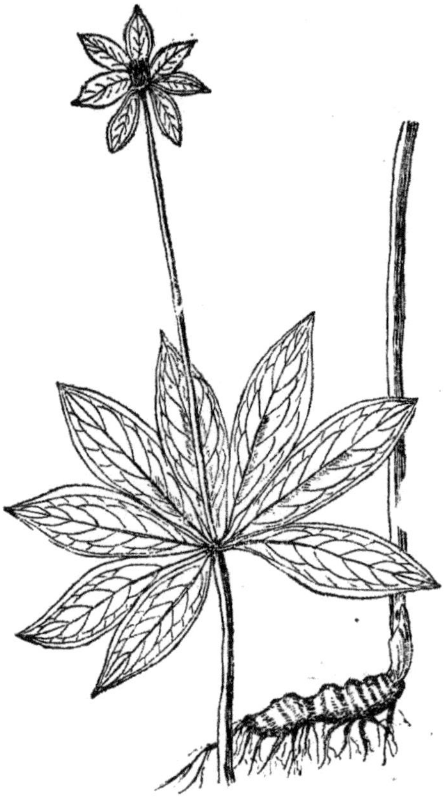

别　　名：草河车，蚤休、金线重楼。

生长环境：高山林阴地带，潮湿温暖避风处。

形　　态：多年草本。一茎独上，高尺余，茎当叶心，有3—5层，每层有7叶轮生，叶为长卵形，夏月茎端开赤黄色花，一花7瓣，有金丝蕊下垂，长3—4寸，结红子。根茎呈类园柱形，微弯曲，长约寸余，粗约2—5分，外表淡褐色，有明显的环节，根茎上端较膨大，有茎残基，其四周有少数膜质鳞叶包被。

药用部分：根

采集时间：夏季。冬季采根质量较好。

性　　味：辛凉微苦。

功　　用：散瘀消肿，止痛止血，为治蛇伤要药。

主　　治：毒蛇咬伤，痈肿疮毒，小儿高热惊厥，流行性腮腺炎，肺炎。

紅　内　消

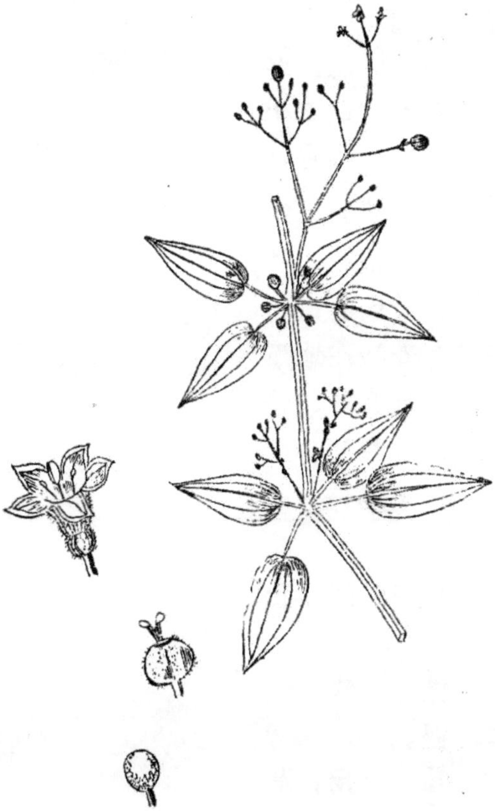

别　　名：小活血、茜草、血见愁。

生长环境：阴凉灌木丛中。

形　态：蔓生草本。茎方，中空，有刺，茎和叶柄生有逆生的钩状毛，触手。叶片广卵形，也有长卵形的。通常四叶轮生，也有六片轮生的。根，外表红褐色。

药用部分：根。

采集时间：秋、冬两季。

性　味：苦酸寒。

功　　用：祛痰、止血凉血。

主　　治：鼻衄、尿血、咯血、便血、闭经、月经不调、风湿痛痹。

·71·

馬　蹄　香

别　　名：土细辛，杜衡，土里开花土里谢、

生长环境：山野林阴间。

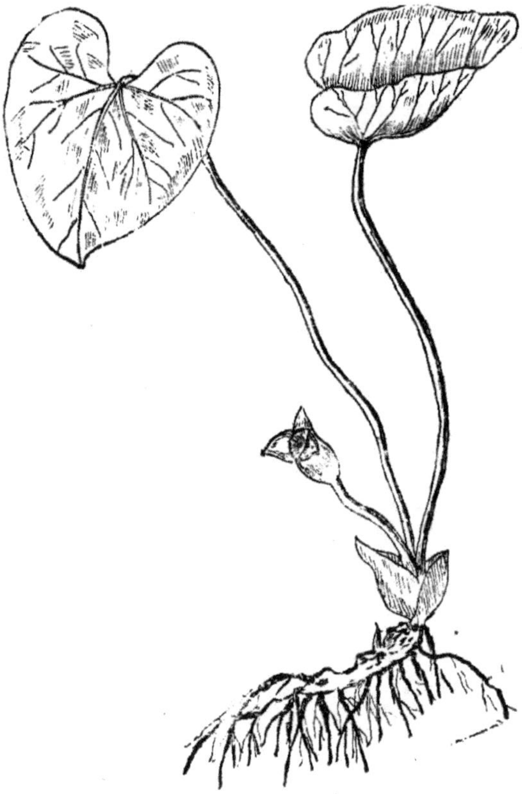

形　　态：多年生草本。地下生多数须根。叶呈马蹄形，先端略尖，基部凹入很深，叶柄长，叶面有白色斑点冬春间在地下靠根部处开花，暗紫色。气味芳香。

药用部分：全草。

采集时间：秋季。

性　　味：辛、温。

功　　用：发散风寒，散结止痛，舒筋活血。

主　　治：风寒感冒，气管炎，风湿性关节炎，中暑，小便不利，跌打损伤，各种无名肿毒。

注　　意：本品反藜芦

淫 羊 藿

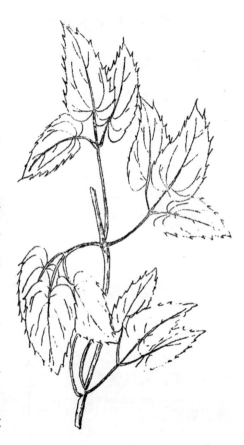

别　　名：铁箭头、阴阳合。

生长环境：山野。

形态：多年生草本。一根数茎，茎细中空，高1尺许，茎端生叶，大约1茎有3枝，每枝3叶，叶长卵园形，约2—3寸，阔约寸余，色青，面光而薄，边缘有锯齿，齿有微刺，初夏抽梗，开浅色紫花，呈总状花序。

药用部分：全草

采集时间：秋、冬两季。

性　　味：辛、甘温。

功　　用：补肾壮阳，祛风湿，止痛。

主　　治：肾阳不足，阳痿不举，小便淋沥等症；风湿痹痛或四肢拘弯麻木等症，牙痛。

灯　芯　草

别　　名：虎须草，水灯芯。

生长环境：原野潮湿处、沼泽边。

形　　态：多年生草本。茎自根部丛生，圆而细长，聚集成簇状。茎绿色，表面光滑，内面为白色疏松组织。夏日于茎一侧开绿色小花。

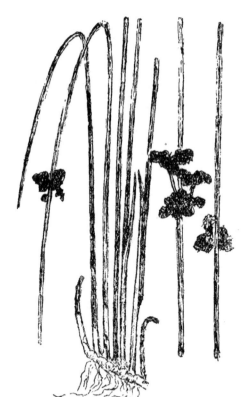

药用部分：全草。

采集时间：4—8月。

性　　味：甘淡微寒。

功　　用：清热解毒，利水通淋。

主　　治：小儿高烧，夜啼，小便不通。

大叶金錢草

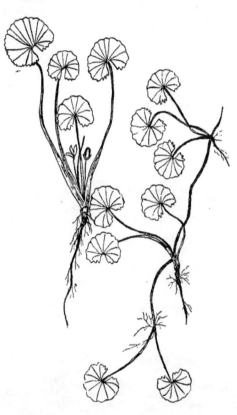

别　　名：积雪草，缺碗草。

生长环境：原野，路边。

形　　态：多年生草本茎细长，匍匐于地面，节节生根。叶自根部丛生，叶园，有长柄，基部为心脏形，边缘有钝锯齿，表面光滑。五、六月间自叶腋开淡红紫色小花。

药用部分：全草。

采集时间：五至八月。

性　　味：微寒，甘辛无毒。

功　　用：清热除湿，解毒利尿。

主　　治：黄疸，咽喉炎，扁桃体炎，痈肿疔疮，局部溃疡，目赤肿痛，泌尿系结石。

小叶金錢草

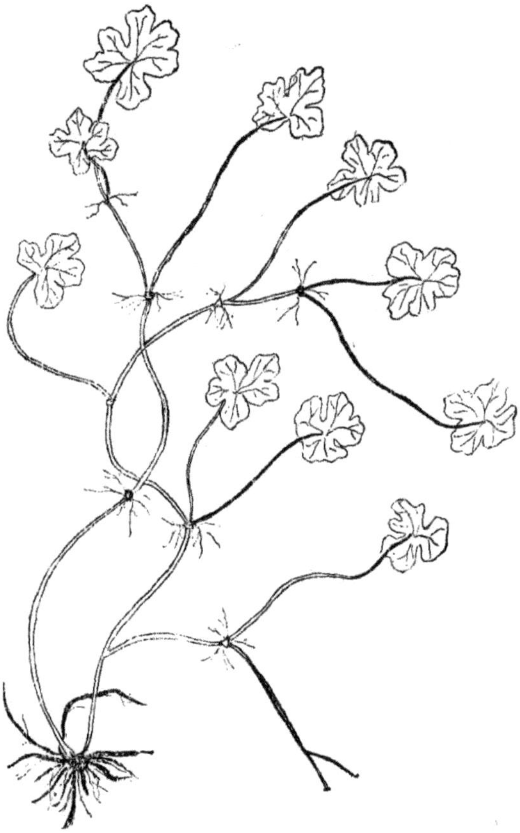

别　　名： 金钱草，满天星。

生长环境： 庭园或路旁。

形　　态： 多年生草本。茎细长，匍匐于地上而生，节节生根。叶对生，园形，有掌状浅裂。春夏间开淡红色小花。

药用部分： 全草。

采集时间： 五至七月。

性　　味： 微寒，辛苦，无毒。

功　　用： 清热，散结，止咳，解毒，利小便。

主　　治： 黄疸，肾炎，膀胱炎，肾结石，膀胱结石，尿道结石，痈肿疔毒，目赤红肿，月经不调。

• 76 •

大　　　　蓟

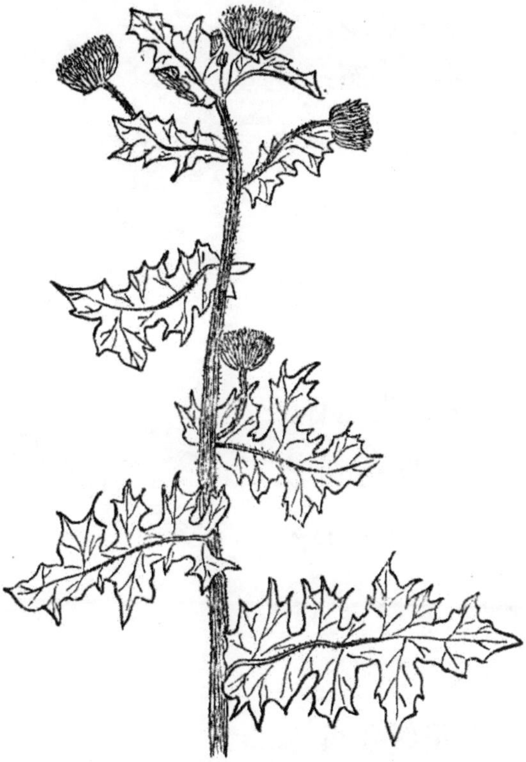

别　　名： 牛戳嘴

生长环境： 山野。

形　　态： 多年生草本。茎高2—3尺，主根肥大多肉，支根很多。茎棱形，生白色毛茸。叶互生，叶片长椭园形，分裂羽状，叶片尖端有硬刺，上部的叶抱茎而生。秋日开红紫色头状花。

药用部分： 根、茎、叶

采集时间： 夏季。

性　　味： 甘凉苦，无毒。

功　　用： 止血，凉血。

主　　治： 吐血，衄血，血尿，白喉，乳腺炎，黄疸型肝炎，肺脓疡，外伤出血。

小　　蓟

别　　名：小蓟菜、刺儿茶。

生长环境：田野。

形　　态：多年生宿根草本。茎高1尺5寸左右。叶互生多刺，灰绿色长披针形，有羽状深裂而生茸毛，花为淡紫色筒状花，地下茎白色纺锤状，分歧多而有须根。

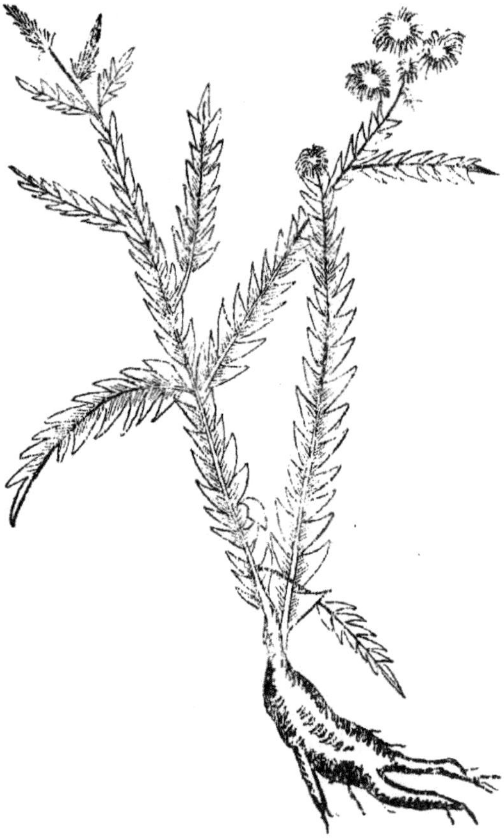

药用部分：全草

采集时间：夏季。

性味：甘凉。

功　　用：清热凉血、止血。

主　　治：吐血、呕血、疮毒痈肿。

澤　　　　兰

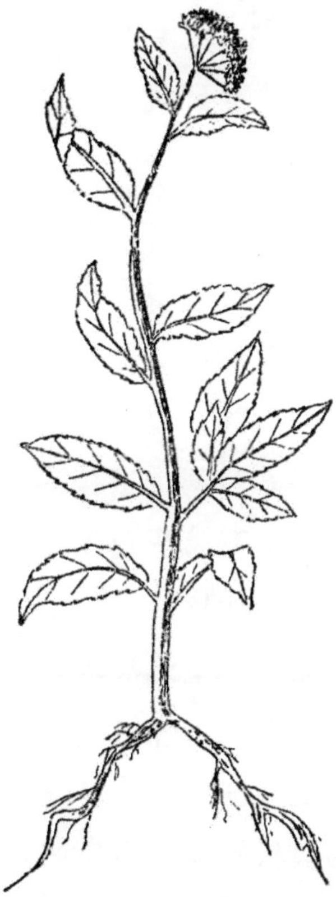

别　　名：虎兰、水香叶。

生长环境：山野。

形　　态：多年生草本。茎高2—3尺，被短毛，并有紫黑小点；叶对生，有香气，边缘有细锯齿，柄短，叶片作广披针形，秋季自枝梢开筒状淡紫色头状花序小花，集成复缴房状花序，瘦果褐色。

药用部分：全草。

采集时间：夏季。

性　　味：苦、微辛，微温。

功　　用：活血行水，通经散结。

主　　治：经闭，月经不调，腰痛，痈肿疮毒，产后腹痛，产后小便淋漓腹痛，骨折。

香附

别　　名：

生长环境：原野及耕地。

形　　态：多年生草本。叶狭线形，有光泽，先端尖细，全缘，具平行脉，呈深绿色，5—6月间抽三棱形直茎，上有总状花序缴出，小穗线形扁平，相对排列，内生无被两性花，瘦果。干燥根茎细长，根端膨大或为纺锤形的块状根茎，微弯曲。

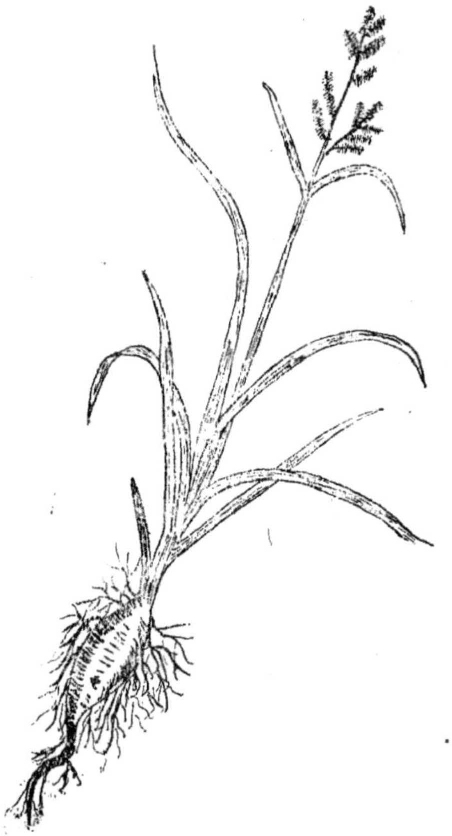

药用部分：根茎

采集时间：秋季。

性　　味：辛、微苦、甘平。

功　　用：开郁散滞，理气舒肝，调经，止痛。

主　　治：小儿高烧，月经不调，痛经，痈疽，消化不良。

野　菊　花

别　　名： 路边菊、苦薏、野黄菊、路边黄菊。

生长环境： 丘陵、旷野、路旁及灌木丛中。

形　　态： 多年生宿根草本。 直立或斜举，多分枝。单叶纸质互生，卵形至椭园卵形，叶面密被柔毛，叶基沿柄向下延成翼状，柄长1——3厘米。头状花序，黄色，苞片长卵形。

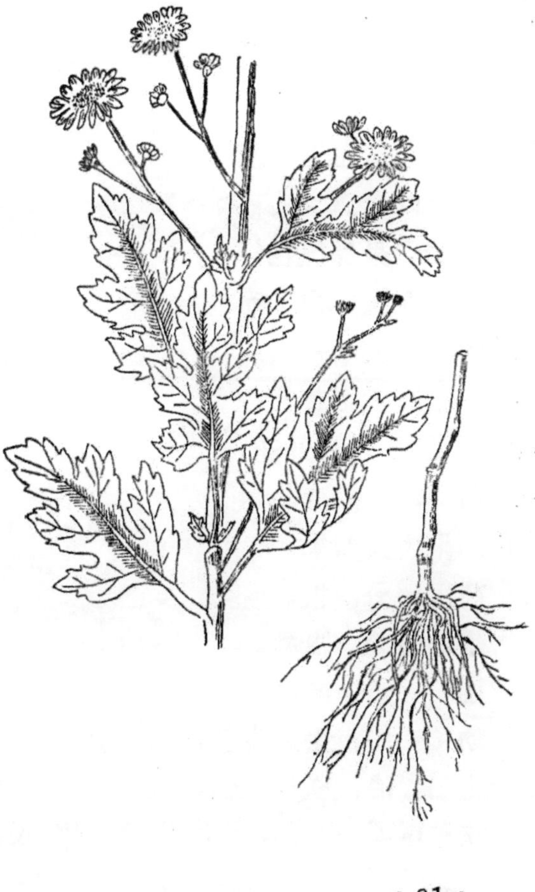

药用部分： 全草

采集时间： 秋季。

性　　味： 苦凉

功　　用： 清热解毒，凉血降压。

主　　治： 感冒，流感、毒蛇咬伤，疮疡疖肿，跌打损伤，高血压。

翻天棕

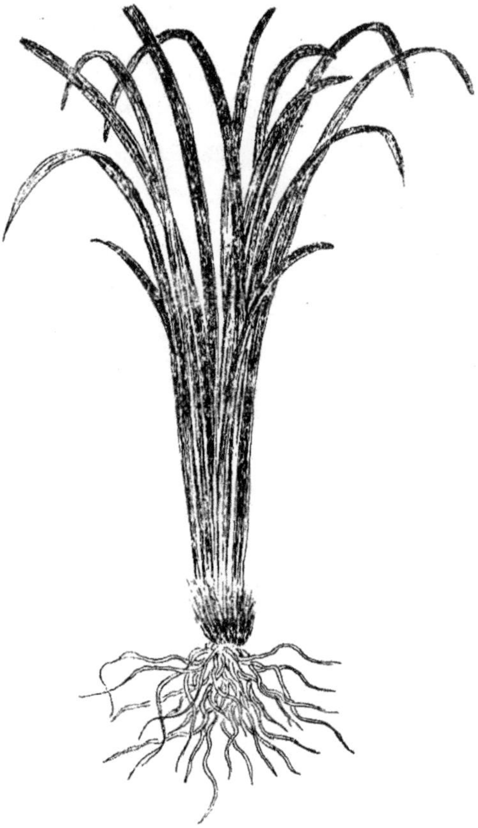

别　　名：藜芦

生长环境：高山近水沟边。

形　　态：多年生草本。茎直立，连花序高约1米，表面有纵条纹，上部被短绵状毛，下部近于光滑无毛，基部常被有叶鞘腐烂后残存的叶脉，呈棕黑色纤维状。叶互生，由下而上形渐小，先端短尖或渐尖，全缘，带革质，叶两面无毛。八月开花，初开时绿色，后变为黑紫色。果实为蒴果。

药用部分：根。

采集时間：夏秋。

性　　味：味淡涩

功　　用：去瘀生新，通经络。

主　　治：跌打损伤，关节炎，末梢神经炎。

注意事项：此药有剧毒，不宜多服，反各种参。孕妇忌服。

竹叶麦冬

别　　名：淡竹叶。

生长环境：山野。

形　　态：多年生草本。茎高2——3尺，叶互生，广披针形前端尖，色绿，类似竹叶，阔约寸许，长六、七寸。根为纤维状，附生麦门冬之球根，质坚。

药用部分：根。

采集时间：秋冬两季。

性　　味：甘苦，寒，无毒。

功　　用：滋阴润燥，清心泻火。

主　　治：热病伤津，心烦，口渴咽干，肺热燥咳，口腔炎，牙痛，肾炎，小便不利，毒蛇咬伤。

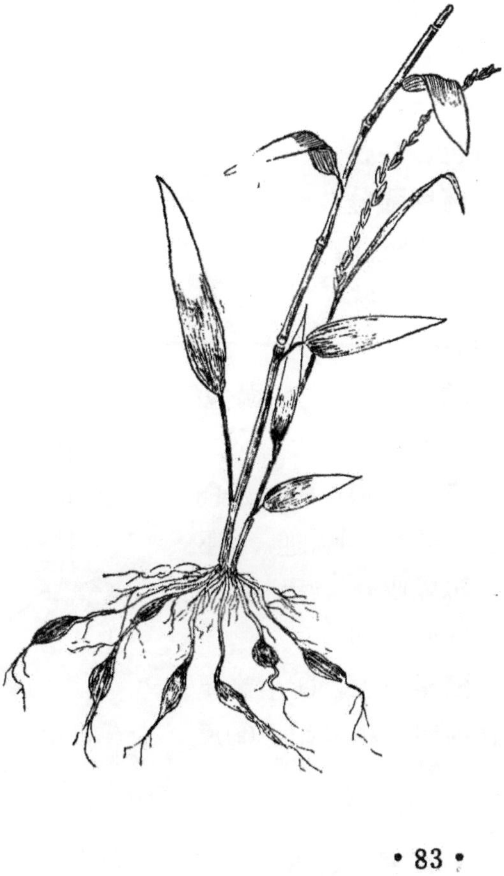

半　　夏

别　　名：鸭脚板。

生长环境：原野。

形　　态：多年生草本。地下有球形之块茎，茎直不分枝顶部生三叶小片，叶披针，夏日生花梗，呈绿色或紫色。根茎园如黄豆，大小不一，外皮黄白色，内白色，粉性。

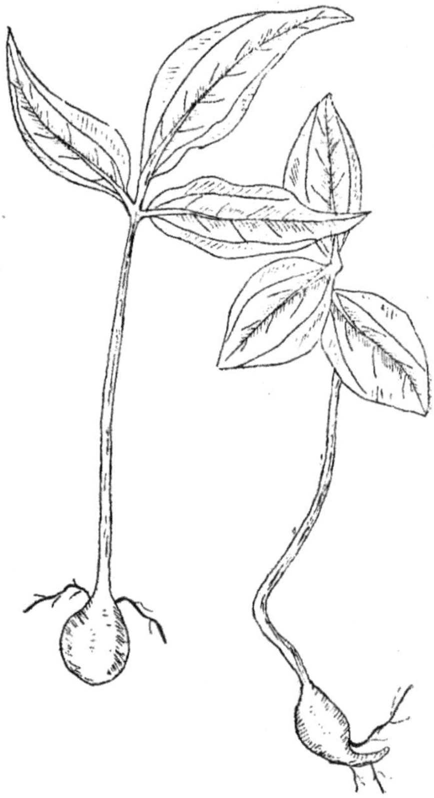

药用部分：根茎。

采集时間：夏季。

性　　味：辛温有小毒。

功　　用：燥湿去痰，降逆散结。

主　　治：胸脘痞闷胀满，咳嗽，呃逆，呕吐，毒蛇咬伤，无名肿毒，喉咙肿痛。

注意事项：①生半夏不宜内服，供外用。②反乌头。

艾　　叶

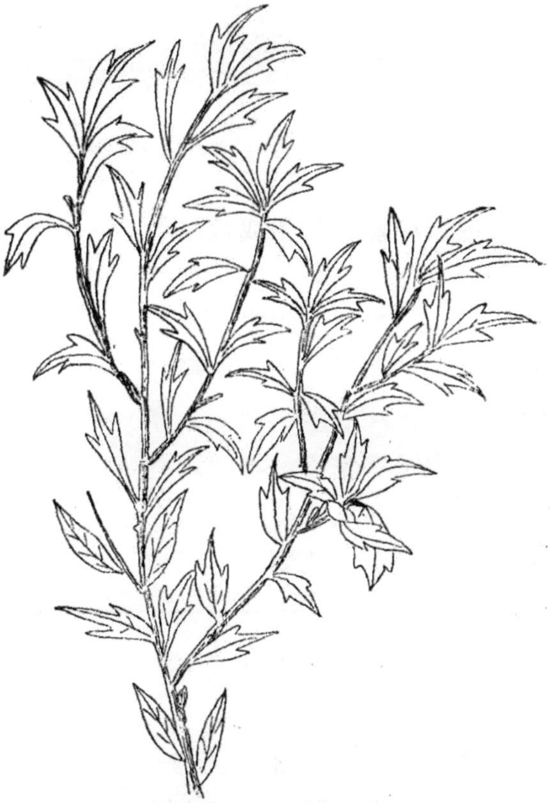

别　　名： 蕲艾。

生长环境： 野生或栽培。

形　　态： 多年生草本。茎直立，高约3——5尺，全体披柔毛，揉有香气，叶羽状分裂，腹面绿色，背绿白色，有茸毛，9——10月开花，头状花序而小，下垂，卵形，瘦果倒卵形或近园柱形。

药用部分： 叶。

采集时間： 夏秋季。

性　　味： 苦，辛，温。

功　　用： 温经，止血，止痛。

主　　治： 月经不调，痛经，胃痛。

薄 荷

别　　名：

生长环境：野生或栽培于庭园。

形　　态：多年生草本。高约1—— 2尺，茎呈方形，密具短毛，叶对生，柄短，卵园形，边缘有锯齿，茎叶均有特殊香气，夏秋于叶腋着生轮缴花序，淡紫色小唇形，果实为小坚果。

药用部分：全草

采集时間：秋季。

性　　味" 辛凉

功　　用：解表，散风热，清头目，利咽喉，透痧疹，辟秽恶。

主　　治：感冒，麻疹，咽喉炎，结膜炎，鹅口疮，菌痢。

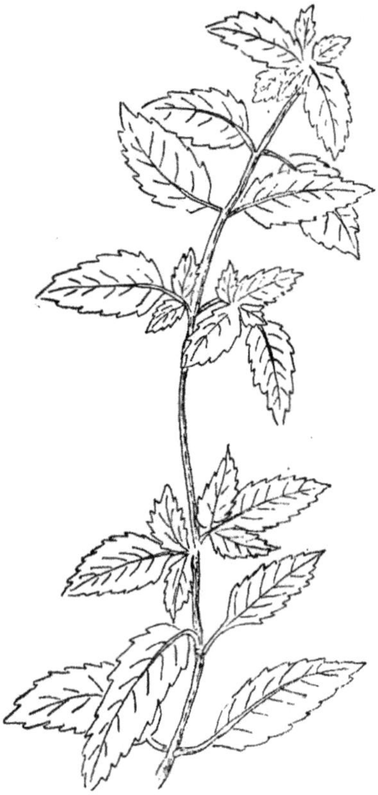

高 良 姜

别　　名：九龙盘，野生姜。

生长环境：山野。

形　　态：多年生草本。茎高三尺左右，丛生直立，叶片狭，披针形，具有叶鞘。花序短总状，花白色，具有暗红色斑晕及脉纹，根茎呈园柱形，有分枝，具叶痕，形成环节，外表红棕色，内部显橙棕色，质棕坚韧而芳香。

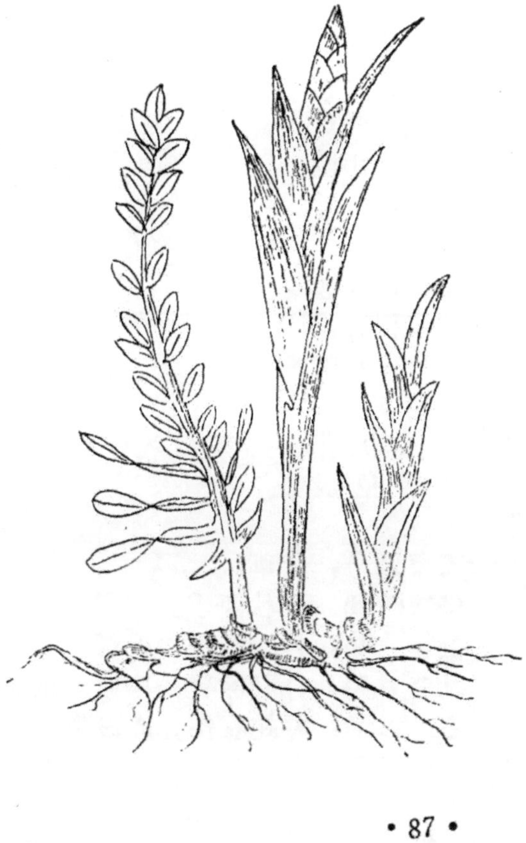

药用部分：根茎

采集时間：夏、秋季。

性　　味：辛、大温、无毒。

功　　用：温脾散寒，止痛止呕。

主　　治：胃溃疡，慢性消化不良。

旱莲草

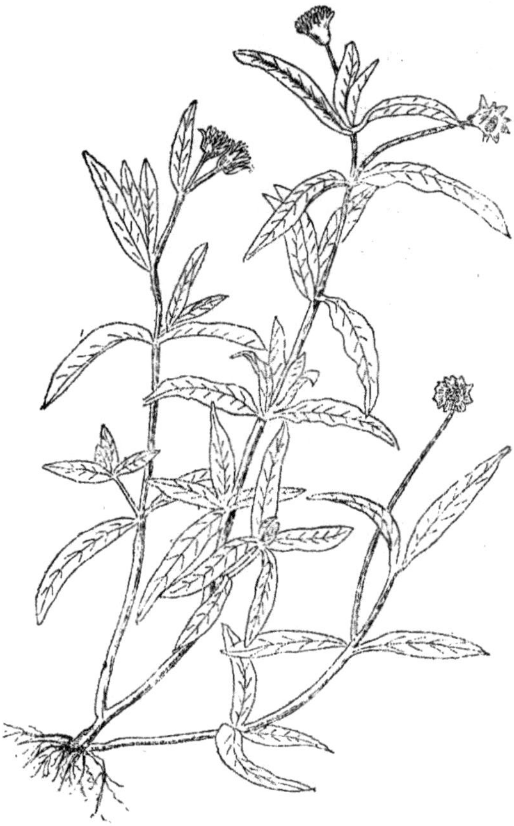

别　　名： 墨汁草、墨旱莲。

生长环境： 山野路旁。

形　　态： 一年生草本。茎高1——2尺，园柱形，茎基部多分枝，并有粗糙的茸毛。叶对生，呈线状矩园形至披针形。叶基部连在茎上，近于无柄，叶边缘完整或稍有浅齿。夏日在叶腋抽出对生小枝，枝端生头状花序。结黑色瘦果。

药用部分： 全草

采集时間： 夏秋两季。

性　　味： 甘，酸平，无毒。

功　　用： 补肝滋肾，凉血，止血。

主　　治： 毒蛇咬伤，赤白带下，胃肠炎，吐血，尿血。

骨 碎 補

别　　名：猴生姜，毛姜

生长环境：附生于崖石间或树干上。

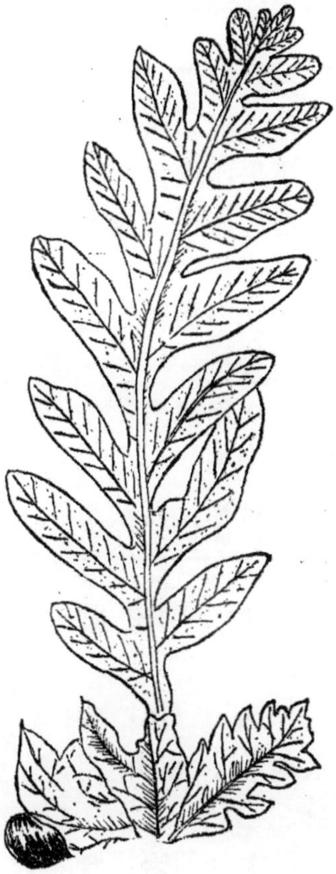

形　　态：多年生草本。叶柄长，叶面青绿色，背面略白，根茎扁长，略如姜形，外表密披赤褐色或褐色披针形鳞叶，有实叶脱落的痕迹及裸叶残茎，折断面呈黄白色，有点状维管束散布。

药用部分：根茎。

采集时間：秋、冬两季。

性　　味：苦，温。

功　　用：补肾，行血。

主　　治：毒蛇咬伤，耳鸣牙痛，肾虚久泻，淋巴结炎，关节炎，瘀血停滞作痛。

說　　明：长在枫树上的骨碎补称之枫姜。

車　前　草

别　　名：

生长环境：路旁、山坡、原野、阴湿地及沟边。

形　　态：多年生草本。叶丛生，具长柄，叶片广卵形，带肉质，叶脉5——7条，在背隆起，花茎腋生，花小而多，排列成穗状，蒴果卵形，熟时横裂，内平有椭园形细小种子4——8粒，表面棕褐色或黑紫色。

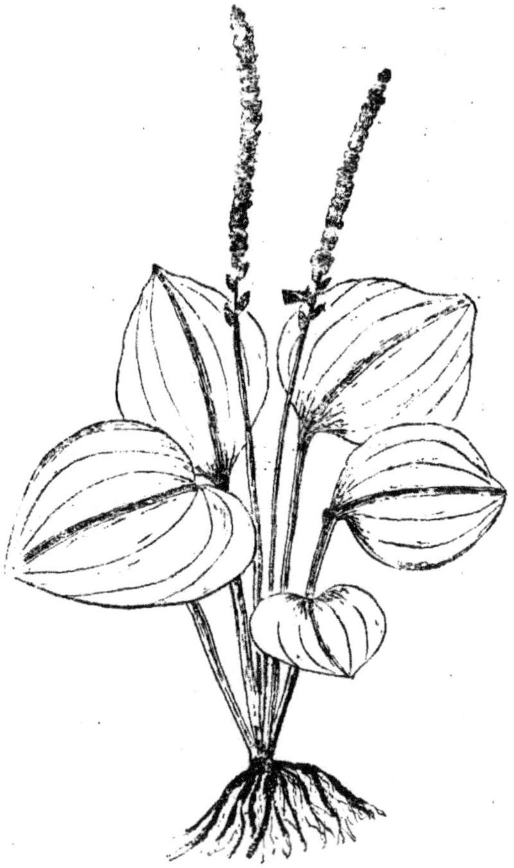

药用部分：全草、种子。

采集时間：夏秋两季。

性　　味：甘寒。

功　　用：利水通淋，清热明目。

主　　治：肾炎水肿，脚气水肿，泌尿系感染，结石，结膜炎。

土　牛　夕

别　　名：白牛夕、红牛夕。

生长环境：野生或栽培。

形　　态：多年生草本。茎高2——3尺，呈方形，有膨大的茎节，分枝多，叶对生，具长柄，叶片椭园形，全缘，穗状花序，腋生兼顶生，9——10月开花，胞果长形。

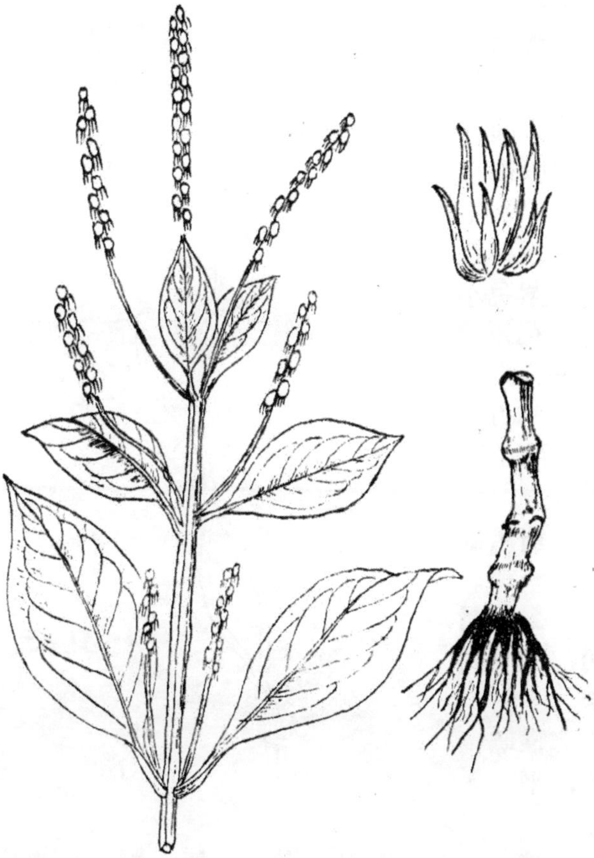

药用部分：根、叶

采集时間：秋冬两季。

性味：苦、酸、平。

功　　用：活血通经，消症下胎，通利关节，引血下行

主　　治：跌打损伤，风湿关节痛，引产，白喉。

半边蓮

别　　名：鱼尾花，瓜仁草。

生长环境：田边水沟阴湿之地。

形　　态：多年生草本。茎纤弱，就地蔓延，随节生根，甚易繁殖，叶互生，线形或狭披针形，先端尖，两边近于全缘，或疏生微齿，近于无柄，夏秋之间，自叶腋抽花梗，顶端生单一淡红色或淡紫色小花，花冠分裂成5瓣，偏向一方，花后结蒴果。

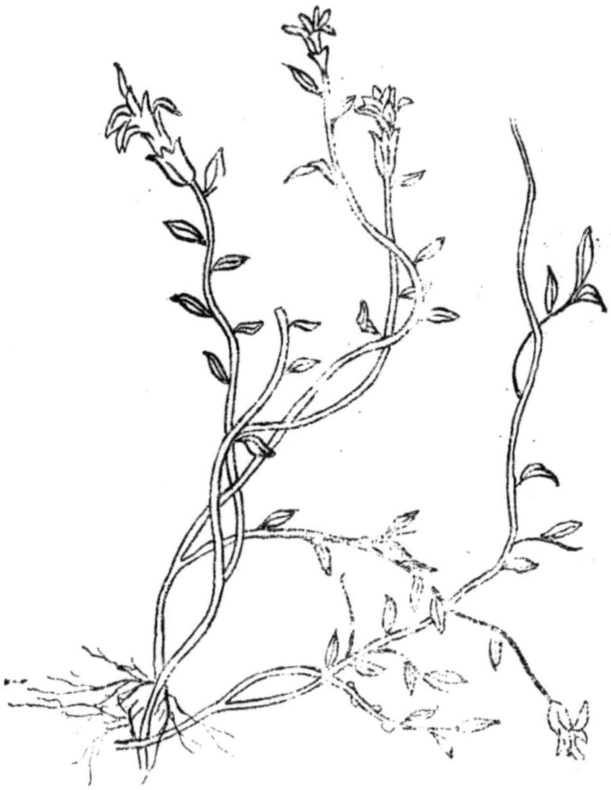

药用部分：全草。

采集时間：夏秋两季。

性味：辛，平，无毒。

功　　用：清热解毒，利尿，消瘀，排脓。

主　　治：毒蛇咬伤，无名肿毒，湿疹，黄疸，水肿，急性桃扁体炎，急性肠炎。

海 金 砂

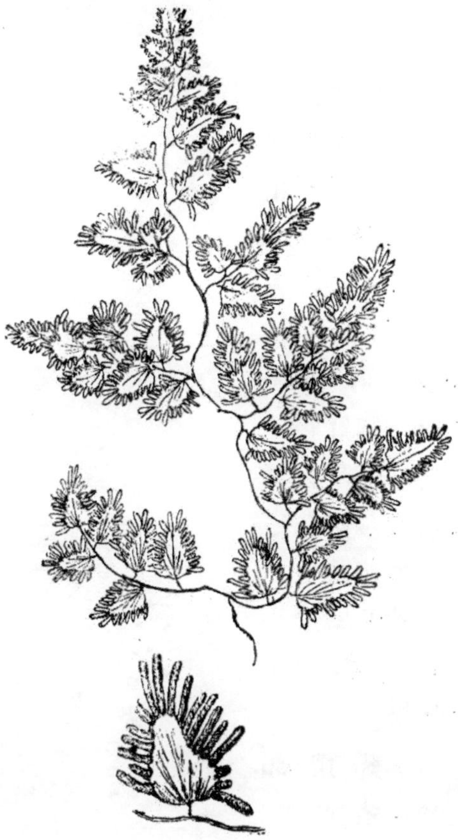

别　　名：蛤蟆藤，鸡脚藤。

生长环境：山野间。

形　　态：多年生草本。缠绕它物生长，高可达1丈以上，地下茎细而匍匐，叶为羽状复叶，小叶边缘有不规则的锯齿分裂，孢子囊群生在叶背面的边缘，成熟时开裂，散出孢子。

药用部分：根、茎、叶。

采集时間：夏秋两季。

性　　味：甘寒。

功　　用：清热利湿，解毒消肿。

主　　治：肾炎，膀胱炎，白带，腮腺炎，痈肿疔毒，牙龈肿痛，乳腺炎，肠炎，利尿。

紫　　苏

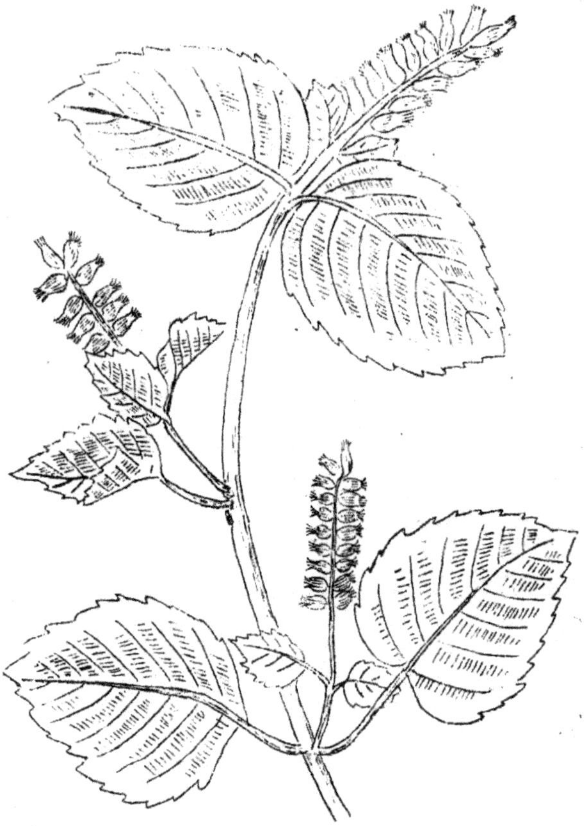

别名：苏叶、苏梗、香苏。

生长环境：原野。

形态：一年生草本植物。茎高约4——5尺，方形，分枝甚多，叶卵园形，紫红色，具长柄，对生，总状花序顶生兼腋生，夏秋开唇形小花，果实为小坚果。

药用部分：茎叶

采集时間：每年7——9月。

性　　味：辛温。

功　　用：发表散寒，行气健胃，祛痰，利尿，解鱼蟹毒。

主　　治：风寒感冒，气管炎，消化不良，鱼蟹中毒。

菖　　蒲

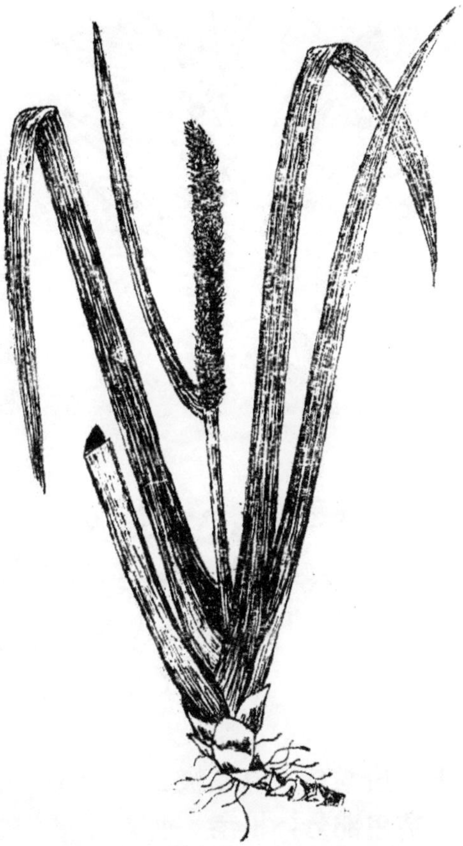

别　　名：石菖蒲、水菖蒲。

生长环境：山涧泉流附近或泉流的水石间。

形　　态：多年生草本。春生青叶，其叶如蒲，先端渐尖，而面均光滑无毛，暗绿色，平行叶脉，叶有香气，夏季自叶腋抽花，黄色而细，呈肉穗状花序。

药用部分：根茎、

采集时间：四季可采。

性　　味：辛，温。

功　　用：芳香开窍，和中辟浊。

主　　治：痰湿蒙蔽心窍，神志昏迷，癫狂，耳聋声哑，胸腹胀满。

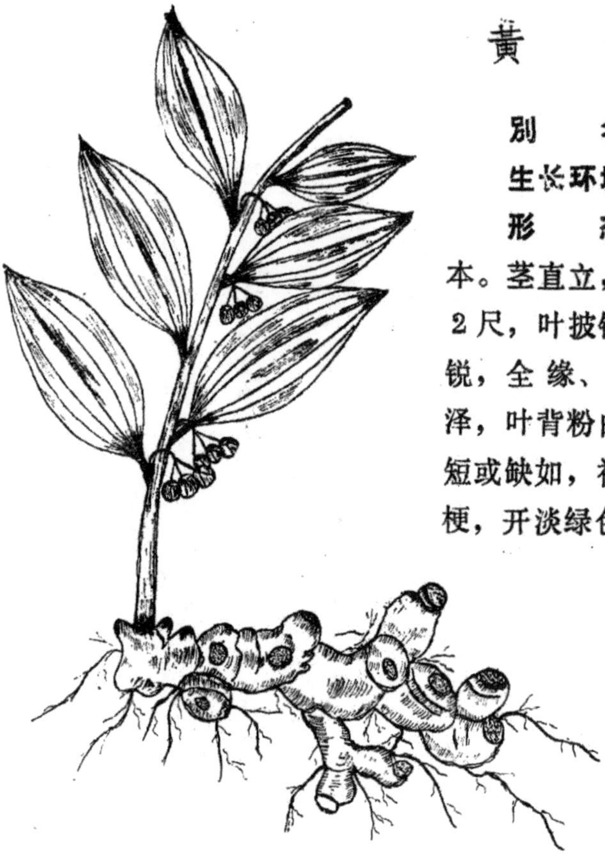

黄　　精

别　　名：九蒸姜

生长环境：山野。

形　　态：多年生草本。茎直立，高约1——2尺，叶披针形，先端尖锐，全缘、互生，有光泽，叶背粉白色，叶柄甚短或缺如，初夏叶腋出花梗，开淡绿色钟状小花，花有柄，数枚下垂，浆果球形，呈暗紫黑色。地下根横肥大，呈园柱状，全体，多节，质柔软，有粘液。

药用部分：根茎

采集时間：冬春两季。

性　　味：甘平。

功　　用：补脾润肺，补气补血。

主　　治：蛔虫腹痛，神经衰弱，贫血，肺结核。

益　母　草

别　　名：

生长环境：山野荒地、路旁、田埂边、山坡草地、溪边等土壤贫瘠的干燥的地方。

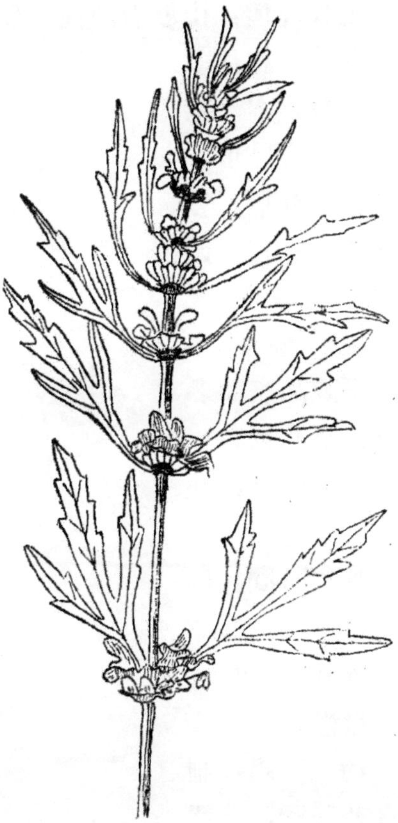

形　　态：一年生或二年生草本。茎方形，有分枝，全体有细毛，叶对生，羽状深裂，裂片狭长，花腋生，开红紫色唇形小花，亦有开白花者，一花常结四子，即充蔚子。

药用部分：全草和子。

采集时間：夏末秋初。

性　　味：辛、微苦、微寒。子：微寒。

功　　用：活血调经，祛瘀生新，利水消肿，其子凉肝明目。

主　　治：月经不调，慢性肾炎，跌打损伤，角膜云翳。

何 首 烏

别　　名：生首乌

生长环境：山坡石隙间、路旁、沟边、墙下和灌木丛中

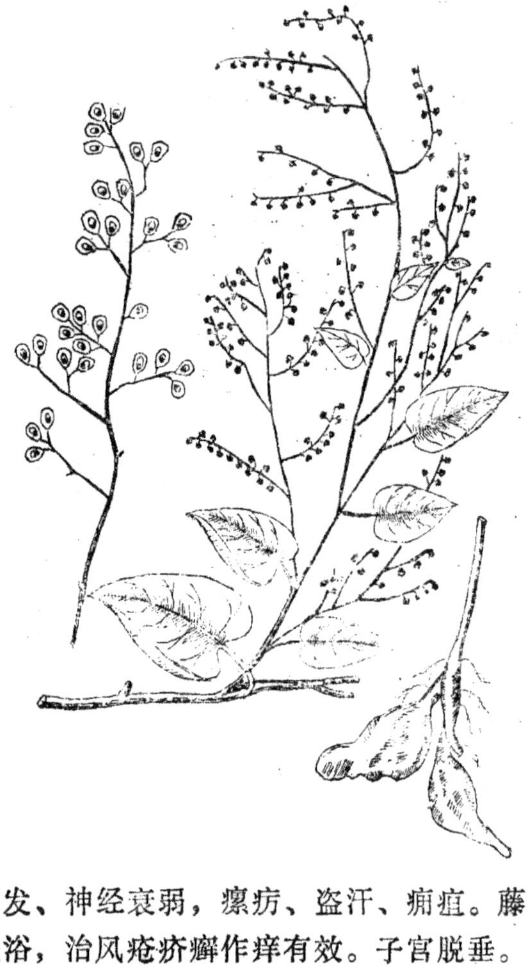

形　　态：多年生攀援草本。茎蔓生，叶心脏形，全缘，具叶柄，秋季开白色小花，园锥花序，果为瘦果。块根颇似白薯，干燥品表面多皱襞，显棕褐色。

药用部分：块根。

采集时間：四季均可。

性味：苦、涩、微温。

功　　用：制首乌补肝肾，益精血。生首乌通便，解疮毒。

主　　治：贫血、白发、神经衰弱，瘰疬、盗汗、痢疸。藤叶煮汤洗浴，治风疮疥癣作痒有效。子宫脱垂。

蒼　耳　草

别　　名：粘骨蛆。

生长环境：原野。

形　　态：一年生草本。茎高2——5尺，叶互生，心脏形，先端尖，锯齿，缘夏日枝梢开单性绿色头状花。果实呈枣核形，密生带钩的刺，名苍耳子。秋分前后茎内生小虫，名苍耳蠹虫。

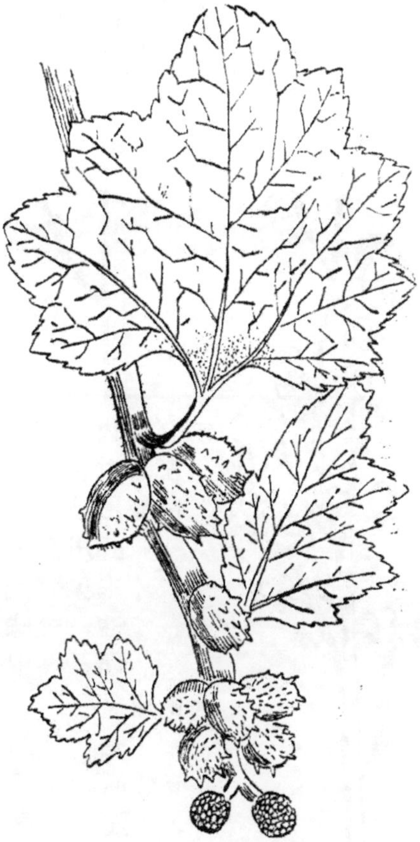

药用部分：全草、子、虫。

采集时間：七至八月。

性　　味：果实：甘苦温；茎叶：苦辛、微寒。虫：咸寒。

功　　用：草：清热解毒；子：发汗通窍，散祛湿。虫：清火解毒。

主　　治：风湿性关节炎，对于麻疯症尤有良好功效。子：风风寒头痛、鼻炎、鼻息肉。虫：疔疮肿毒。

草乌

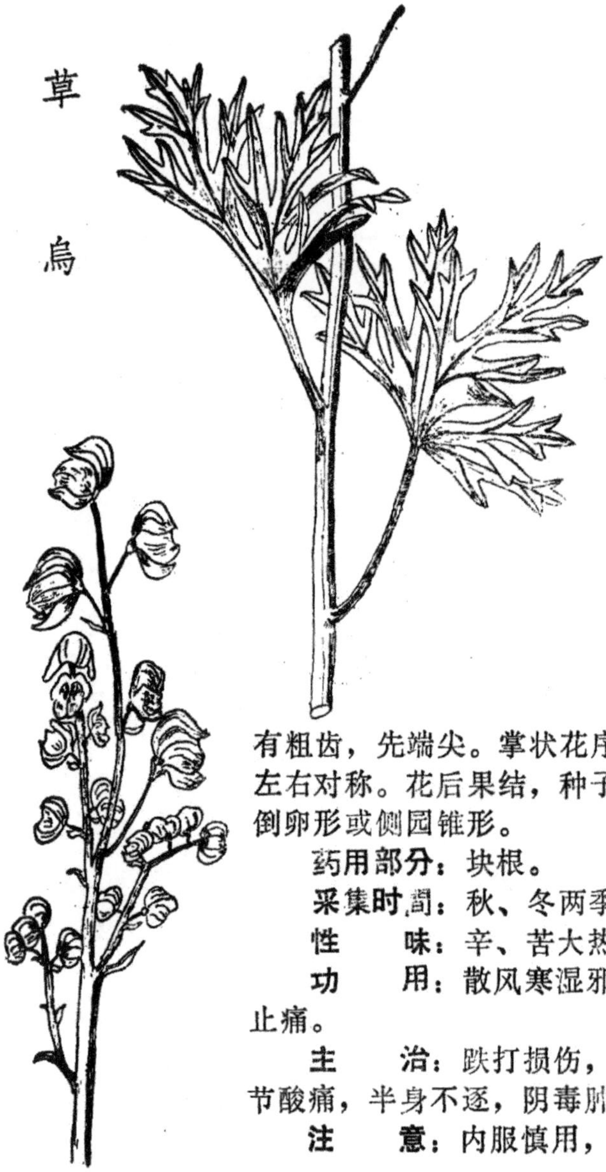

别名：两头尖 土附子。

生长环境：山野。

形态：多年生草本。茎高3——3尺。叶对生，下部叶有柄，上部叶无柄，叶片革质，掌状三深裂，中央裂片菱形，再三裂，边缘有粗牙状缺刻，两侧裂片2——3深裂也有粗齿，先端尖。掌状花序，有茸毛。花左右对称。花后果结，种子多数。块根长倒卵形或侧园锥形。

药用部分：块根。

采集时间：秋、冬两季。

性　　味：辛、苦大热、有毒。

功　　用：散风寒湿邪，活血祛瘀，止痛。

主　　治：跌打损伤，风湿痹痛，关节酸痛，半身不逐，阴毒肿痛。

注　　意：内服慎用，一般作外用。

黄　　　連

别　　名：土黄连、乌蕨。

生长环境：高山林中、阴湿岩石上及石壁上。

形　　态：多年生草本。高60厘米左右。根茎长而横走，密被暗褐色鳞片。叶远生，禾秆色或基部褐棕色，无毛；叶片卵园形披针形或三角状披针形，3—4回羽状分裂，羽片6—9对，互生，下部羽片披针形三角形，斜展；小羽片多数，最后裂片3裂，先端有短尖。叶革质至亚革质，无毛，叶脉分离。

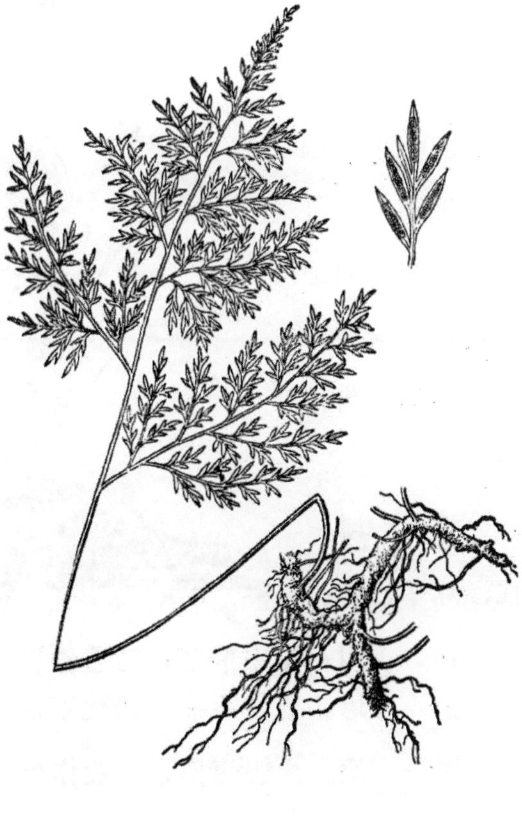

药用部分：全草。

采集时間：四季均可采。

性　　味：苦寒

功　　效：清热解毒。

主　　治：毒蛇咬伤，细菌性痢疾，口腔炎，结膜炎。

山 奈

别　　名：

三奈、山辣、三乃子。

生长环境：

平原，山野。

形　　态：

草本。为不正园形的地下，茎外面类白色，内部色白，气芳香。

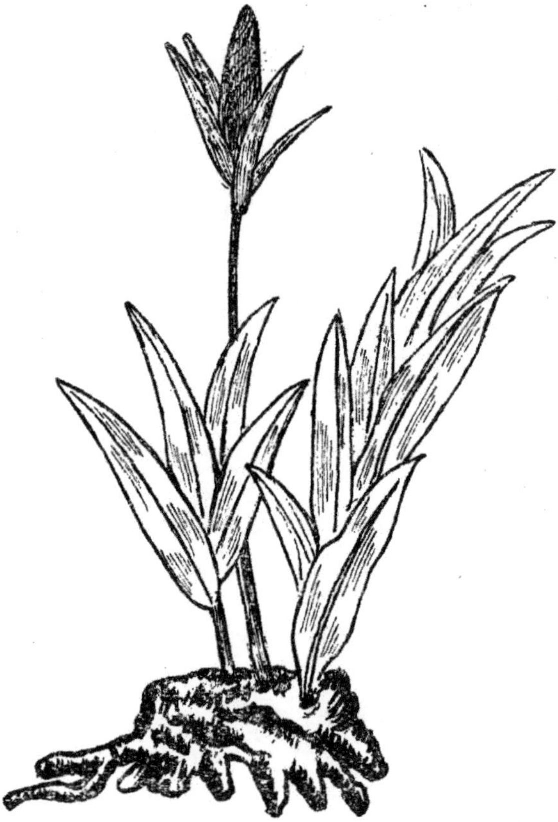

药用部分：

根、茎

性　　味：

性温味辛无毒。

功　　用： 温中散寒，芳香健胃。

主　　治： 胃腹冷痛，消化不良。毒蛇咬伤。

注　　意： 内服慎用，一般作外用。

青　木　香

别　　名： 马兜铃根、土麝香、痧药。

生长环境： 山野。

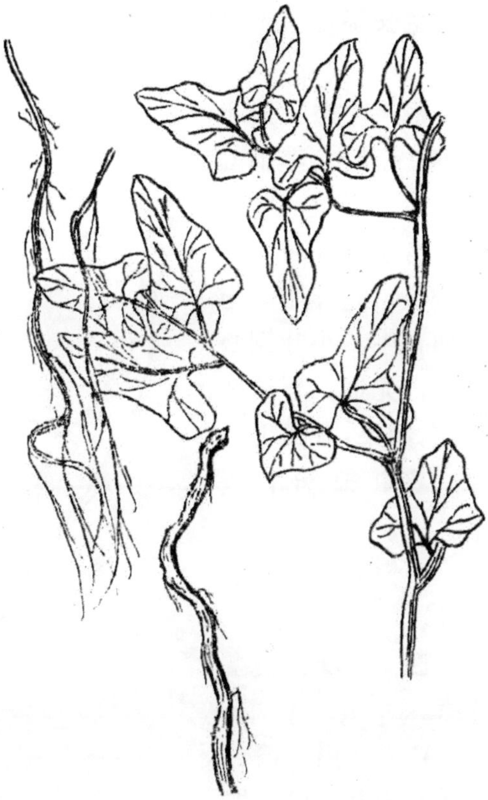

形　　态： 多年生缠绕草本。根为不整齐的园柱形，黑色或黄褐色，有香气。春抽新苗，缠绕树木而生。叶互生呈心脏形，叶片大小端不一，先钝园，边缘完整，背面有白色柔毛。夏天开紫绿色喇叭状不整齐花朵，花后结椭园形褐色蒴果。

药用部分： 根。

采集时間： 秋季。

性　　味： 苦辛，微温。

功　　用： 除湿秽，顺气开窍，止痛，解毒。

主　　治： 胃疼，斑痧腹痛，瘴气吐泻，毒蛇咬伤，指头肿痛，流脑，乙脑。

酢　酱　草

别　　名：酸草、三叶酸、斑鸠酸。

生长环境：于田园、坡地、水沟边、湿地及杂草丛中。

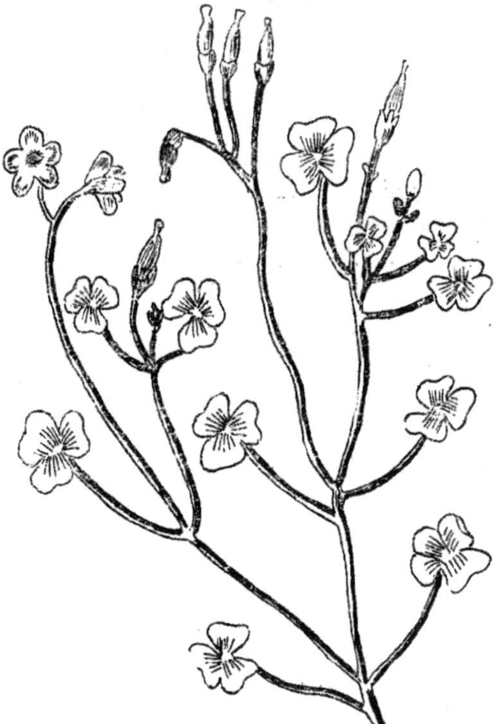

形　　态：矮小草本。平卧，茎匍匐状，节节生根，叶互生，有小叶3枚，叶柄较长，托叶小，与叶柄合生，小叶倒心脏形，无柄，夏秋开黄花，蒴果，有柔毛。

药用部分：全草。

采集时間：四季可采。

性　　味：酸微甘凉。

功　　用：清热解毒，活血散瘀，生津利尿。

主　　治：跌打损伤，感冒发热（上呼吸道炎），泌尿系感染或结石，神经衰弱，急性肠炎。

馬　齿　莧

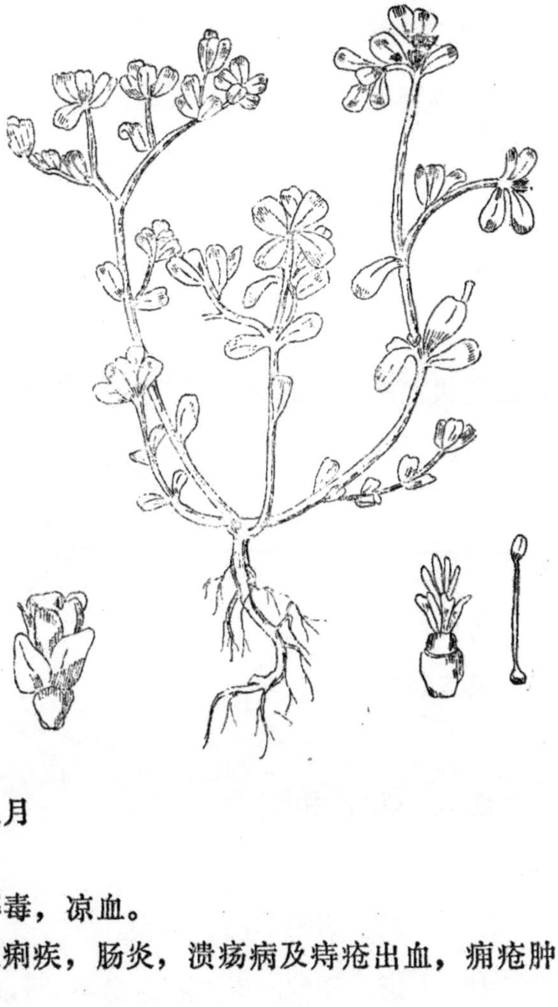

别　　名：瓜仁菜

生长环境：田地、路旁。

形　　态：草本。茎光滑多汁，常常平卧地上，多分枝，带红色。叶肉质，似马齿形，夏天枝端开黄色小花，花后结果，果实盖裂，里面有许多黑色种子。

药用部分：全草

采集时间：六至八月

性　　味：酸凉。

功　　用：清热解毒，凉血。

主　　治：细菌性痢疾，肠炎，溃疡病及痔疮出血，痈疮肿毒。

韭菜麦冬

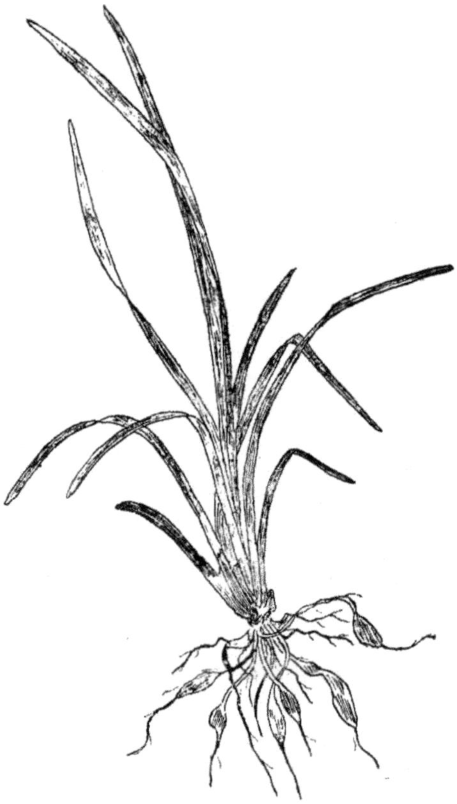

别　　名：麦门冬

生长环境：山野或栽培

形　　态：多年生常绿草本。叶丛生，细长作线形，质硬，开淡紫色穗状花序，花后结球形兰碧色浆果，须根长而多，末端膨大呈纺锤状根块。

药用部分：块根。

采集时間：秋、冬季。

性　　味：甘，苦，微寒。

功　　用：清热养阴，润燥。

主　　治：干性咳嗽，咯血，鼻衄，阴虚内热，津枯口渴。

土 茵 陈

别　　名：阴行草、倒挂金钟。

生长环境：山野间向阳区

形　　态：一年生草本。茎高1—3尺，直立。叶似艾叶，羽状分裂，对生。夏天叶腋间分枝；梢间叶生腋短梗，开钟形小花，花黄色。花后结果，形如荚角状。

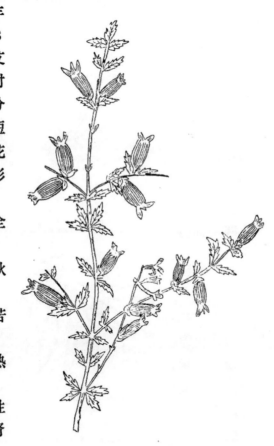

药用部分：全草。

采集时間：秋季。

性　　味：苦寒，无毒。

功　　用：清热利湿。

主　　治：急性传染性肝炎，急性肾炎。

天門冬

别　　名：小叶青、天冬、龙须草。

生长环境：山野。

形　　态：多年生蔓草。茎蔓攀扶他物，可高至丈余，叶片细小，似杉叶而更细。淡黄白色小花，腋生具柄。花后结小球形浆果，熟时红色，中藏黑子6枚。根多数丛出，呈纺锤状，皮细肉厚肥大，表面淡黄色，内部白色，颇百部，多脂似液，粘腻。

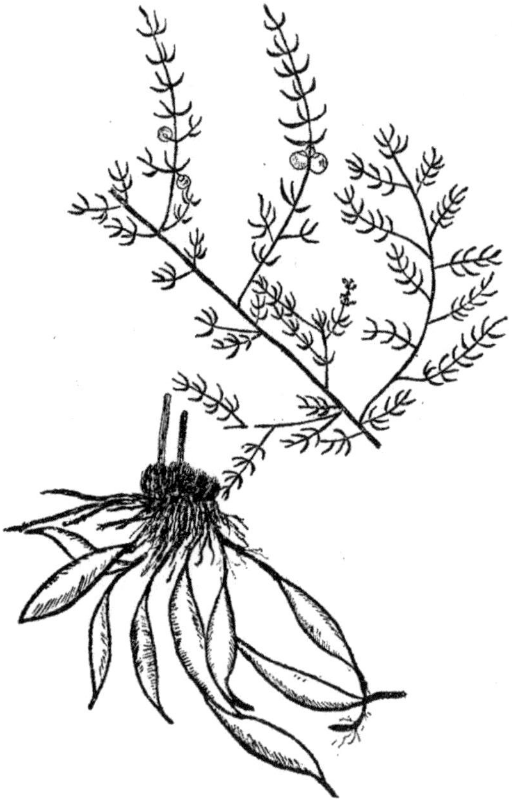

药用部分：块根

采集时間：秋季。

性　　味：甘、苦、大寒。

功　　用：养阴清热，润肺滋肾，止血。

主　　治：阴虚内热，津枯口渴，肺热燥咳痰稠，或咳血。毒蛇咬伤，刀口出血。

野　芥　菜

别　　名：

生长环境：原野，水沟边

形　　态：一年生草本。叶从根部生长，呈长椭园形，先端钝尖，有长柄，叶腹面淡绿色，背面绿色，叶缘有稀疏白色柔毛，如芥菜状。

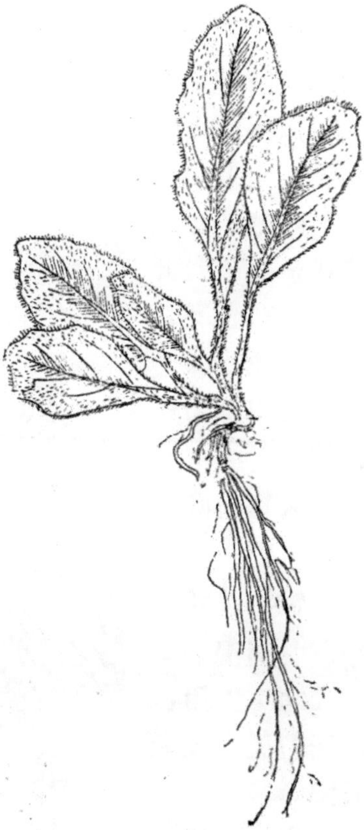

药用部分：全草。

采集时間：夏秋。

性　　味：辛温。

功　　用：活血，散瘀止痛。

主　　治：跌打损伤。

（二）木　本

桂　枝

别　　名：

生长环境：山地及栽培。

形　　态：多年常绿乔木。茎高至5丈许，叶为三出脉，广披针形或长椭园形，表面绿色，光滑，春末于叶腋或顶端抽花，茎五月开细小黄白色花，呈园锥花序。

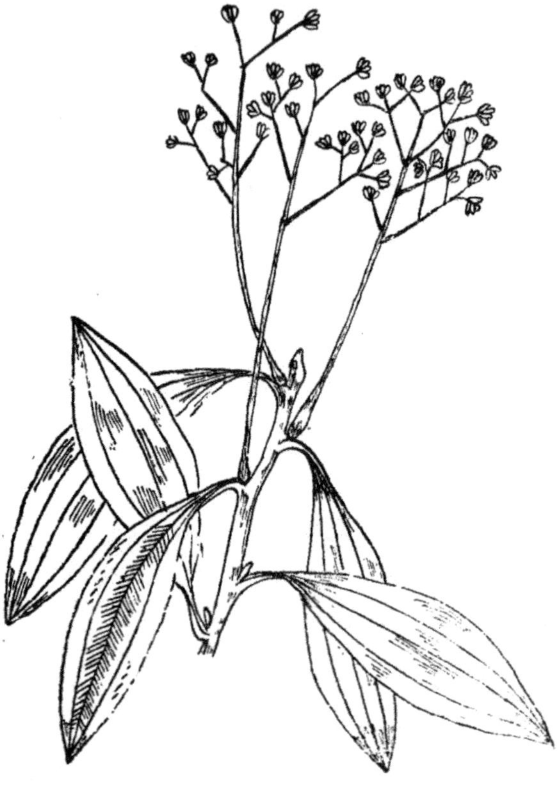

药用部分：嫩枝

采集时間：春季

性　　味：辛、甘而温。

功　　用：发汗解肌，温经通阳。

主　　治：感冒，通阳化气，温通经　脉。

大　　　青

别　　名：大青叶、大兰。

生长环境：山野。

形　　态：多年生灌木。茎高2—3尺，叶对生，卵园形，边有锯齿，暗绿色，于茎顶和叶腋开唇形花冠，带紫色。干燥叶呈皱缩状，黑绿色，质脆易碎，有特殊微臭。

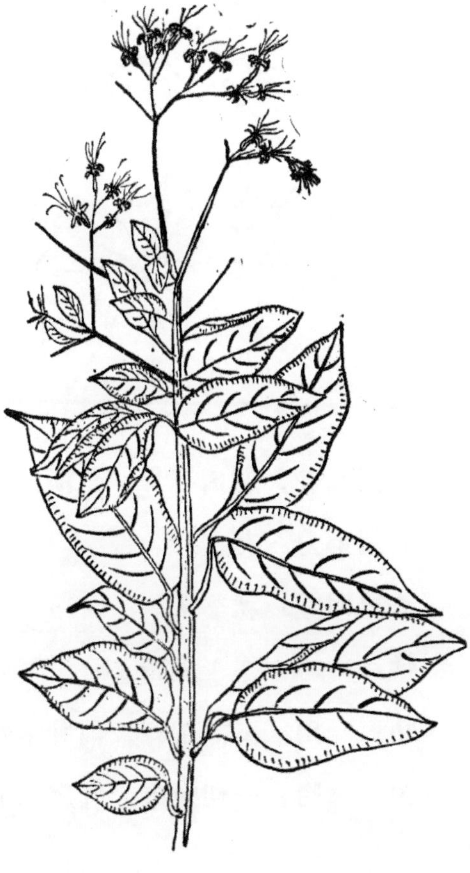

药用部分：根、叶。

采集时間：叶：3—4月采；根：秋季采。

性　　味：苦、咸，大寒。

功　　用：泻火解毒，消斑。

主　　治：斑疹伤热，急性寒病，扁体桃炎，腥红热，麻疹，丹毒，口腔炎。

芙 蓉

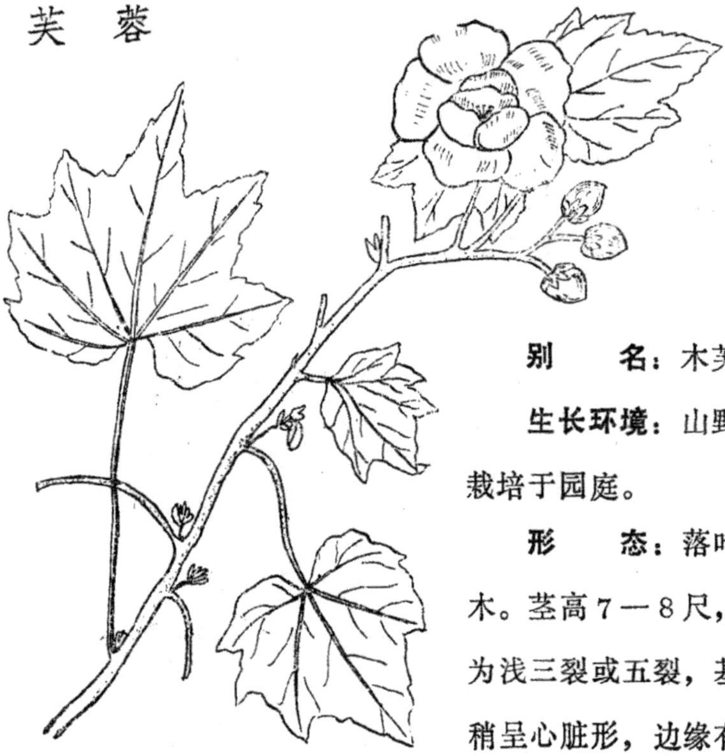

别　　名：木芙蓉

生长环境：山野或栽培于园庭。

形　　态：落叶灌木。茎高7－8尺，叶为浅三裂或五裂，基部稍呈心脏形，边缘有钝齿，秋间开花，花瓣五片，色淡红。

药用部分：花、叶、根。

采集时間：秋季采。

性　　味：辛平无毒。

功　　用：清热解毒，消肿排脓。

主　　治：一切痈疽，乳痈恶疮，水火烫伤，跌打损伤。

• 112 •

台　　烏

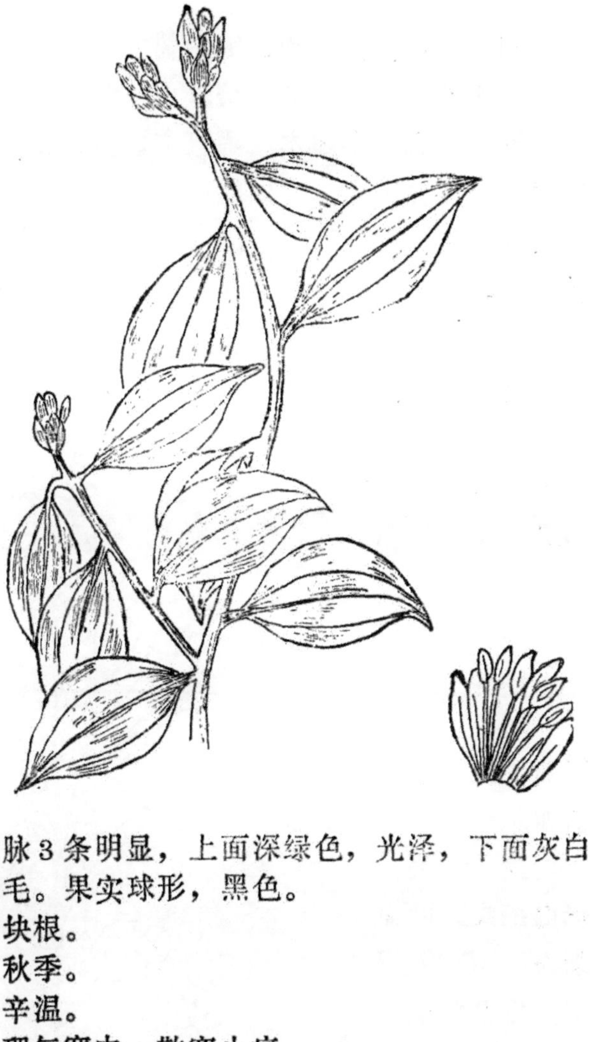

别名：乌药，旁皮卵。

生长环境：山坡路旁向阳处。

形态：常绿灌木或小乔木。茎高3—7尺，树皮灰绿色，小枝密生黄褐色的细柔毛。叶互生，革质，卵园形至卵状椭园形，先端长尖或尾状渐尖，基部园形至阔楔形，有主脉3条明显，上面深绿色，光泽，下面灰白色，密生褐色细毛。果实球形，黑色。

药用部分：块根。

采集时間：秋季。

性　　味：辛温。

功　　用：理气宽中，散寒止痛。

主　　治：月经不调，逆气胃痛，反胃吐食，泄泻痢疾，斑痧闭症，中毒性消化不良，小便频数，遗尿。

木　　槿

别　　名：白木槿，篱沿树。

生长环境：野生或栽培。

形　　态：小灌木。茎直立，多分枝。叶片有三裂缺，绿色，边缘有锯齿，叶面粗糙。6—7月开花，花绿淡红、紫色或白色。花后结果，果实有毛。

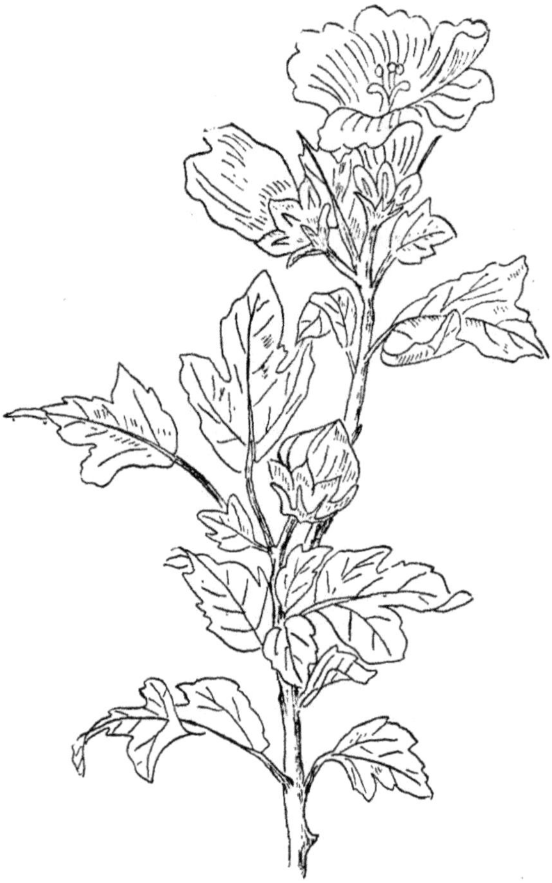

药用部分：花、根。

采集时間：花夏季采，根四季采。

性　　味：甘平，无毒。

功　　用：清热去湿，润燥活血。

主　　治：赤白痢疾，吐血衄血，赤白痢疾，皮肤癣疮，月经不调，赤白带下，便血。

黄 枝 子

别　　名：山枝子、红枝仁、梔子。

生长环境：灌木丛中。

形　　态：常绿灌木。叶对生或三叶轮生，叶片先端渐尖，基部楔形，全缘。叶柄短，上面有沟糟，下面呈半园形。花白色，有芳香，单生叶腋。果实长椭形，黄色，有六纵棱。

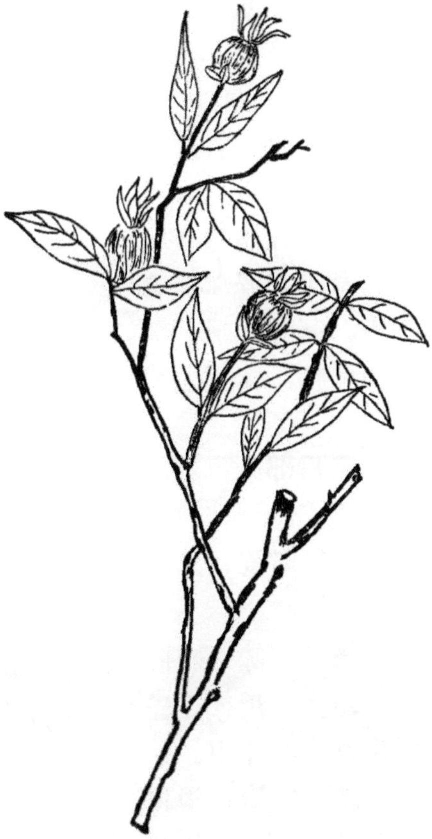

药用部分：根、果实。

采集时間：秋季。

性　　味：苦寒。

功　　用：解热，收歛，止血，利尿，清热泻火。

主　　治：风热感冒，黄疸型肝炎，衄血，吐血，急性淋病，菌痢，乳腺炎，疮疡肿毒，蛇咬伤。

野山楂

别　　名：猴楂、北查、生山查。

生长环境：荒山坡、灌木丛中。

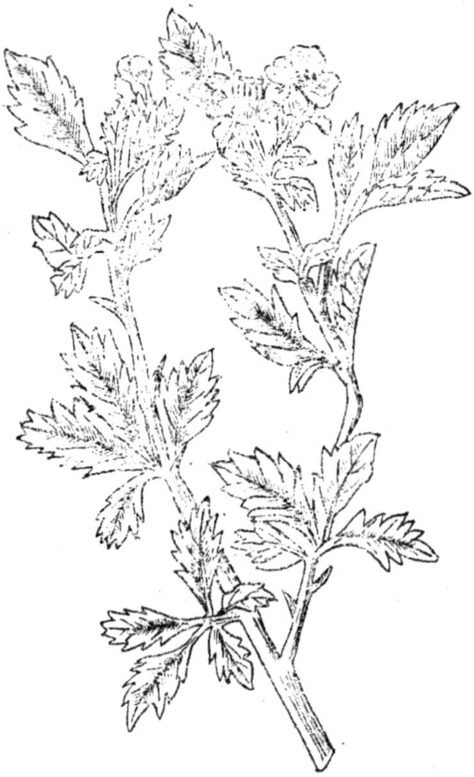

形　　态：灌木。枝密生，有刺，小枝幼时有毛。叶互生。叶片先端常有三裂，有不整齐深切裂锯齿，基部楔形，渐窄至叶柄。花黄色或紫色。

药用部分：茎、叶、果。

采集时间：夏秋季。

性　　味：酸甘。

功　　用：促进消化及强心作用。

主　　治：消化不良，心脏病的喘息。

木　　通

别　　名： 通草。

生长环境： 高山。

形　　态： 落叶蔓生灌木。叶为掌状复叶，小叶长椭园形，夏初，新叶与花同时展放，花淡紫色，浆果成熟时纵常裂，露出白色果肉，茎成园柱形，直径3—8分，外表灰棕或灰黄色，有纵沟纹，切开可见导管众多，呈针孔状，射线自髓部向皮部辐射。

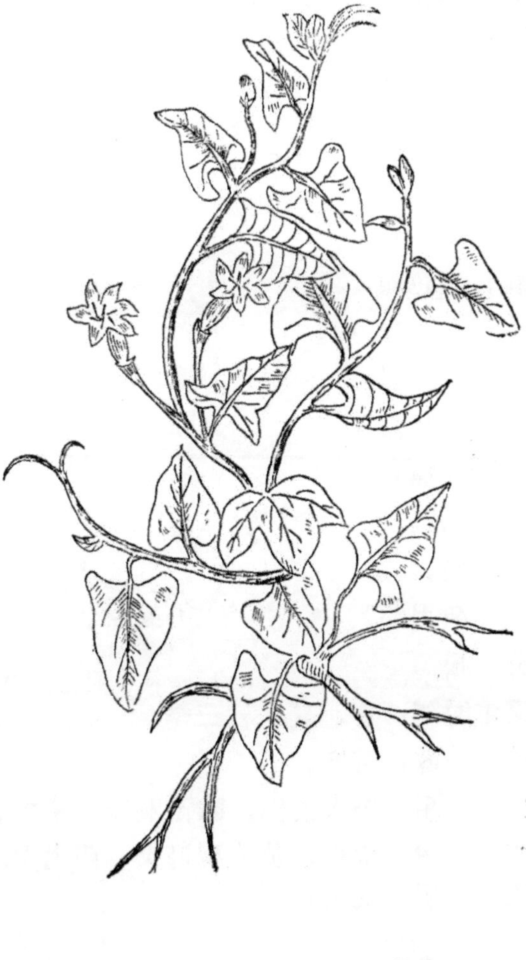

药用部分： 茎

采集时間： 9—10月采集。

性　　味： 苦寒

功　　用： 降火利水，宣通湿滞。

主　　治： 急性膀胱炎，输尿管炎，尿道炎，小便不利，风湿关节痛，乳少，经闭。

苦　　参

别　　名：牛人参、牛参。

生长环境：山野。

形　　态：多年生落叶亚灌木。一般茎高三尺余，叶互生，奇数羽状复叶，小叶对生，叶片椭园形，夏季于枝端叶腋开淡黄色蝶形花排列成总状花序，秋季结荚果，内列种子2—6粒，黑色如小豆。干燥根呈灰黑色，粗壮而长，皮糙有显著纵皱，质坚硬。

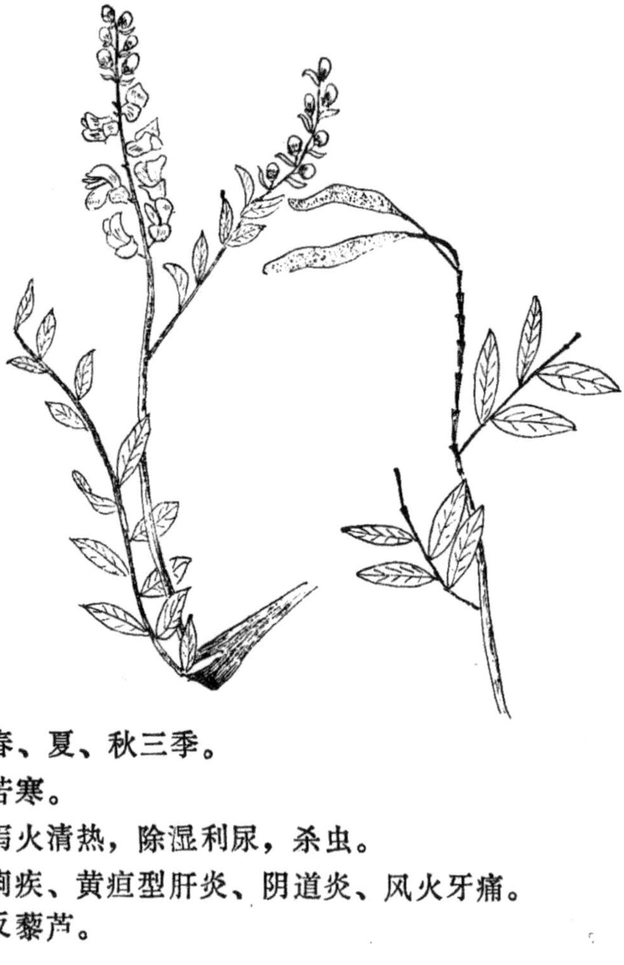

药用部分：根。

采集时間：春、夏、秋三季。

性　　味：苦寒。

功　　用：泻火清热，除湿利尿，杀虫。

主　　治：痢疾、黄疸型肝炎、阴道炎、风火牙痛。

注　　意：反藜芦。

对 叶 荷

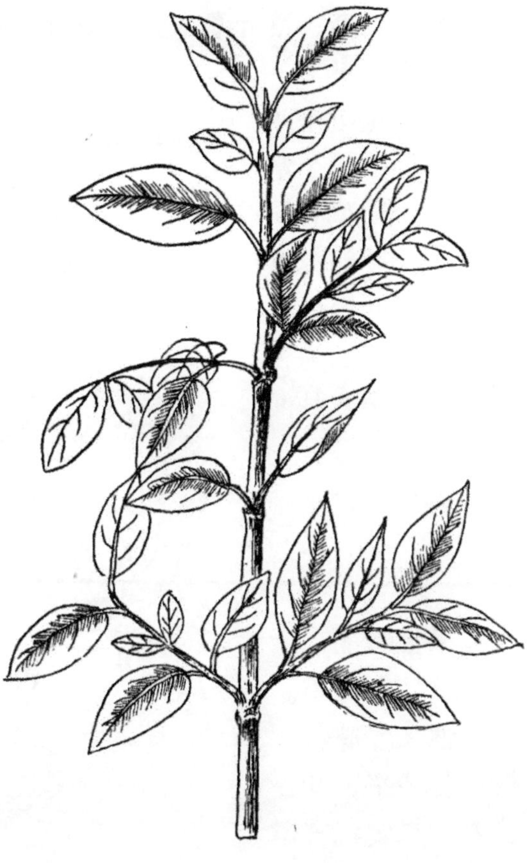

别　　名：对金钱树，双合印，果实称女贞子。

生长环境：山野、庭园。

形　　态：多年生常绿乔木。树高数丈。叶对生，有短柄。叶卵圆形或长卵圆披针形，先端尖，表面光滑，边缘完整，中脉明显。叶上面深绿色，下面淡绿色。花白色，为圆锥花序。花后结黑色或紫色浆果。

药用部分：茎、叶、果实。

采集时間：四季可采。

性　　味：苦寒。

功　　用：清热解毒，消肿止痛。女贞子为强壮剂。

主　　治：疔疖痈肿，蜂窝组织炎，肝肾阴虚。

黄　　荆

别　　名：黄荆柴、土常山、七叶黄荆。

生长环境：山野、路旁。

形　　态：落叶灌木。树皮为灰褐色，新枝为四方形，有细茸毛。叶对生，一般是五个小叶，排列成一个掌状复所，间或有三叶复生，叶边缘有小锯齿，叶表面为淡绿色，背面为粉白色。六至八月间开淡紫色花朵。

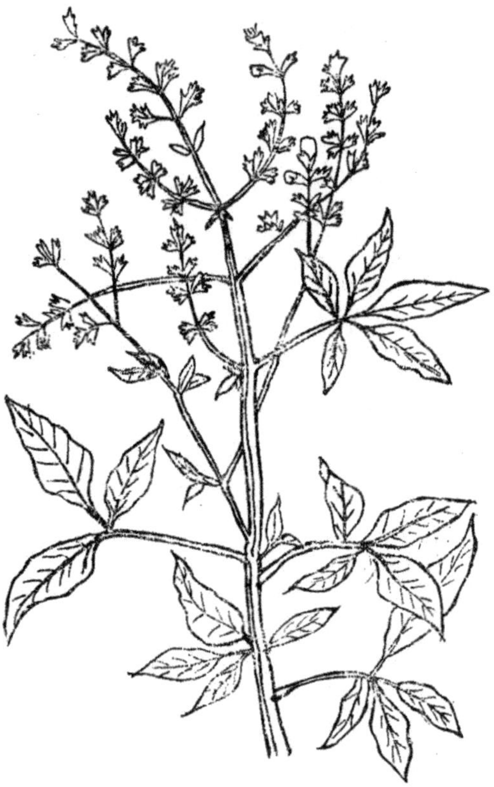

药用部分：根、茎、叶、果实。

采集时间：夏、秋、冬三季。

性　　味：根：甘、平，叶：苦寒，果实：苦温无毒。

功　　用：祛风解表，止咳定喘，驱蛲虫。

主　　治：毒蛇咬伤，急性胃肠炎，哮喘，小儿疳积，疟疾，斑痧腹痛。

金 樱 子

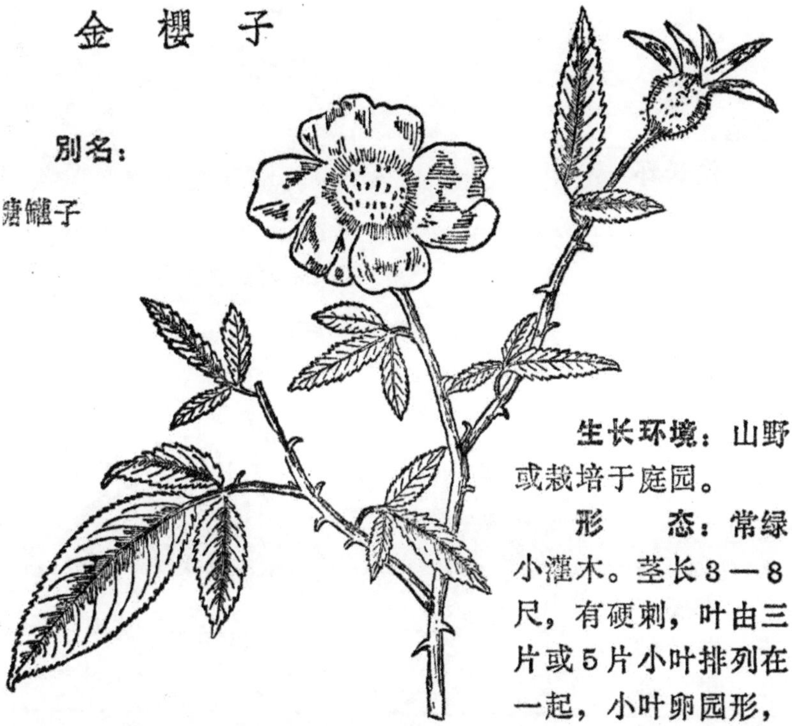

别名：

糖罐子

生长环境：山野或栽培于庭园。

形　　态：常绿小灌木。茎长3—8尺，有硬刺，叶由三片或5片小叶排列在一起，小叶卵园形，边缘有锯齿。五、六月间开白色或淡红色花，花后结橙红色罐形多刺果实。

药用部分：根、叶、果实。

采集时間：根——秋季；果实——冬季；叶——临时采。

性　　味：性平，味酸濇无毒。

功　　用：根—濇精气，敛喘咳，跌打损伤，骨折。叶—外敷肿毒，溃疡，水火烫伤。

主　　治：膀胱结石，跌打损伤，骨折，崩中带下，遗精，滑精，咳嗽，腰痛，痈肿疔毒，开水灼伤。

扁柏

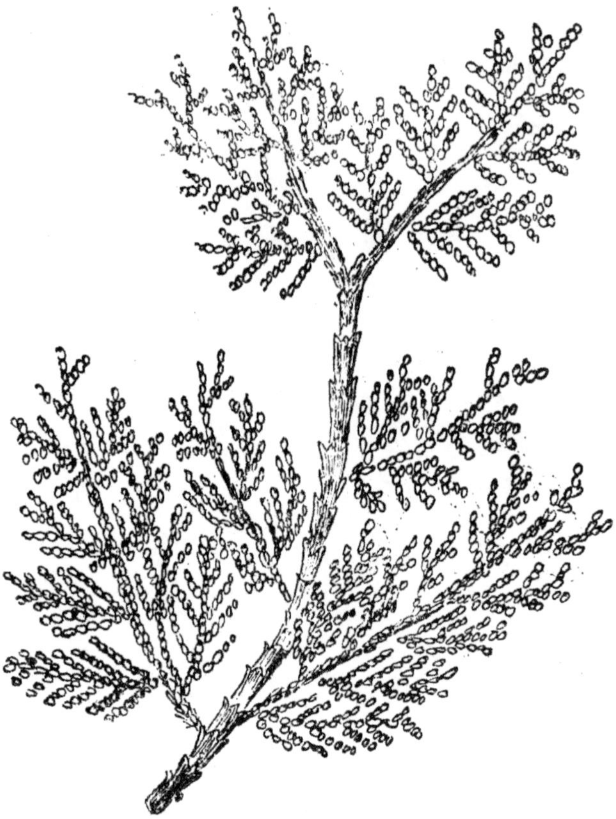

别名： 侧柏

生长环境： 山野、栽培。

形态： 常绿灌木。茎高五尺至一丈余，多分枝。叶小似鳞片状，绿色光滑，紧贴在枝上，春天开花，花后结果，果似菱角。

药用部分： 叶及子仁

采集时间： 四季均可。

性　　味： 苦涩凉，气微香。

功　　用： 清热解毒，散瘀止血，润肺止咳。子仁：补脾润肺，养心安神。

主　　治： 吐血，咳血，痢疾，月经过多，鼻衄，痔疮出血，结合膜炎，白浊，失眠，遗精，心悸汗出，神经衰弱，跌打扭伤，关节肿痛。

威 灵 仙

别　　名：老虎须。

生长环境：林间、路边、沟边等地。

形　　态：多年生半常绿攀缘灌木。叶对生，羽状复叶椭园形，先端尖，全缘，由小叶5片或3片合成对生，叶柄长，茎长可至数丈，攀缘他物上升。夏日开白色花，花腋生，呈椭园锥状聚伞花序，瘦果扁卵形，有短毛如羽。干燥根上端有膨大的根头部，多曲屈皱缩，外表淡褐色。

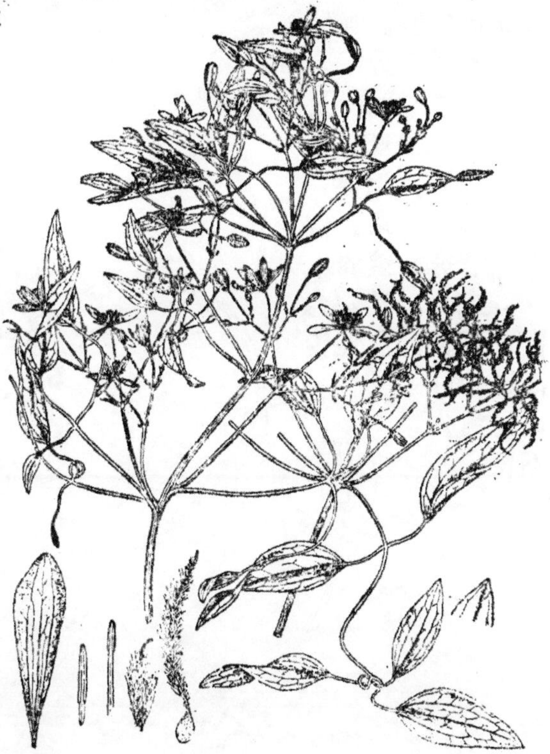

药用部分：根、茎、叶。

采集时间：叶、茎春夏季采；根临时采。

性　　味：辛、咸、温。

功　　用：祛风湿、止痛、利尿消肿。

主　　治：跌打损伤，风湿痹痛，黄疸，浮肿，乳腺炎，牙痛，角膜云翳。

藿　香　藤

别　　名：

生长环境：山野。

形　　态：一年生落叶藤本。茎方形有节，中空，外面色淡褐，叶对生，心脏形，前端尖，边缘有锯齿。气芳香，结球形果实。

药用部分：全草。

采集时间：夏秋两季。

性　　味：辛淡，微温，无毒。

功　　用：健胃，消炎，镇痛。

主　　治：急性胃肠炎，急性传传染性肝炎。消化不良。

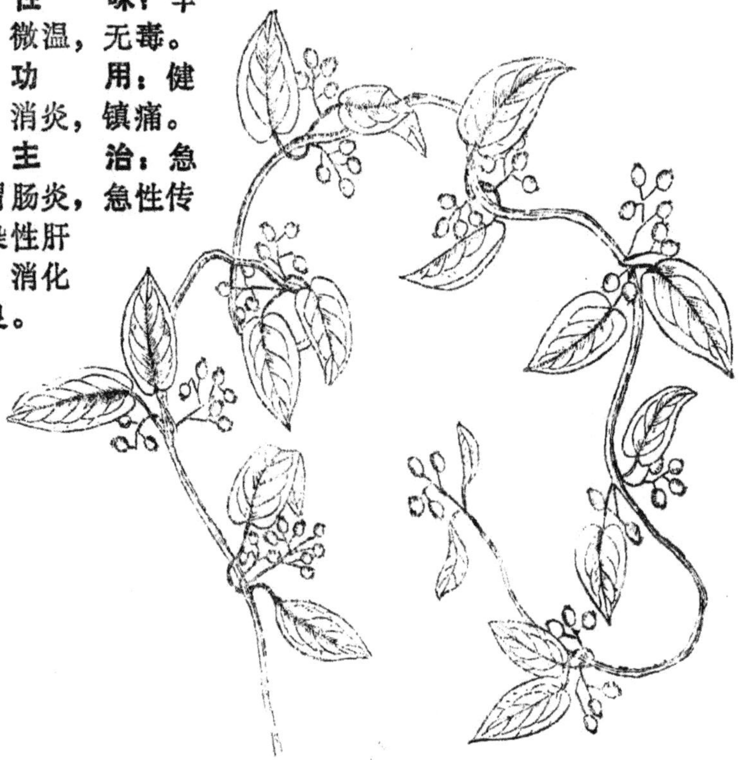

馬 尾 松

别　　名： 松树，崇树。

生长环境： 平原、丘陵、山野。

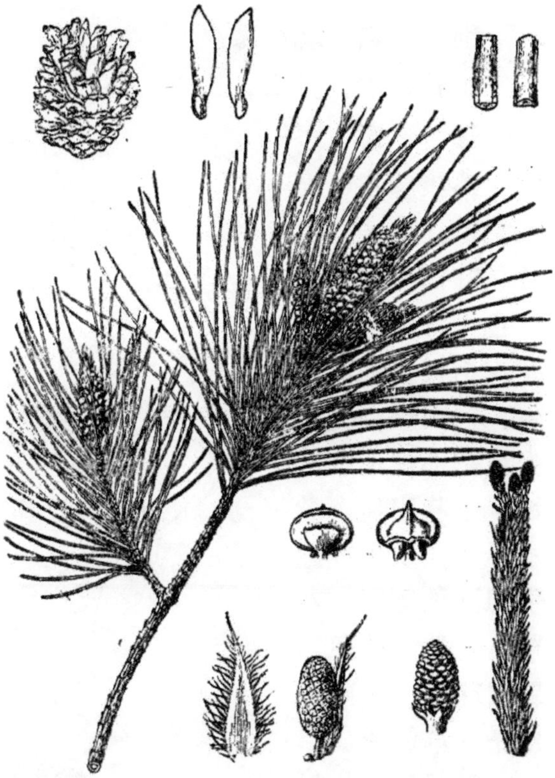

形　　态： 高大乔木。树皮灰褐色，有粗鳞片，幼枝细长，黄褐色。叶似针状，鲜绿色，由二枚或三枚合一束。春末开花，花粉黄色，花名药用之松花粉，花后结鸡蛋状球果，有鳞片。

药用部分： 根、叶。

采集时间： 四季均可。

性　　味： 苦、温、无毒。

功　　用： 驱风除湿，活血、止血。

主　　治： 跌打损伤，打伤吐血，牙疼，风湿腰痛。

青　　藤

别　　名：花味藤。

生长环境：荒野，山坡，溪池，肥沃半阴地。

形　　态：多年生草质藤本。茎缠绕攀援幼茎、叶背、叶柄花序均被灰色毛茸，老枝秃净或稍被毛。叶对生，椭园形，先端尖，基部楔形或圆钝，主脉明显。秋季开花，顶生或腋生的园锥花序，花冠白色带淡紫色。果实球形，成熟时光亮，草黄色。

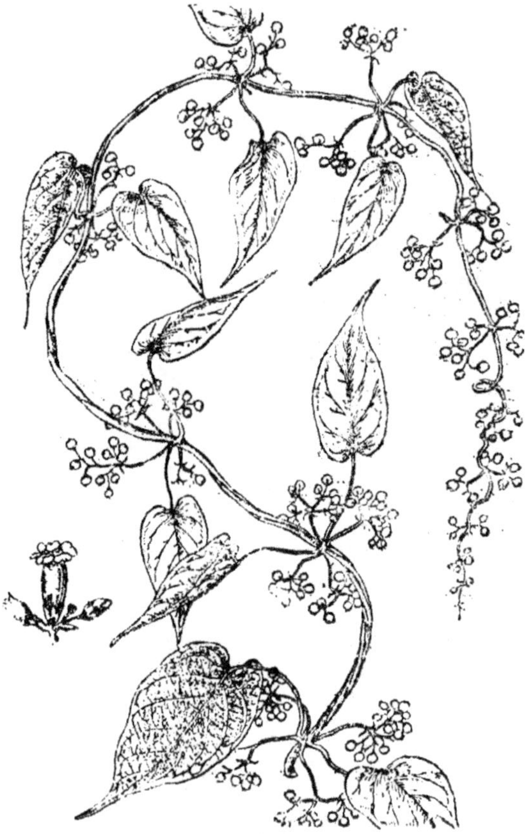

药用部分：根或全草。

性　　味：酸甘无毒。

功　　用：祛风散湿，消痰，解毒，消食化积。

主　　治：中暑，关节炎，毒蛇咬伤。

南　　藤

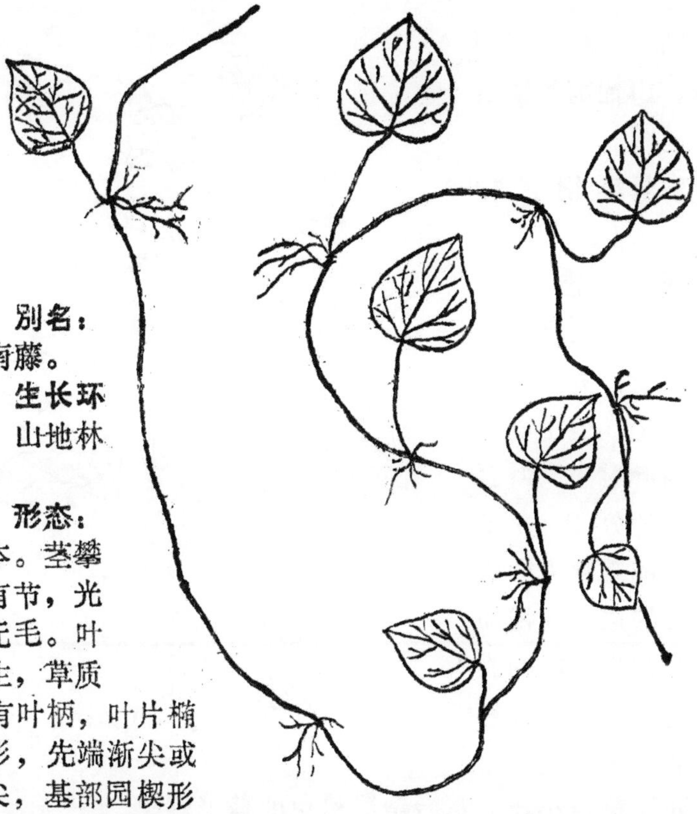

别名：石南藤。

生长环境：山地林边。

形态：藤本。茎攀援有节，光滑无毛。叶互生，草质，有叶柄，叶片椭园形，先端渐尖或骤尖，基部园楔形，全缘，表面无毛，有光泽，叶脉不显。背面被毛，叶脉五条显著。穗状花序。浆果。

药用部分：全草。

采集时间：四季均可。

性　　味：辛温。

功　　用：祛风寒，舒筋活血。

主　　治：风湿性关节炎，咳嗽气喘。

野葡萄

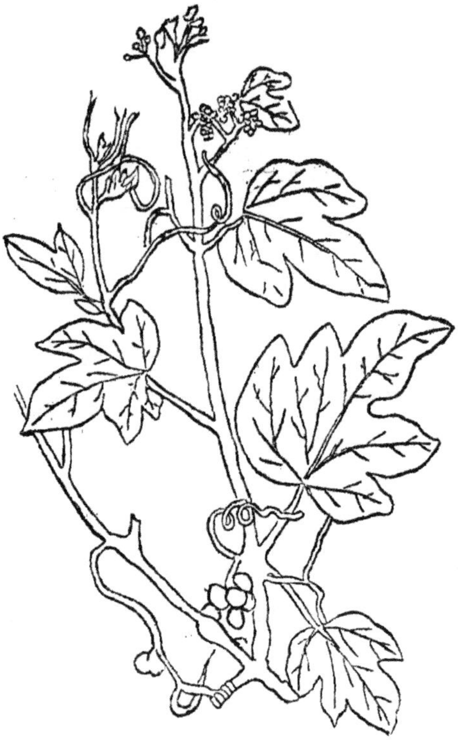

别　　名：野葡萄藤、山葡萄、酸古藤、蘡薁。

生长环境：山野。

形　　态：藤本。幼枝的表面有纵行的条纹，并生有锈色的密毛。茎上有卷须，与叶对生。叶互生，叶片分3—5裂，叶的基部为心脏形，叶的边缘有浅而不齐的锯齿。叶的腹面无毛；叶的背面有密生的淡褐色毛。七月间开淡黄色小花。花后结淡棕色的球形浆果。

药用部分：茎、根。

采集时间：6—8月。

性　　味：甘、酸、平、无毒。

功　　用：利关节，消肿毒。

主　　治：风湿关节痛，寒性脓疡，慢性湿疹，中耳炎，癫痫。

·128·

金綫吊葫芦

别　　名：金丝吊葫芦，吊葫芦。

生长环境：阴山较肥沃土地处。

形　　态：多年生藤本。茎长2—5尺，叶互生有柄，由三小叶组成，小叶卵园形，先端尖，边缘有锯齿。靠地面之茎节生须根，须根与主根之膨大处呈葫芦形、卵园形或长椭园形之块根，外皮黄褐色，内白色，粉性。

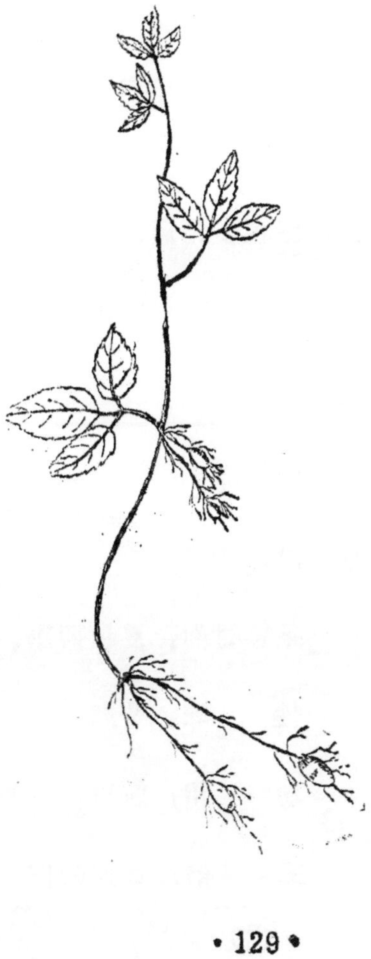

药用部分：块根。

采集时间：全年可采，以秋冬季为佳。

性　　味：辛。

功　　用：清热镇痉，消炎散结。

主　　治：小儿高热抽搐，创伤出血，痔疮，痄肿，竹叶青蛇咬伤，肺炎，支气管炎。

坐　　拿

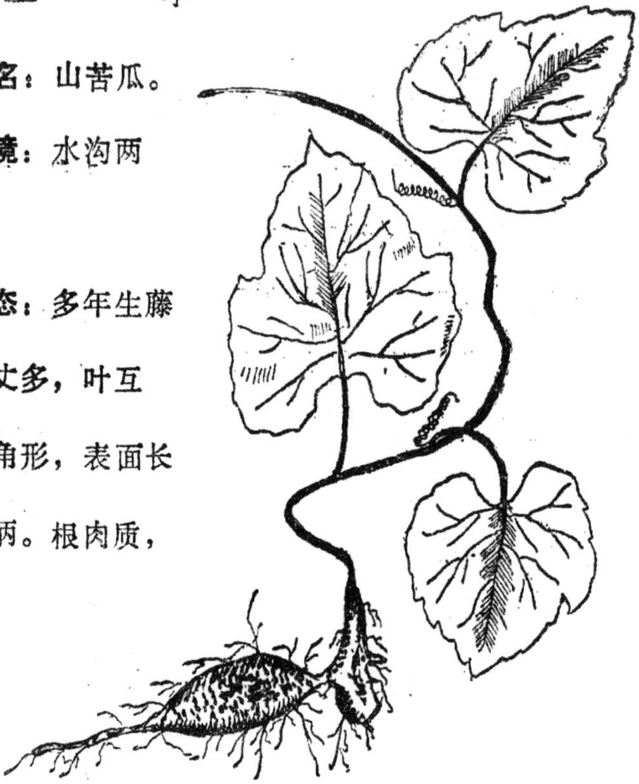

别　　名：山苦瓜。

生长环境：水沟两旁。

形　　态：多年生藤本。长约一丈多，叶互生，绿色多角形，表面长茸毛，有叶柄。根肉质，黄白色。

药用部分：根。

采集时间：夏秋两季。

性　　味：苦寒。

功　　用：解毒，消肿止痛。

主　　治：毒蛇咬伤引起的喉头水肿，皮肤水泡。

青天盖白雪

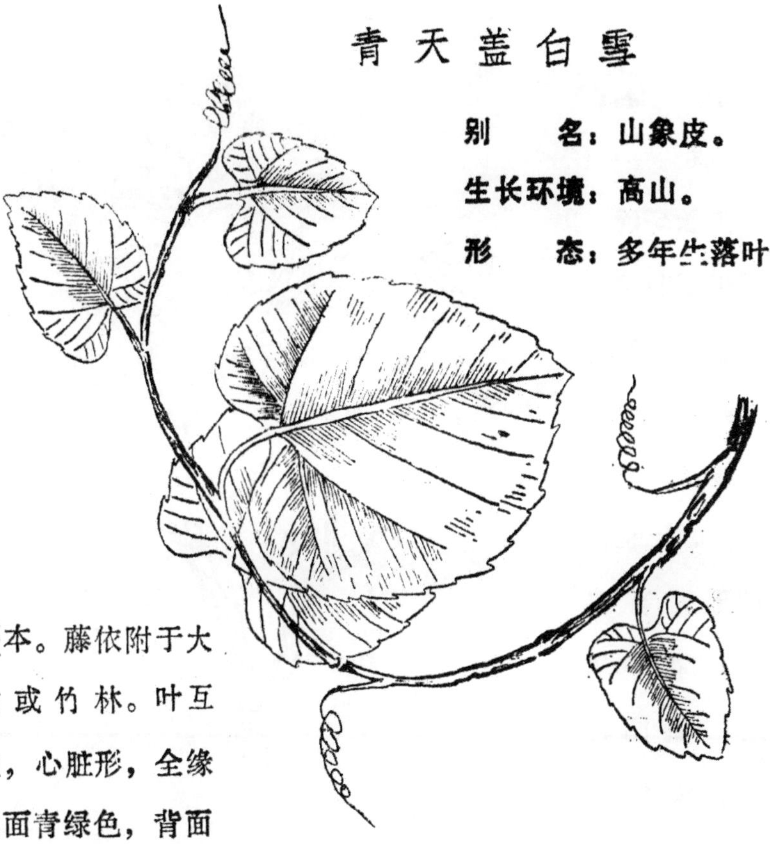

别　　名：山象皮。

生长环境：高山。

形　　态：多年生落叶藤本。藤依附于大树或竹林。叶互生，心脏形，全缘正面青绿色，背面灰白色，表面光滑无毛。

药用部分：叶。

采集时间：夏秋两季。

性　　味：不详。

功　　用：消炎，止血。

主　　治：刀枪伤出血。

枇杷叶

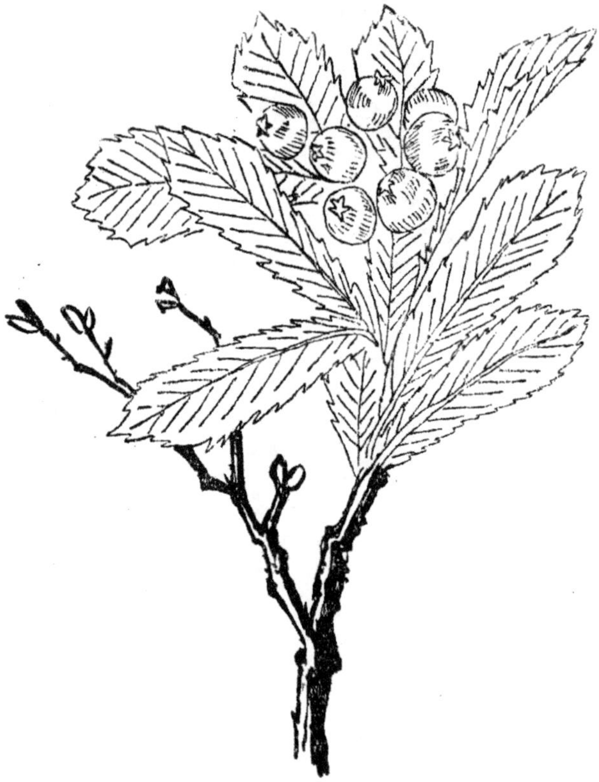

别　　名：

家枇杷。

生长环境：

野生或栽培。

形　　态：

常绿中乔木。分枝密，叶互生，叶片长椭园形，有绒毛，花序顶生，阔园柱状，花黄绿色，果实卵形，成熟时橙黄色。

药用部分：叶、花。

采集时间：春末夏初。

性　　味：苦、平。

功　　用：清肺，止咳和降胃气。

主　　治：气管炎、感冒，痈肿疔毒。花：治肺结核咯血。

金 刚 鞭

别　　名：马加勒、金刚刺、拔契。

生长环境：山野。

形　　态：藤本。茎细，长达5—8尺，有节，茎上有许多短刺。叶互生，椭园形或园形，叶基有两条短须。夏初开红绿色小花。花后结红色浆果

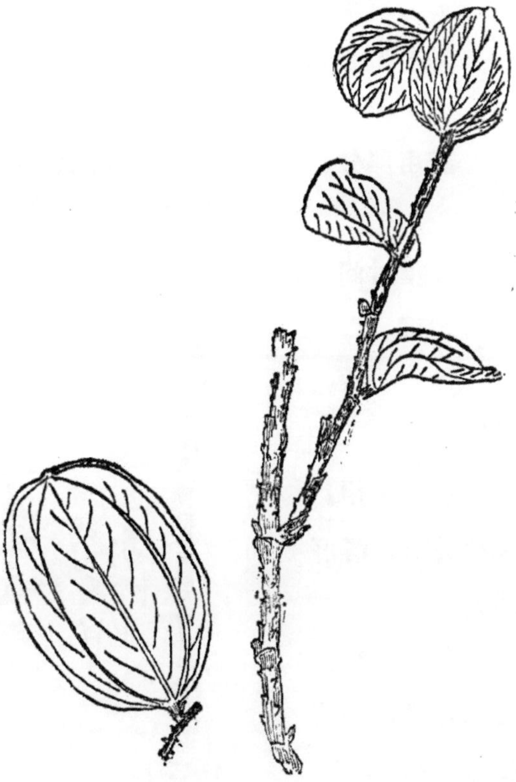

药用部分：块根。

采集时间：秋季。

性　　味：甘酸平温，无毒。

功　　用：解毒消肿，利湿去风。

主　　治：肾炎，痈肿疔毒，慢性脓疡，细菌性痢疾，筋骨痠疼。

水竹馬鞭

别　　名：

生长环境：庭园路旁，河沿地带。

形　　态：本品为水竹之根，横生粗如拇指大，呈节节状，每节生长须根。

药用部分：根。

采集时间：四季均可。

性　　味：甘淡。

功　　用：通利关节，清肝泻火。

主　　治：风寒骨痛，小儿夜啼。

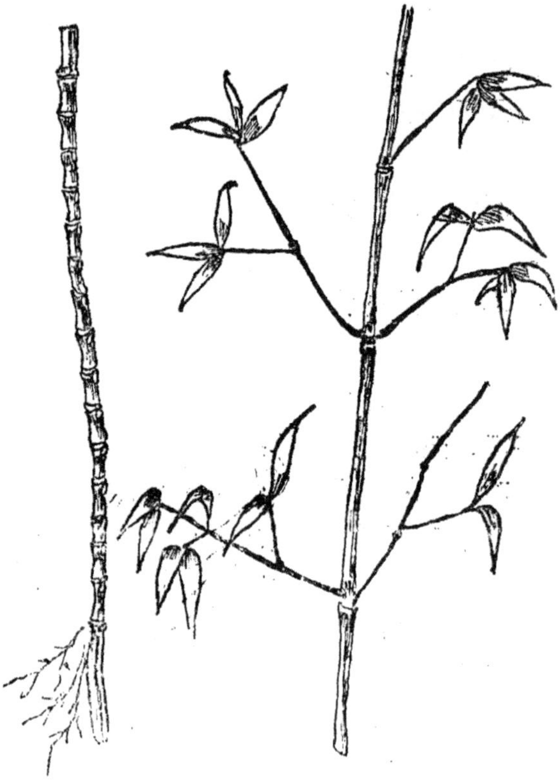

算盘子柴

别　　名：野南瓜。

生长环境：山野及田埂。

形　　态：多年生落叶灌木。茎高2—4尺，多分枝，有灰色或棕色的短柔毛，叶互生，为矩园形或长椭园形，先端短尖，边缘完整，叶脉明显，叶的背面中脉及侧脉均突出。结球形蒴果，如算盘子，又似南瓜。

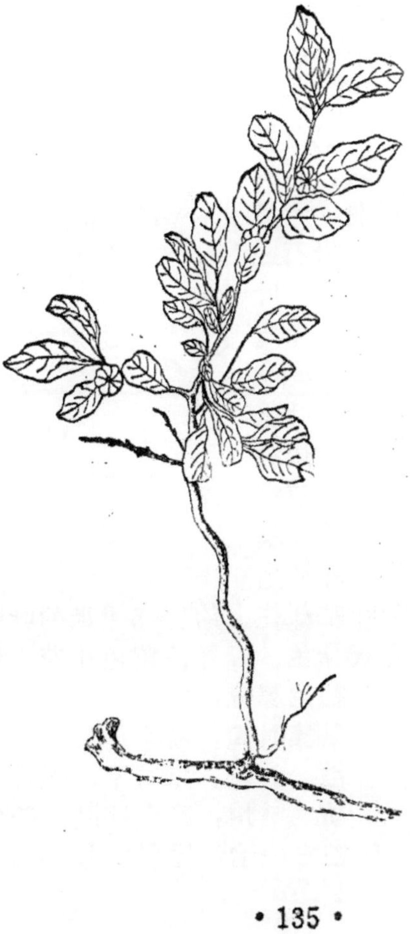

药用部分：根、叶。

采集时间：五至十月。

性　　味：凉苦，有小毒。

功　　用：清热利湿，解毒散结，止泻破血。

主　　治：黄疸，颈淋巴结核，斑痧闭症，泄泻，痢疾，毒蛇咬伤，跌打损伤，月经不调。

土木香

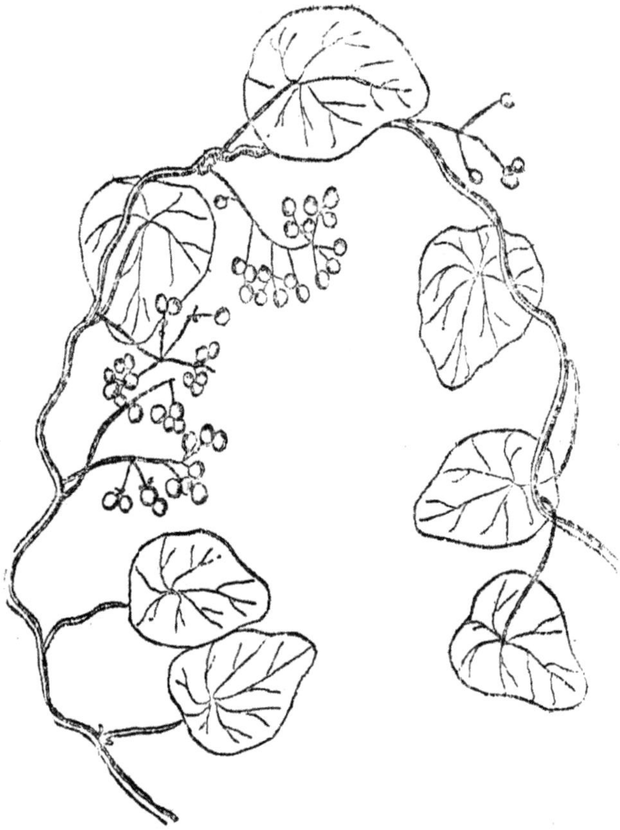

别　名： 土防已，倒地拱，过山香。

生长环境： 常绿藤本。根为不整齐的长园柱形，表面淡棕色或棕褐色。茎柔软，有的扭曲，常缠绕于岩石或树之上。叶互生，为盾园形，先端园尖，叶基平园，边缘呈波状或完整，叶脉掌状，叶柄生于叶基部往上约1·5厘米的叶背上，叶表面为绿色，叶背面为灰绿色。春开淡黄色小花。结黑色球形小果。

药用部分： 根。

采集时间： 秋季。

性　　味： 寒苦辛，无毒。

功　　用： 除湿祛风，行气，利水，消肿毒。

主　　治： 无名肿胀，脚气肿胀，痧气腹痛。

奶　汁　柴

别　　名：牛奶子树、下乳树、琴叶榕。

生长环境：山野及村落旁。

形　　态：落叶小灌木。小枝幼时疏生柔毛，折断有白色乳汁。叶互生，如琴形，边缘呈微波状或平整，有叶柄。结扁平球果。

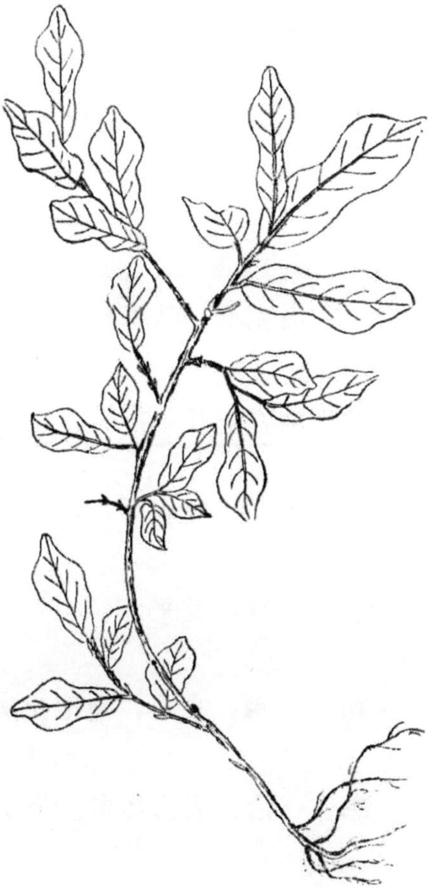

药用部分：根、叶。

采集时间：六至十月

性　　味：辛微滀无毒。

功　　用：祛风除湿，解毒，活血，通乳汁。

主　　治：月经不调，腰脊疼痛，跌打损伤，湿热黄疸，发背，乳痈。

墨果子柴

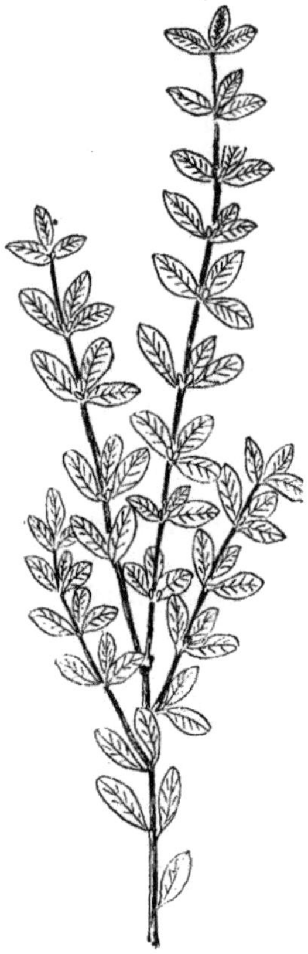

别　　名：织女子。

生长环境：山野。

形　　态：多年生常绿木本。茎高5尺左右，叶纟散生，呈长椭园形，表面光滑，边缘完整。结墨色豌豆大果实。

药用部分：叶、果实。

采集时间：四季均可。

性　　味：酸平。

功　　用：止血，清凉止痛。

主　　治：刀伤出血。烧伤。

八　角　楓

别　　名：

生长环境：山谷，河边。

形　　态：落叶灌木或小乔木。幼枝园柱形，灰黄色，有粗毛。二年生，枝灰色，平滑无毛。叶互生，变异很大，有3—8个裂片，裂片大小不一，上面散生细尖毛，其先端长尖。叶柄常带红色，叶的基部呈广楔形或略呈心脏形。象散花序腋生，花白色，浆果卵形，熟时黑色。

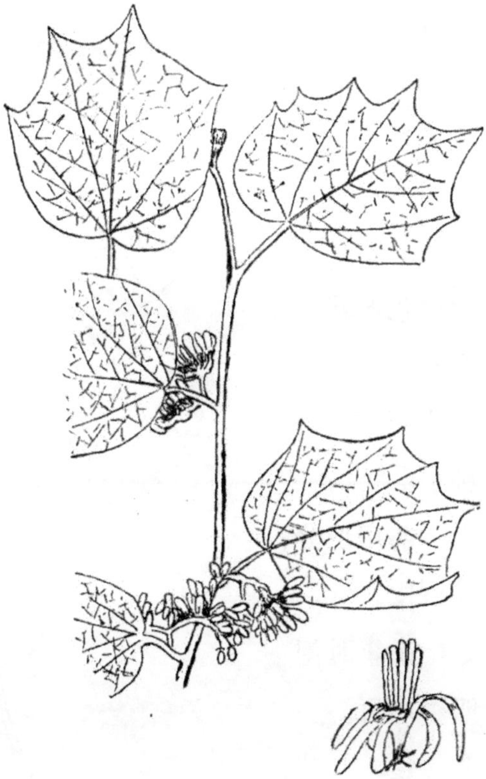

药用部分：根。（多用根皮及须根）

采集时间：秋、冬。

性　　味：辛、温。

功　　用：舒筋活络，去风除湿。

主　　治：跌打损伤，风湿关节痛。

烏　　　柏

别　　名：木梓树。

生长环境：

山野、路旁。

形　　态：

高大乔木。叶广卵园形而尖。多分枝。初夏枝端开黄色的花朵。果实成熟后裂开三片，露出白色种子。

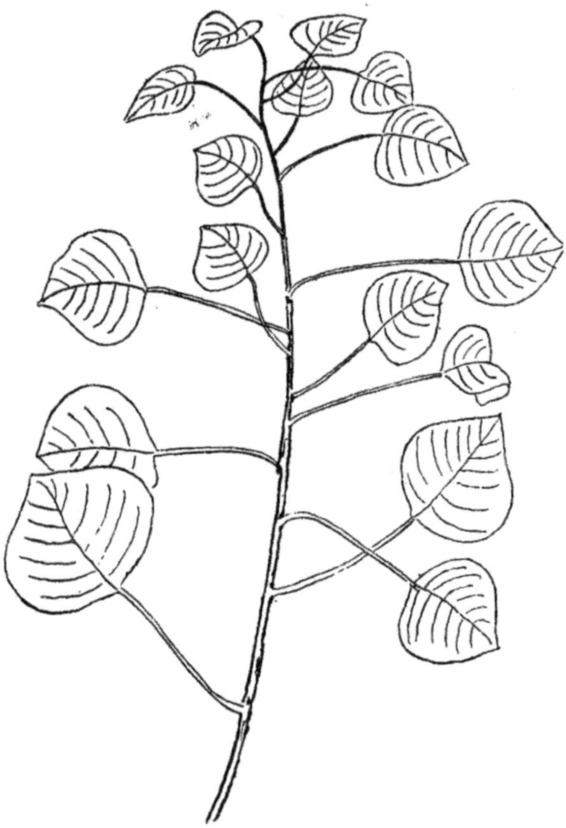

药用部分：

根白皮、叶。

采集时间：

四季均可。

性　　味：

苦凉。

功　　用：解毒消肿，遂水通便。

主　　治：毒蛇咬伤，跌打损伤，水肿，痈肿疔毒。

早禾泡刺

别　　名：寒泡刺。

生长环境：山野、路旁。

形　　态：常绿蔓生灌木。长达丈余。茎为不规则园形，有倒钩短刺，密披棕色小麻点。叶互生，心脏形，先端较尖，有7—9个浅裂，叶缘有锯齿，叶脉明显，正面绿色，背面浅褐色，两面均有毛茸。叶柄生有倒钩刺。托叶分裂成5—6根卷须，青色有时呈紫红色。秋末开白花，结红色或黄色园形果实。

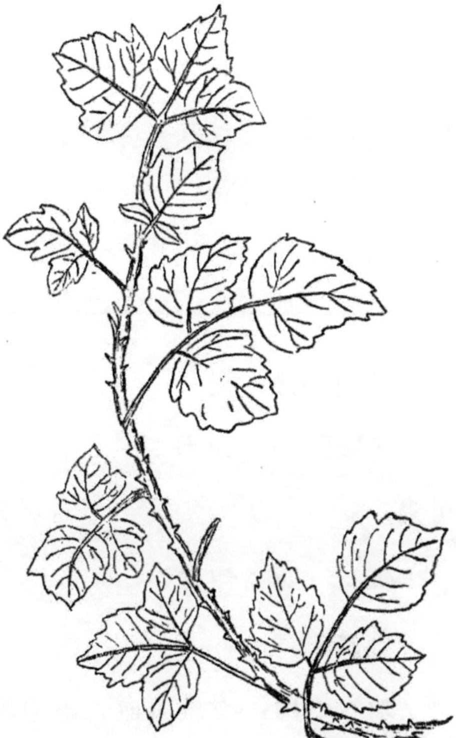

药用部分：根。

采集时间：四季均可。

性　　味：寒凉。

功　　用：活血凉血，清热解毒。

主　　治：月经不调，产后发热，五心潮热，小儿高烧，痔疮肛瘘。

晚禾泡刺

别　　名：刺泡里。

生长环境：庭园、田野、路旁。

形　　态：多年生常绿灌木。树高六尺余，树上生枝，枝上有刺。叶互生，基部稍膨出，先端呈尖状，叶的边缘有锯齿，叶背面中脉有散在小刺。每年四月开白花，如小白菊花，继之结子，如桑椹状。

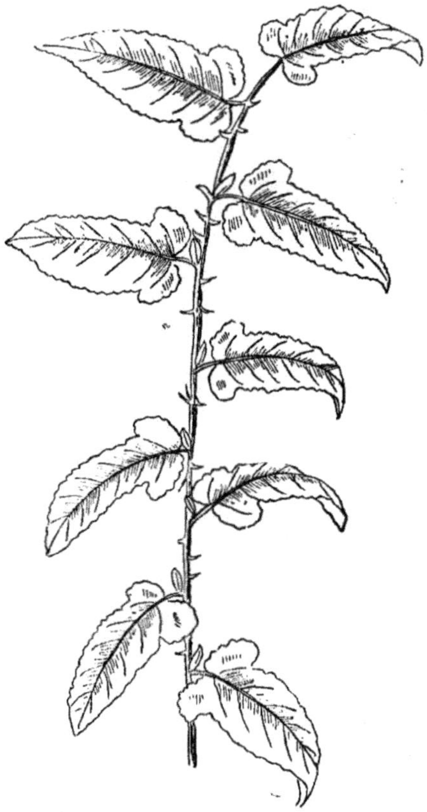

药用部分：根。

采集时间：四季可采。

性　　味：微寒子，甘微酸。

功　　用：清热凉血，破血活血。

主　　治：跌打损伤，月经不调。

蛾风泡

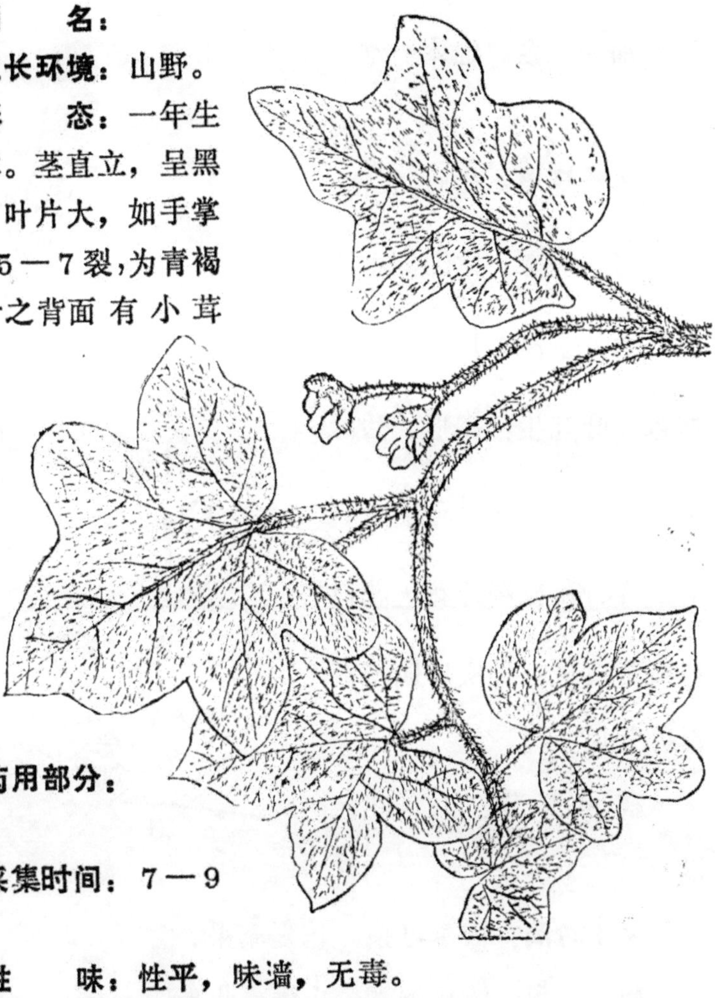

别　　名：

生长环境：山野。

形　　态：一年生小灌木。茎直立，呈黑褐色。叶片大，如手掌状，呈5—7裂，为青褐色，叶之背面有小茸毛，叶腋间结小蒴果，壳外有褐色小毛。

药用部分：叶。

采集时间：7—9月。

性　　味：性平，味涩，无毒。

功　　用：清热，解毒，消肿。

主　　治：急性扁桃体炎。

継巴佬柴

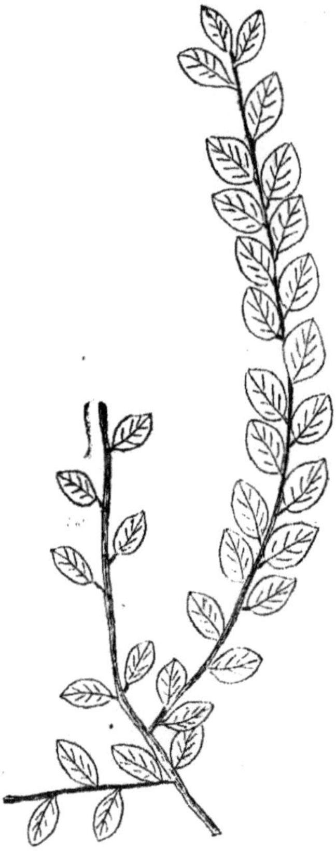

别　　名：继木、继柴。

生长环境：山野。

形　　态：常绿灌木或小乔木。茎高5尺左右，灰棕色。叶互生，卵形，边缘稍有锯齿，叶片上有小刺毛。春日在枝端开花，花白色或黄白色。果实扁园形有褐色茸毛。

药用部分：叶、花、根。

采集时间：四季可采，花夏季采。

功　　用：清热解毒，止痛、止血。

主　　治：毒蛇咬伤、痈疽肿痛、泄泻、痢疾、关节炎。

铁 凉 伞

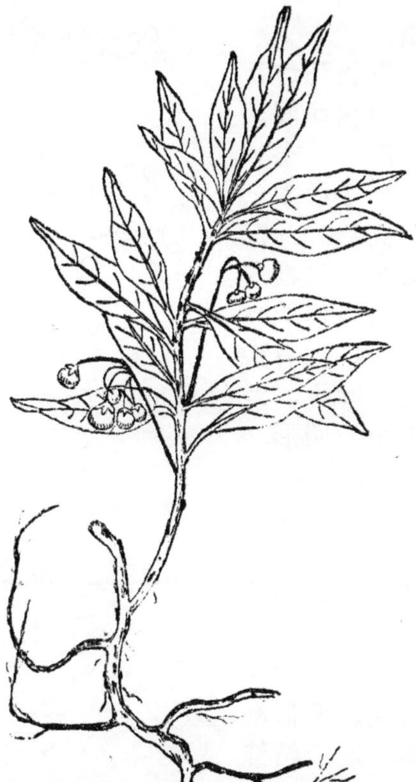

别　　名：百两金、金珠凉伞、土丹皮。

生长环境：山林之间。

形　　态：常绿小灌木。茎为园形，单叶互生，披针形，叶的基部为楔形，叶的边缘呈波状，有不明显的锯齿。夏季开白色小花，花后结红色球形果实。

药用部分：根、茎。

采集时间：秋、冬两季。

性　　味：性平味苦无毒。

功　　用：活血去瘀，祛痰止咳，利气。

主　　治：急性喉炎，扁桃体炎，白喉，毒蛇咬伤，风湿骨痛，跌打损伤。

銹　花　針

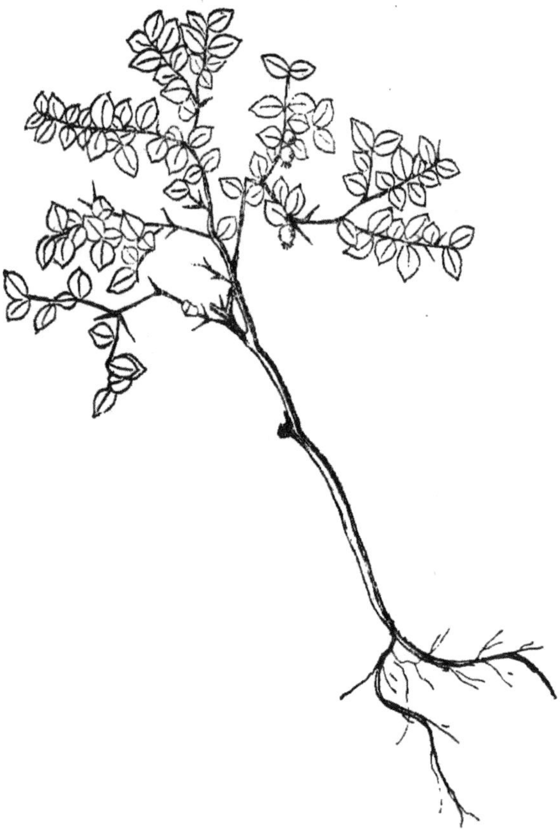

别　　名：虎刺、鸟不踏。

生长环境：山地树荫间。

形　　态：常绿小灌木。茎高约60—70厘米，呈横向扩张，形如伞状，茎上有尖刺。叶小、对生呈卵园形，叶的先端突尖，叶的基部平园，叶片为革质，叶的边缘完整，有短叶柄。夏初开白花，形似漏斗。花后结红色小果实，果实经久不落。

药用部分：根。

采集时间：四季可采。

性　　味：性平，味苦甘，无毒。

功　　用：祛风除湿热，消肿利尿，通关节，除痹痛。

主　　治：跌打损伤，风湿关节炎，月经不调，黄疸，水肿，肝脾肿大。

鬧 羊 花

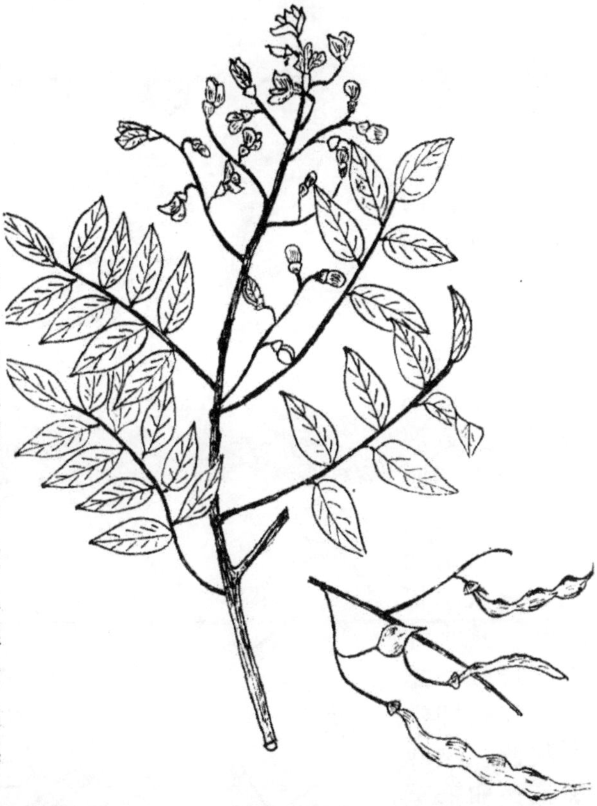

别　　名：羊踯躅，羊不食草。

生长环境：山野。

形　　态：落叶灌木。高1——2米，分枝，通常棕褐色，幼时有短柔毛，通常有刚毛。叶互生，长椭园形或倒披针形，先端锐而微凹，边缘有向上微弯的刚毛，基部楔形，幼时背面密被灰色柔毛。花排列呈総形，生于枝端，萼宿存，5裂，上有稀疏细毛；花冠辐射，钟状，黄色，5裂，雄蕊5个、雌蕊1个，9—10月结蒴果。

药用部分：花。

采集时间：辛温，有大毒。

功　　用：祛风胜湿。

主　　治：风湿痹痛，骨折。

注　　意：此药有大毒，一般供外用，内服宜慎用。

搜 山 虎

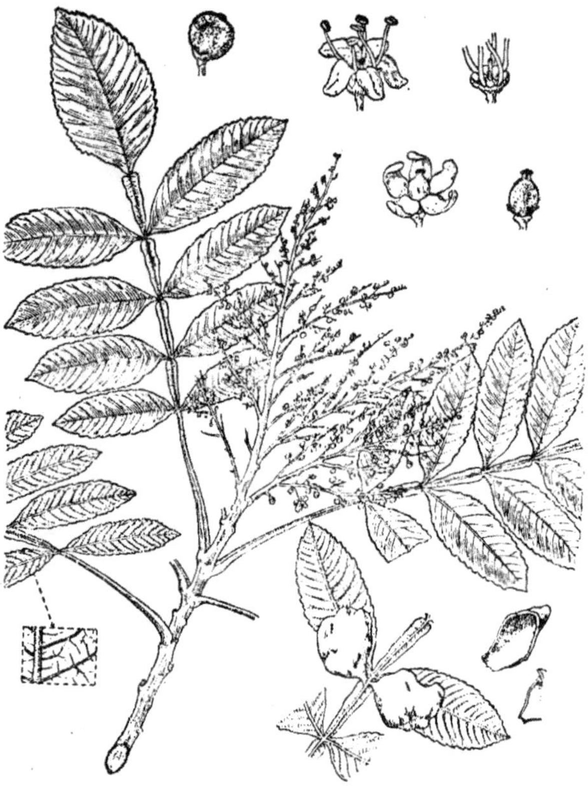

别　　名： 盐肤木，倍子柴。

生长环境： 向阳的山地灌木丛中和荒芜的旷野。

形　　态： 落叶灌木或小乔木。枝展开，形成阔园树冠。小枝灰褐色，光滑无毛。奇数羽状复叶，具小叶7—13枚，总叶柄和叶轴常有狭翅，小叶无柄，卵形至矩园形，顶端急尖，基部园或楔形，边缘有粗锯齿，上面深绿色，无毛，下面密生棕褐色柔毛。八九月间开花，结红色果实。

药用部分： 根、叶。

性　　味： 微苦。

功　　用： 清凉解毒。

主　　治： 毒蛇咬伤。

野 缸 子

别　　名：鱼门子树

生长环境：山脚或河旁。

形　　态：常绿灌木，茎高六尺余。叶互生或对生，长披针形，先端尖，叶脉明显，边缘有微小之曲刻。顶生穗状花序，长达1—2尺，花紫色穗弯曲下垂。

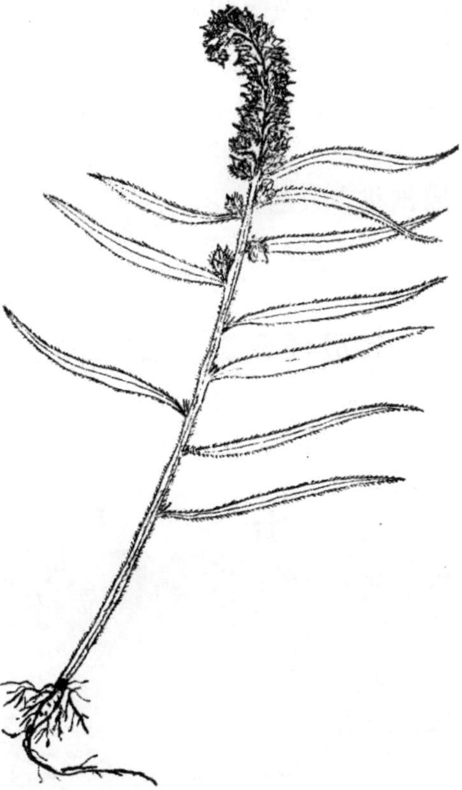

药用部分：根、叶、种子。

采集时间：根、种子秋冬季、叶临时采用。

性　　味：苦酸平。

功　　用：解肌开窍，消肿止痛，消积。

主　　治：根治伤寒发烧，斑痧闭症，咳嗽胸闭；叶治痈肿发背；种子治小儿积食。

野　花　椒

别　　名：野胡椒。

生长环境：低山坡、山麓疏林内和灌木丛中、旷地上。

形　　态：高大灌木或小乔木，高达4米，树皮光滑，枝暗紫褐色，有皮刺，刺对生。叶为奇数羽状复叶，叶轴下面有皮刺，或在上面小叶片的基部处具托叶状的小皮刺，叶轴无毛，具宽翼和尖锐皮刺，小叶3—7片，对生，披针形，二面无毛，主脉具针刺，侧脉不明显。花为聚缴状园锥花序腋生，花小，青绿色。蓇葖果，红色。

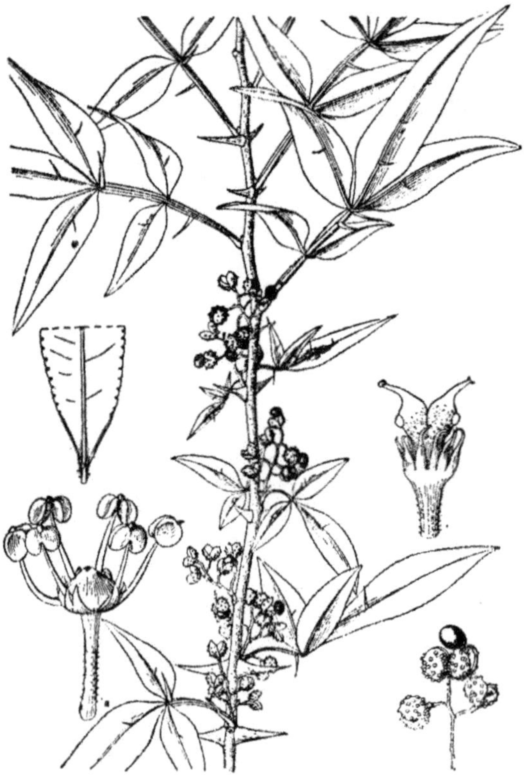

药用部分：根、茎。

采集时间：夏秋两季。

性　　味：根：辛温。子：微苦，无毒。

功　　用：活血，止痛。

主　　治：毒蛇咬伤；肺结核。

飞 天 蜈 蚣

别　　名：

生长环境：山野。

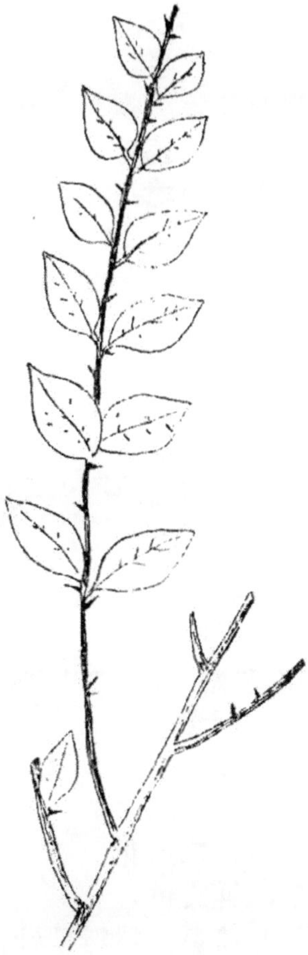

形　　态：灌木。高5尺左右，全体有刺。羽状复叶，椭园形，叶脉明显，主脉有小刺，腹面绿色，背面淡绿色。小叶基部有小刺。

药用部分：根。

采集时间：秋季。

性　　味：辛凉有小毒。

功　　用：通窍解暑，清热解毒。

主　　治：斑痧闭症，毒蛇咬伤，痈肿恶疮。

百 节 尺

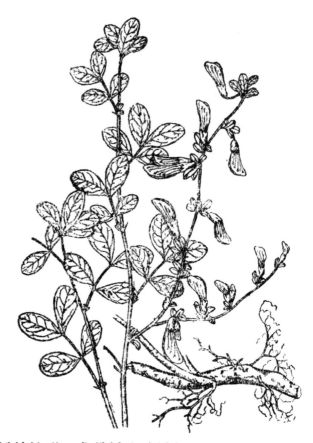

别　　名： 锦鸡儿，金雀花，土黄芪。

生长环境： 山野或栽培于庭园。

形　　态： 多年生常绿小灌木，高三尺许。茎暗绿色，具多数短枝，叶腋有刺。叶为偶数羽状复叶，小叶二对倒卵形，有光泽。初夏开花，单一或二、三朵腋生，蝶形花冠，鲜黄色，色变赭色，翼瓣披针形，龙骨瓣比叶瓣短。荚果园柱形。

药用部分： 根、叶、花。

采集时间： 四季均可，花五月采。

性　　味： 甘、平无毒。

功　　用： 活血，化湿，利关节。

主　　治： 风湿性关节炎，肺结核。

狗头子

别　　名：

生长环境：山野、丘陵。

形　　态：多年生落叶灌木。茎高3—4尺。叶互生，先端稍尖，呈长椭园形，边缘完整，叶脉明显。果实超黄豆大，呈棕褐色。

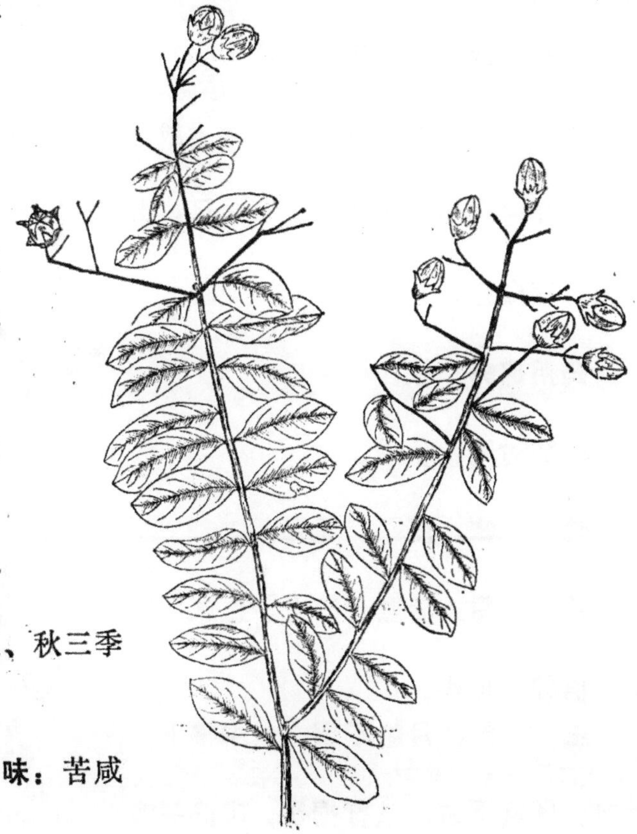

药用部分：叶。

采集时间：春、夏、秋三季可采。

性　　味：苦咸寒。

功　　用：止血。

主　　治：刀伤出血、颞动脉瘤出血。

白馬骨

别　　名：

生长环境：生于野外、路旁。

形　　态：矮小灌木。叶对生或丛生，叶片长椭园形。夏秋间开白色小花。茎高1—3尺，多分枝，茎白色。

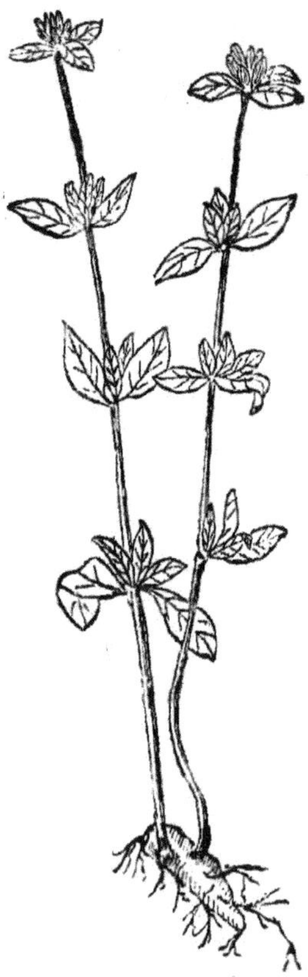

药用部分：根。

采集时间：秋季。

性　　味：淡平，无毒。

功　　用：活血，凉血，止血，利水，消肿，止疼。

主　　治：月经不调，崩中带下，吐血，肠风下血，跌打损伤，风湿关节痛，肝炎肾，炎，膀胱炎，毒蛇咬伤，遗精，滑精，疟疾。

矮　脚　茶

别　　名：紫金牛，平地木。

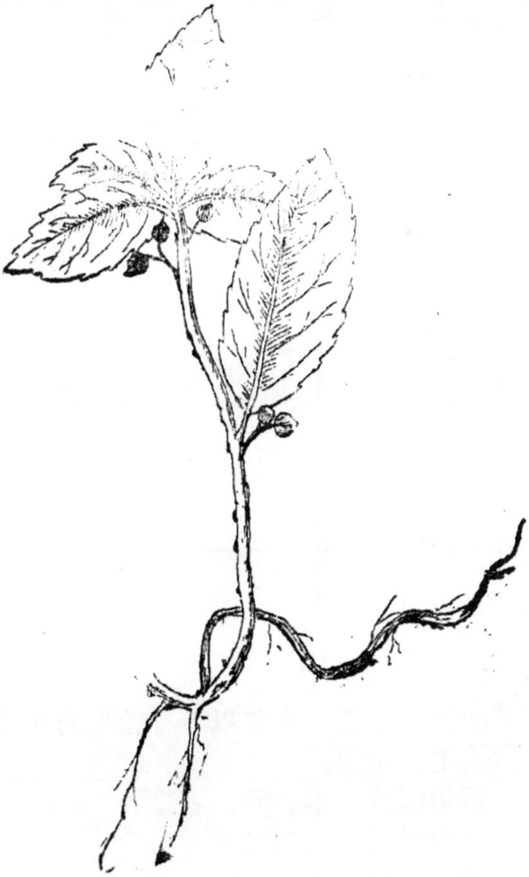

生长环境：山林荫湿处。

形　　态：常绿小灌木。茎高数寸，不分枝或少分枝。根部赤色。叶簇生于茎顶，长椭园形，边缘有锯齿。夏天开青白色小花。花后结果，球形，熟时红色。

药用部分：全草。

采集时间：秋季。

性　　味：辛平无毒。

功　　用：活血，止血，凉血解毒。

主　　治：跌打损伤，筋骨痠痛，月经不调，吐血咳血，湿热黄疸，急性肾炎，付鼻窦炎，膀胱炎。

水楊梅

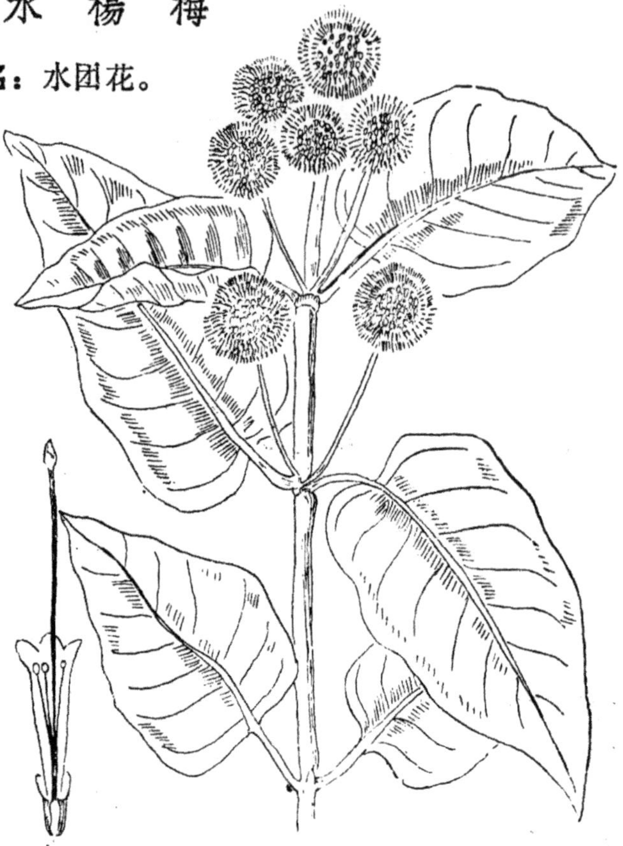

别　　名：水团花。

生长环境：生于溪旁，近水山坡，水沟边或山坡上。

形　态：灌木至小乔木。枝弱，有皮孔。单叶对生，纸质，倒披针形或矩园状椭园形，先端长尖而钝，具柄；托叶2裂，早落。头状花序单生，腋生，花序柄披粉状小柔毛，中部以下有轮生的苞片5枚；花冠白色，被微柔毛。蒴果。

药用部分：根、叶、茎皮。

采集时间：全年可采。

性　　味：淡凉

功　　用：清热解毒，散瘀止痛。

主　　治：流感，上呼吸道炎，腮腺炎，咽喉痛，痢疾。淋巴结核，坏疽。毒蛇咬伤引起的水肿。

梧 桐 树

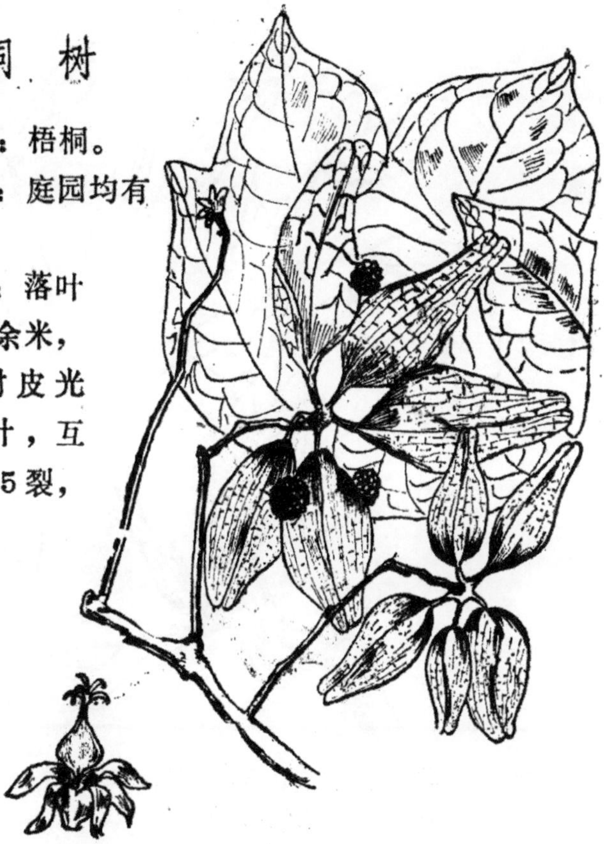

别　　名：梧桐。

生长环境：庭园均有栽培。

形　　态：落叶乔木。高达10余米，树干端直，树皮光滑，叶为单叶，互生，掌状3—5裂，先端渐尖，全缘，背面有绒毛，叶柄长，有细绒毛。黄绿色小花，园锥花序。果实背癸状。

药用部分：根、种子（梧桐子）

采集时间：秋、冬两季。

性　　味：气味均弱。

功　　用：清热解毒，消肿止痛。

主　　治：小儿口疮，偏头痛，花治癞痢头，汤火伤；树皮煎汁，熏洗治肠痣、脱肛，关节炎，无名肿毒。

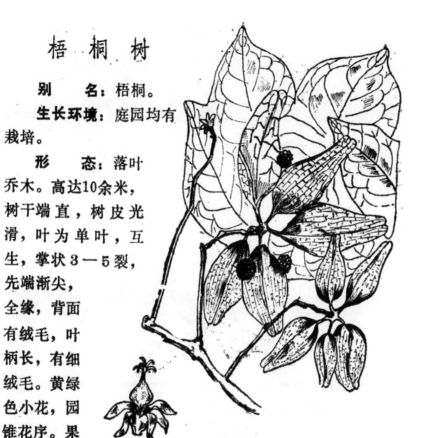

楓荷梨

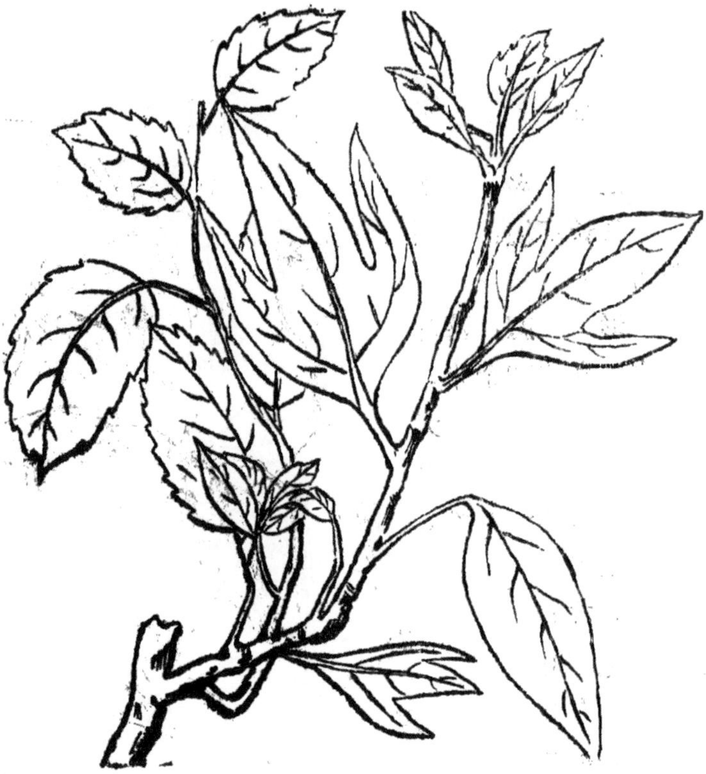

别　　名：枫和梨，梨荷枫。

生长环境：生于山野，路旁。

形　　态：常绿乔木。每株树一般有2—3种不同叶形，枫树叶一般长于下部，梨树叶和荷树叶生于枝端，叶片绿色草绿色，互生或近轮生。生青黄色小园果，果底部生一刺状宿存之萼片。

药用部分：根及茎。

采集时间：冬、春两季。

性　　味：甘温无毒。

功　　用：舒筋活血，去风除湿。

主　　治：跌打损伤，风湿关节炎，半身不遂。

榆　　树

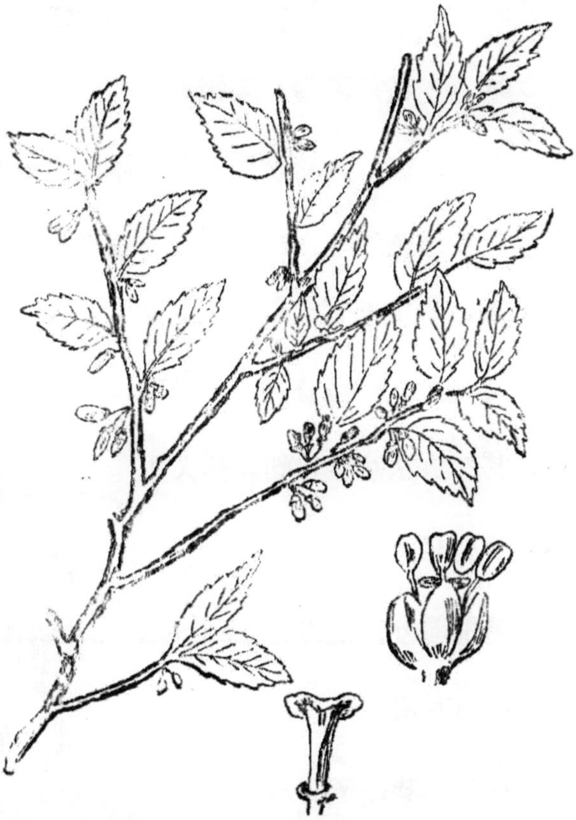

别　　名： 榔树、麻果树。

生长环境： 河岸、山野

形　　态： 多年生落叶乔木。高达四丈余。叶互生，椭园形或园披针形，边缘具单锯齿或复锯齿，有叶柄。三月开花，花多数簇生，有短梗，黄紫色。翅果椭园形或倒卵形，长3—5分，先端有缺口，种子位于翅中央。

药用部分： 根及皮。

采集时间： 春夏季

性　　味： 甘、涩、平。

功　　用： 祛风除湿，通便利水，止血。

主　　治： 刀伤出血，便秘，黄疸型肝炎，关节炎。龟。

斑　蝥

别　　名：斑猫、斑猫虫。

形　　态：为鞘翅目昆虫，体大，长七分至一寸左右，黑色，披黑色绒毛，鞘翅具棕黄或黄色斑纹及横带。头具粗密刻点，额中央有一条光滑纵纹；复眼大，略呈肾点。人触及时，其即放出热性毒烟，灼人皮肤，可引起水泡。

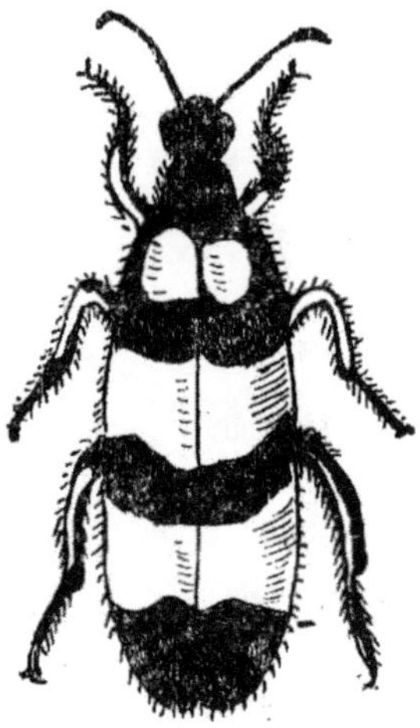

药用部分：全虫。

采集时间：夏季。

性　　味：辛、寒、有毒。

功　　用：祛风除湿，舒筋活络，镇痉攻毒。

主　　治：风湿性关节炎，四肢筋脉拘急，半身不遂，口眼歪斜，破伤风，黄疸，疥癣，梅毒，恶疮，荨麻疹，过敏性皮炎，霉菌病（如霉菌性口腔炎）

鉆 骨 龙

别　　名：

生长环境：山野、田野。

形　　态：多年生藤本。根粗大，须根少。茎长，攀援匍匐生长，园形。叶互生，叶片呈长椭园形，先端钝尖，叶缘浅锯齿，叶脉明显。

药用部分：根。

采集时间：秋冬两季。

性　　味：辛温，无毒。

功　　用：活血，止痛，舒筋活络。

主　　治：关节炎，跌打损伤，腰痛。

鸡血藤

别　　名：

生长环境：大山林荫处。

形　　态：多年生藤本。花序及幼嫩部披黄褐色柔毛。奇数羽状复叶，具短柄，托叶极小，针刺状；小叶7—9枚，纸质具短柄，矩园至卵状矩园形，先端钝而凹入，基部浑园，网脉两面均明显。夏顶生园锥花序，蝶形花紫色至玫瑰红色。荚果狭长椭园形。

药用部分：藤、根

采集时间：四季可采。

性　　味：苦温

功　　用：补血，行血，通经活络，强筋壮骨。

主　　治：跌打损伤，月经不调，闭经，风湿痹痛，腰腿痛，遗精，胃痛。

血管藤

别　　名：大血藤、红藤。

生长环境：山野。

形　　态：攀援性落叶灌木。长达2—3丈，茎褐色园形。叶为三出复叶，叶柄上面有槽，基部扁阔，两面小叶较中间小叶为大，斜卵形，顶端尖，基部两边大小不等，浆果，种子卵形，黑色有光泽。

药用部分：根、藤。

采集时间：秋、冬两季。

性　　味：甘涩凉，有小毒。

功　　用：舒筋活血，理气追风，消肿止痛。

主　　治：跌打损伤，筋骨疼痛，胃气痛，肠痛，月经不调，痛经，经闭，食物中毒。

絡 楓 藤

别　　名：

生长环境：原野。

形　　态：多年生藤本。根自立地面，藤附着于枫树上，可长达数丈，表面粗糙，有点状突起。叶对生，羽状复叶，叶脉明显，叶背面暗红色，且有茸毛。

药用部分：藤。

采集时间：冬季。

性　　味：甘温。

功　　用：舒筋活血。

主　　治：小儿麻痹后遗症。

伏 龙 肝

别　　名：灶心土

形　　态：为一种土块，以久经火炼，坚硬如石，外赤中黄者为佳。

药用部分：土块。

采集时间：全年可采。

性　　味：辛，微温。

功　　用：止血，和中，止呕。

主　　治：各种出血，妊娠呕吐。

小叶青河梢

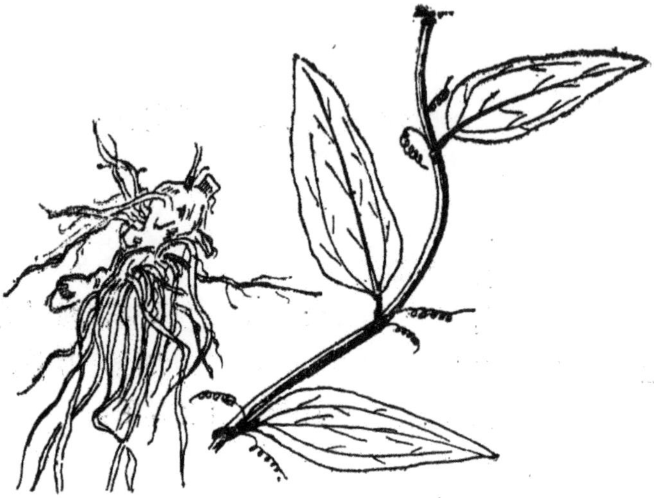

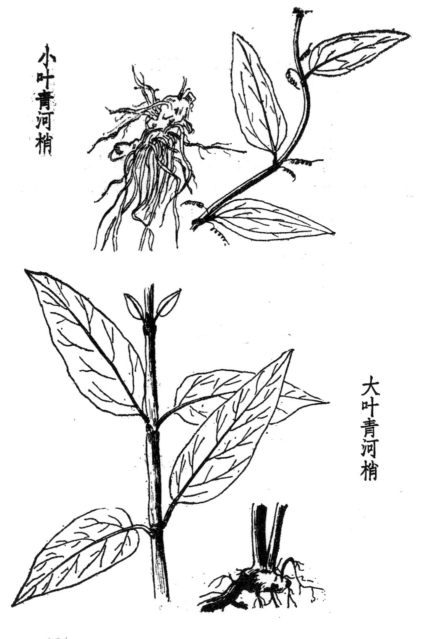

大叶青河梢

七叶麻叶

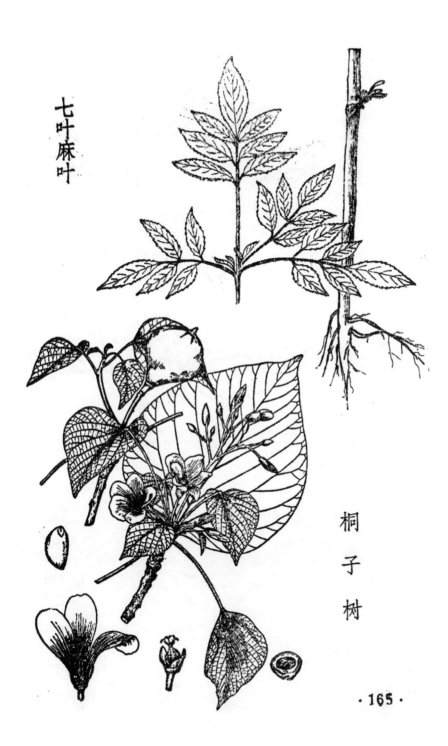

桐子树

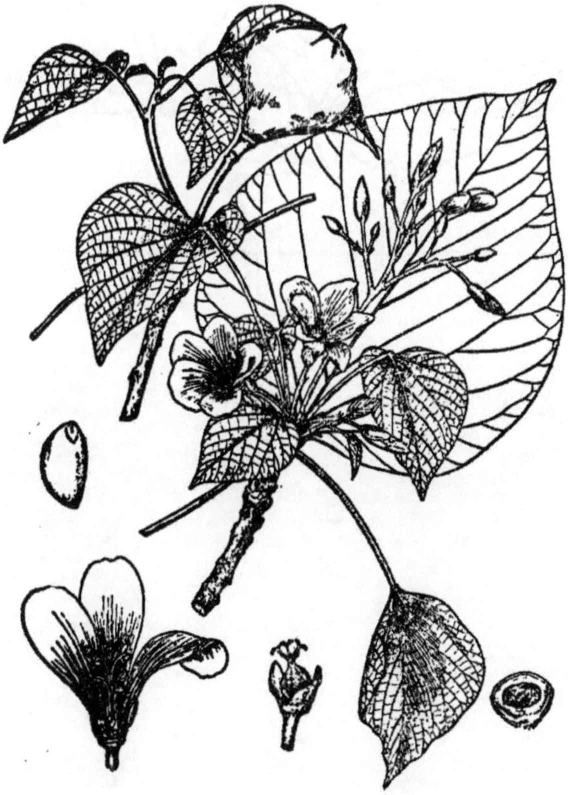

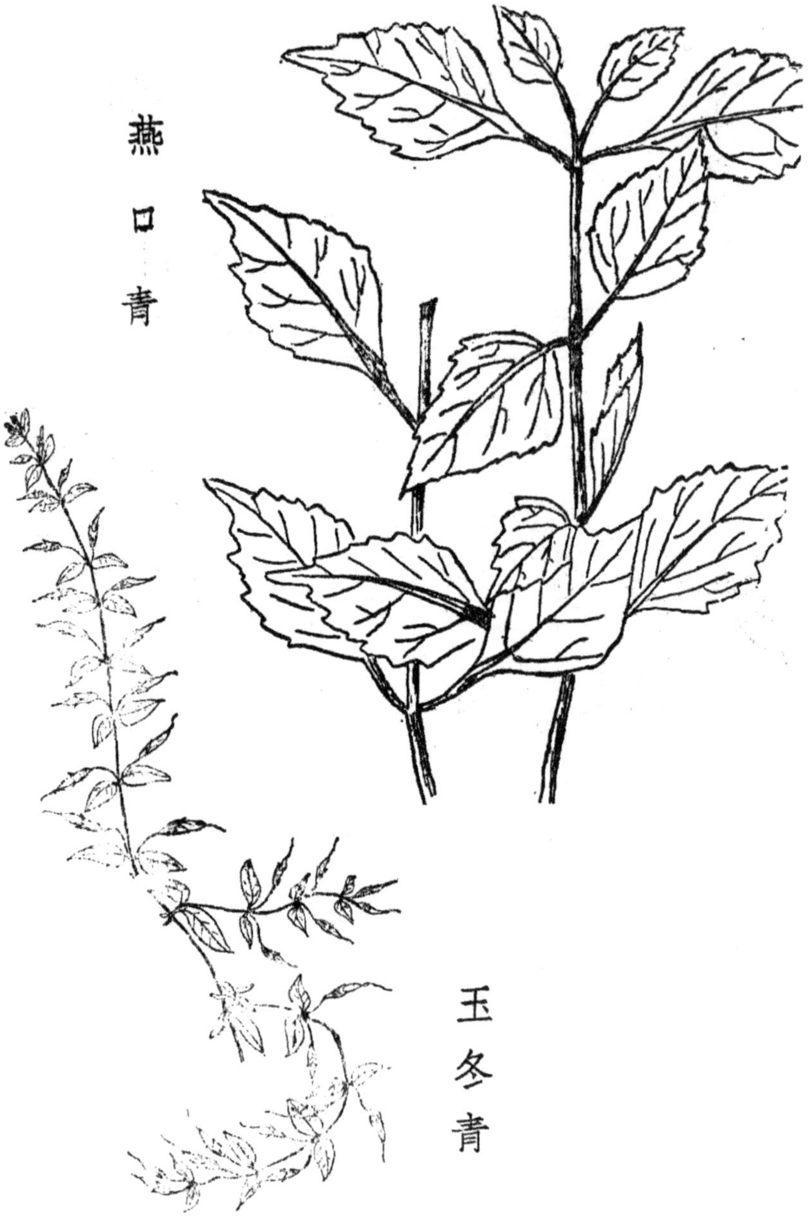
燕口青
玉冬青

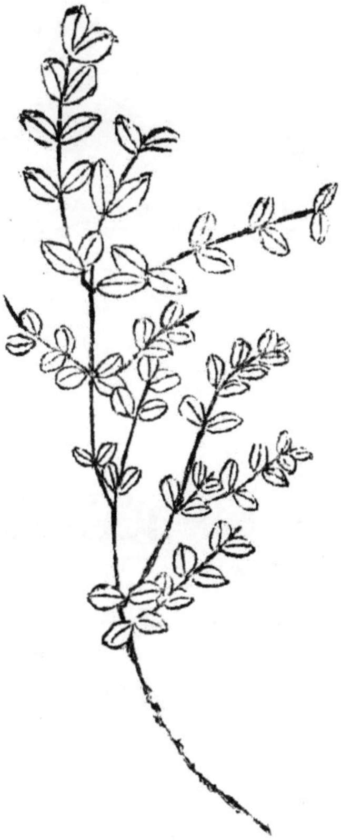

紅羊嘴

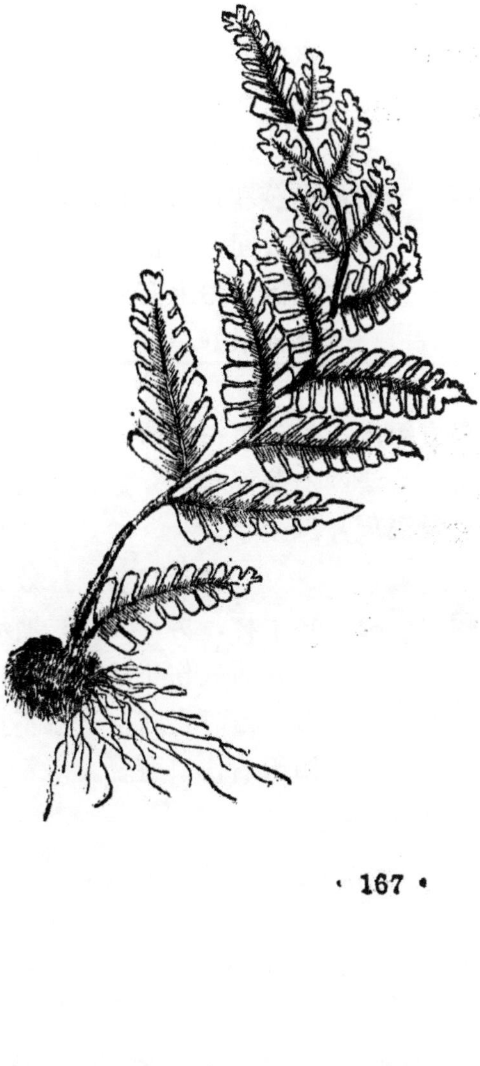

大叶狠箕

第二部份 方 剂

野 战 外 科

主　　治：刀伤出血

方一：

药方组成：水漂青　狗头子　各等量

用　　法：晒干研末外敷。

共治110名　疗效100%

病　　例：高茂和，男，49岁，新田公社潜岭大队人。今年10月间，不慎被小指粗的竹子戳穿左上臂，鲜血直流，用上药外敷伤口，立即止血。七天后伤口愈合很好。

方二：

药方组成：青云盖白雪研末；树上蚂蚁窝烧灰

用　　法：上药混合后，撒入伤口。

注意事项：忌生水。

共治23名　疗效95%

病　　例：郑木林，男，36岁，塘湾公社上祝大队人。不幸被斧头砍伤小腿部，伤口长达3寸，深达一寸左右，当时疼痛，流血不止，应用此药外敷，三、四天后伤口愈合。

方三：

药方组成：野艾叶

用　　法：晒干撕成棉花状外敷。

注意事项：伤口不能接触水。

共治15名　疗效100%

病　　例：×××，男，35岁，上清公社通桥大队人。割禾时不慎被镰刀割破中指，血流不止，将上药放入伤口，立即止血，五天痊愈。

方四：

药方组成：南瓜叶

用　　法：晒干研末，先放少许白糖于伤口上，再放药末。

共治34名　疗效100%

病　　例：陈寿龙，男，19岁，河潭公社丰田大队人。今年六月间不慎被刀砍伤右脚趾部，当时流血不止，用此药立即止血，二天后伤口痊愈。

方五：

药方组成：柚子皮

用　　法：上药烧炭研末敷患处。

共治50名　疗效100%

病　　例：桂××爱人，女，30岁，现住鹰潭药材公司。切猪菜时不慎被刀砍伤左食指，鲜血直流，用上药一次痊愈。

主　　治：烧伤

药方组成：桐子树花

用　　法：晒干研末，麻油调敷。

共治3名　疗效很好

病　　例：吴双响，男，32岁，新田公社潜岭大队人。因煎糖时不慎烧伤下肢，皮肤发红起泡，疼痛，用上药外敷五天即好。

主　　治：水火烫伤

方一：

药方组成：生石灰一斤，加水，取澄清液；大黄末二钱

用　　法：麻油三两左右调敷。

共治6名　疗效很好。

病　　例：李雄，男，25岁，河潭埠五连人。因不慎上半身被开水烫伤，面积达30%左右，有大小不等的水泡，皮肤肿胀，剧烈疼痛，用此法治疗，九天痊愈。

方二：

药方组成：罂果子柴

用　　法：焙干研末，麻油调搽。

共治7名，疗效很好。

病　　例：周××，女，22岁，耳口公社梅潭大队人。有一次被开水烫伤右脚背，起水泡，肿胀疼痛，用上药三次痊愈。

方三：

药方组成：南瓜叶

用　　法：晒干研末，麻油调敷。

共治6名　疗效很好

病　　例：官细堂，男，63岁，上清公社城门大队人。今年10月间开水烫伤右手起泡，疼痛，用上药调敷二

次痊愈。

方四：黄连，晒干研末，用法同上。

方五：

药方組成：老黄瓜

用　　法：将老黄瓜去籽后，装入罐里，黄瓜会烂成水，取此液外搽。

共治12名　疗效90%

病　　例：陈金娥，女，15岁，塘湾公社大塘大队人。煎猪食时不慎右手被烫伤，脱皮起泡，剧痛，应用黄瓜水涂洗，四天便愈，愈后无疤。

方六：

药方組成：蚯蚓研末二钱　冰片三分

用　　法：麻油调敷。

共治8名　疗效很好

病　　例：邓福姩的孙女，3岁，塘湾公社人。被开水烫伤上肢，起水泡疼痛，用此方治疗四天痊愈。

主　　治：骨折

方一：

药方組成：外敷药：七叶麻叶五钱　桃树表五钱　白牛夕五钱　艾叶二钱　梧桐树皮一两　螃壳一个

用　　法：复位后，用上药捣烂外敷固定。口服蚯蚓粉每次一钱，每日三次，米酒砂糖为引。

共治3名　疗效很好

病　　例：刘火太的崽，男，12岁，塘湾公社星星大队人。

今年六月十四日晨从牛背跌下，右桡骨跌断，痛不可忍，局部肿胀厉害，应用上药治疗15天后痊愈。

方二：

药方組成：闹羊花一钱　鸡血藤三钱　泽兰根二钱　当归一钱半

用　　法：共研末，开水送服。
患处用老虎脚迹草加火酒外搽。

注意事项：老虎脚迹草只可搽，不能外敷。

共治3名　疗效很好

病　　例：曾任秀，女，61岁，耳口公社港口大队人。去年五月间从楼上跌下，左前臂跌断，患肢肿胀畸形，伴剧痛。经复位树皮包扎固定后，用上药14天痊愈。

主　　治：跌打损伤

方一：

药方組成：野芥菜　量不拘

用　　法：捣烂加酒搽后外敷。

共治7名　疗效很好

病　　例：宋××，男，成，文坊大队人。今年九月间跌伤右腰部，疼痛厉害，不能弯腰。用此药擦敷一次，症状迅速减轻，再用二次，便愈。

方二：

药方組成：①内服药：钻骨龙三钱　算盘子柴根三钱　丝茅根三钱　苦参三钱　鸟不扑三钱
②外敷药：山柳一两　狗头七一两

用　　法：①加砂糖米酒为引，煎水内服。新伤四剂痊愈。②捣烂外敷。

共治10名　疗效80%

病　　例：孙××，男，27岁，河潭公社茅芦大队人。今年二月间不慎跌伤右胸肋部，肿胀疼痛厉害，应用本方迅速止痛，三剂痊愈。

外　　科

主　　治：疔、疖、痈、蜂窝组织炎

药方組成：1.百草丹：割禾前专吃青草的黄牛屎烧灰研末一两，硼砂一钱二分，广丹一两，冰片五钱，石尔香三钱。

2.百草膏：用公猪油若干，把盐腌5——6个小时，越咸越好，熬油过滤后，一斤猪油加入黄腊（夏天加一两半，冬天加一两），再加入冰片五钱，调和备用。

用　　法：百草丹可外撒于伤口上，或与百草膏调匀应用。

共治1123名　疗效90%

病　　例：华太先，男，62岁，周坊公社献忠大队人。左背生一肿毒，有12×16厘米大小，流脓血，疼痛，伴畏寒发热。应用上药二十多天，收口痊愈。

主　　治：疔疮肿毒

药方組成：苍耳草茎内虫

用　　法：加入麻油适量，浸一个月后应用，愈陈愈好。可将

虫体放疮头上，其油外涂。

共治25名　疗效100%

病　　例：郑天香的男孩，5岁，河潭埠五连人。背部生一肿毒有2×2寸的溃疡面，红肿痛五天，用此药外搽二天便好。

主　　治：罗纹疔（手指头的疖肿）

方一：

药方組成：大叶狼箕一两

用　　法：煎水，趁热熏患处；同时，把大叶狼箕根去粗皮，加米酒捣烂外敷。

共治10名　疗效100%

病　　例：江普先的爱人，女，30岁，河潭公社幸福大队人。右中指生罗纹疔，疼痛剧烈，用本方三次便愈。

方二：

药方組成：马齿苋　量不拘　石螺丝6个

用　　法：捣烂外敷。

共治5名　疗效很好

病　　例：黄××，男，33岁，泗沥公社人。左食指生罗纹疔，肿胀剧痛，敷上药立即止痛，过二天后痊愈。

主　　治：脉疔（脉门部的疔疮）

药方組成：爬地刚

用　　法：加白糖共捣烂外敷。

共治10名　疗效100%

病　　例：江××，男，60岁，周坊公社白田大队人。于69年4月间生一脉疔，红肿疼痛，畏寒发热，用上药二次痊愈。

主　　治：火疔（危险三角区的疖肿）

方一

药方組成：杉树炭

用　　法：上药研末，麻油调搽患部。

共治5名　疗效很好

病　　例：夏××，6岁，河潭埠公社九下大队人。一九六七年面部生火疔，疼痛难忍，外用上药，一次痊愈。

方二：

药方组成：大叶金钱草三钱　犁头尖草三钱　矮脚荷二钱　爬地蜈蚣一钱　酢酱草二钱

用　　法：捣烂外敷。

注意事項：忌吃荤腥食物。

共治7名　疗效很好

病　　例：夏义崽，男，40岁，河潭公社幸福大队人。在面部生一火疔，疼痛十分厉害，用本方二剂便愈。

主　　治：疖

方一：

药方組成：马兰一两（湿）爬地蜈蚣一两（湿）　犁头尖草五钱

用　　法：捣烂外敷，加米酒更好。

注意事项：忌吃荤腥食物。

共治20名　疗效80%

病　　例：吴水胜，男，40岁，河潭加工厂教师。今年七月右上肢生一疖肿，局部肿胀，疼痛厉害，用本方外敷3——4次便愈。

方二：

药方組成：芙蓉叶

用　　法：将上药晒干研末，冷开水调匀，加入白糖少许，外敷。

注意事項：①如已破溃，要先挤出脓头，撒入冰片末，再敷上药。

②忌荤腥。

共治7名　疗效很好

病　　例：邹万传，男，32岁，上清公社城门大队人。今年右肩上生一疖子，很痛，不能挑东西，用西药医治未见效，后用上药外敷，三次痊愈。

主　　治：蜂窝组织炎（无名肿毒）

方一：

药方组成：①外敷药：马兰　犁头尖草　小叶金钱草各适量

②内服药：马兰一两　矮脚荷一两

水竹马鞭五钱　关公须一两

金银花藤一两　丝茅根一两

用　　法：①加米酒捣烂外敷。

②煎水内服。

注意事項：忌吃鱼、肉、蛋等。

共治23名　疗效90%

病　　例： 毛长财，男，7岁，河潭公社泗塘大队人。左大腿生蜂窝组织炎，有7×4厘米大小，伴红肿疼痛，用本方三剂痊愈。

方二：

药方组成： 鲜茶籽一两　冰片少许

用　　法： 捣烂外敷。

注意事项： 忌食酒、辣椒、牛肉。

共治4名　疗效很好

病　　例： 夏良凤，女，21岁，河潭公社胜利大队人。今年三月，右大腿生一蜂窝组织炎，疼痛，不能行走，用本方敷四次痊愈。

主　　治： 痈

方一：

药方组成： 对叶荷

用　　法： 煎水熏患部，熏后外洗，再用其叶子贴患处。

共治100名　疗效100%

病　　例： 黄秋凤，女，61岁，贵溪新田公社潜岭大队人。今年8月背上生一痈，如小碗口大，红肿疼痛，用此法治疗20多次，收口痊愈。

方二：

药方组成： 黄花菜根一两（湿）七叶一枝花五钱（湿）

用　　法： 捣烂加入米酒糟适量，调敷。

注意事项： 忌吃荤腥。

共治7名　疗效很好

病　　例： 王真祥，男，38岁，上清公社城门大队人。今年二月，颈后生对口痈，红肿疼痛，颈脖子不能转动，用上药二次痊愈。

主　　治： 龟（早期脓肿）

方一：

药方組成： 矮脚荷二两　红梗草八钱

用　　法： 米酒为引，煎水，熏；内服；药渣外敷。

共治20名　疗效90%

病　　例： 乐金标，男，40岁，泗沥公社人。脚底生龟，红肿疼痛，不能行走，用此药二剂痊愈。

方二：

药方組成： 土地花

用　　法： 晒干研末，米酒糟调敷。

注意事項： 花或根作用均好，但花更好。

共治20名　疗效90%

病　　例： 童××，男，45岁，上清公社城门大队人。今年5月右足趾生穿板龟，局部潮红，肿胀，有明显压痛，用上药一次痊愈。

方三：

药方組成： 锈花针叶　野麻根　榆树叶　野水曲草　适量

用　　法： 加米酒捣烂外敷。用锈花针根四两煎水，加少许食盐，趁热熏。

注意事項： 禁吃糯米、菇、笋。

共治26名　疗效100%

病　　例：张　清的母亲，女，62岁，河潭埠公社河潭村人。右手背生龟，疼痛剧烈，皮肤红肿延及前臂，用本方二次便愈。

方四：

药方组成：茅叶豆五钱　算盘子柴五钱
骨碎补五钱　矮脚荷五钱
马兰五钱　犁头尖草五钱
大叶金钱草五钱

用　　法：煎水外薰，药渣外敷。

共治20名　疗效80%

病　　例：李福元，男，53岁，河潭公社丰田大队人。右手生龟，用上方治三次，痊愈。

主　　治：早期脓肿。

药方组成：芙蓉叶末一两　薄荷末二钱

用　　法：用冷开水和少许白糖调敷患部。

共治5名　疗效很好

病　　例：姚新田，男，44岁，上清公社城门大队人。一九六八年二月右臂部生一脓肿畏寒发热七天，局部潮红，肿胀，疼痛，有明显的压痛，用上药三次便愈。

主　　治：坏疽（烂肉疔）

药方组成：新鲜水杨梅根皮　量不拘。

用　　法：捣烂加砂糖外敷。

共治5名　疗效很好

病　　例：玉祖德，男，61岁，上清公社城门大队人。今年七月右脚背肿胀，剧烈疼痛，局部皮肤破溃，流出腥臭液体，敷上药立即止痛，肿胀慢慢消退，共用十二次痊愈。

主　　治：急性淋巴结炎

方一：

药方组成：土蜂窝适量。

用　　法：麻油调敷。

共治10名　疗效80％

病　　例：邱炳辉，男，13岁，河潭公社胜利大队人。今年八月间左耳后淋巴结肿大二天，局部皮肤发红，疼痛，用本药外敷二天便愈。

方二：

药方组成：大叶金钱草一两（湿）　白矾二钱

用　　法：捣烂外敷。

共治4名　疗效很好

病　　例：舒光荣，男，18岁，上清公社城门大队人。今年七月间腋下淋巴结肿大二天，疼痛，敷上药一次痊愈。

主　　治：急性乳腺炎

方一：

药方组成：奶汁柴茎二两

用　　法：煎水内服，米酒为引。

用其叶捣烂外敷。

注意事項：忌腥类食物。

共治200名疗效80%

病　　例：万××，女，30岁，河潭公社胜利大队人。患者右乳房肿胀，疼痛二天，局部皮肤潮红伴畏寒发热，用上药二次便好。

方二：

药方组成：马兰根四两

用　　法：煎水内服。

茎，叶加米酒捣烂外用。

共治32名　疗效100%

病　　例：夏　花，女，20岁，河潭公社幸福大队人。今年二月间患急性乳腺炎，用本方二次便愈。

方三：

药方組成：半边莲二钱　芙蓉花二钱

土蜂窝一钱半

用　　法：各碾末用冷水调敷。

注意事項：忌荤腥食物。

共治11名　疗效100%

病　　例：林××，女，23岁，河潭加工厂会计。今年九月间左乳房肿胀疼痛二天，局部潮红，用本方敷三次便愈。

方四：

药方組成：威灵仙根一两（湿）

用　　法：用纱布包好后，吊患侧内衣外。

注意事項：此药不能接触皮肤，否则会灼伤。

共治20名　疗效100%

病　　例：彭××，女，23岁，文坊公社国营商店职工。患侧乳房胀疼三天，局部皮肤发红，有压痛，可触及硬块，用此方三次便愈。

主　　治：颈淋巴结核（瘰疬）

方一：

药方组成：黄花菜根　水杨梅柴根　松树根皮　榆树根皮各等量。

用　　法：加米酒捣烂外敷。

共治20名　　疗效90%

病　　例：张素中，男，18岁，余家公社人。患者左淋巴结肿大，疼痛一年多，局部皮肤破溃，经久不愈，西医多次医治无效，用上药四次痊愈。

方二：

药方组成：三白草根二两（湿）　公猪前蹄一对。

用　　法：共煎服，吃汤和猪前蹄，取药渣外敷。

注意事项：忌食鱼蛋等。

共治20名　　疗效100%。

病　　例：宋章根，男，2岁，周坊公社立新大队人。患左侧颈淋巴结核一个月余，左颈部可触及串珠状的硬块，皮肤破溃，久不愈合，用西药治疗效果不著，改用本方二剂痊愈。

主　　治：慢性溃疡

方一：

药方组成：蚯蚓适量白糖适量

用　　法：蚯蚓洗净擦干，放入白糖，待溶化成水后，使用时把纱布浸入该药水中，贴患处。当纱布干时再将药水涂上，痊愈为止。

共治12名　　疗效90%

病　　例：邱××，男，31岁，塘湾公社星星大队人。左大腿慢性溃疡有三个多月，用上药四次痊愈。

方二：

药方组成：马鞭草二两　鸡脚莲半斤　枇杷叶三两　台乌二钱

用　　法：研末，撒疮面上。

共治16名　　疗效90%

病　　例：卢天保，男，51岁，弋阳墩家坊人。右足踝部溃疡有三年，经常流水，久治无效，用本方治疗三次，疮面迅速愈合。

主　　治：黄水疮

药方组成：①外洗药：桃树叶八两　陈壁黄泥一斤

②外撒药末：七叶一支花三钱　雄黄一钱半

用　　法：①煎水外洗。

②共研末，外撒。

注意事项：忌腥类食物。

共治6名　　疗效很好

病　　例：祝××，男、7岁，塘湾公社上祝大队人。去年八月间双脚背肿胀疼痛，起很多黄色水泡，流脓水，用上法治疗四天，疮面迅速干燥痊愈。

主　　治： 神经性皮炎，牛皮癣

药方组成： 新鲜鸡蛋一个　醋半斤

用　　法： 将鸡蛋放入醋内浸泡七天后，待蛋壳变软，然后去蛋壳，取蛋白（蛋黄不用）擦患处，一天数次，直至治愈为止。

共治3名　疗效很好

病　　例： 张根照，男，28岁，塘湾公社兴无大队人。患者自一九六六年患神经性皮炎，颈后部两侧皮肤变硬变厚，很痒。开始二年每到冬季好转，以后症状加重，一年到头瘙痒难忍。应用西药治疗效果不大。在去年十二月间用此方治疗，只涂二个鸡蛋，彻底根除。已有二年多未复发。

主　　治： 足癣，体癣

药方组成： 纱箬草二两（湿）

用　　法： 煎水，加少许食盐，外洗患处。

共治12名　疗效100%

病　　例： 刘××，男，23岁，住文坊公社红旗大队。患脚癣（香港脚）有一年多，应用西药（灰黄霉素等）治疗无效，用此方三剂痊愈。

主　　治： 慢性湿疹

药方组成： ①内服药：野葡萄根二钱　铁钉犬二钱　乌不扑二钱　一支香二钱　八角枫根一钱　还魂草二钱　海金砂一钱

②外搽药：水竹马鞭　半边莲　半夏共研末，加入冰片　芦甘石　龙骨粉适量。

用　　法：①煎水内服。

②用水或桐油调敷。如果瘙痒厉害，加用新鲜生姜、桑叶、薄荷、细叶香草捣汁外搽。

共治6名　疗效很好

病　　例：陈××，男，35岁，住贵溪雄石镇。腰部顽固性湿疹有一年多，经常流水，面积有二个巴掌大，甚痒。曾到过上饶、南昌等地治疗效果不著。后用此法治疗。先用纱布块浸醋敷患处，纱布上面用酒精棉球烧，慢慢移动，这样分泌物减少，很快干燥，再用内服外用药，只治疗九天痊愈。

主　　治：急性腰部扭伤

方一：

药方组成：台乌三钱　红牛夕二钱　簸斗装金珠一钱　马鞭草二钱　野山楂根二钱　水竹马鞭一钱　丝茅根一钱

用　　法：煎水内服，米酒红糖为引。

并用韭菜根一两　黄枝子一两　面粉三两炒热用布包好外敷。

共治6名　疗效很好

病　　例：李金福，男，20岁，河潭公社丰田大队人。今年九月间不慎扭伤腰部，疼痛，不能弯腰，用上药三次痊愈。

方二：

药方组成：鹅不食草
用　　法：和烧酒放在火上煨，热后擦伤处。
共治30名　疗效100%
病　　例：杨细凤，男，成人，上清公社城门大队人。今年八月因挑重担扭伤左腰部，用上药擦一次痊愈。

方三：
药方組成：新鲜马鞭草　烧酒适量。
用　　法：捣烂加热后擦患处。
共治7名　疗效很好
病　　例：王祖德，男，62岁，上清公社城门大队人。今年七月因挑柴扭伤腰部，疼痛剧烈，用上药一次便愈。

主　　治：挫伤
药方组成：枫树叶　樟树叶　量不拘
用　　法：捣烂后煨热擦伤处。
共治3名　疗效很好
病　　例：严钱福，男，21岁，上清公社城门大队人。今年3月因不慎腿部跌伤，用上药一次即好。

主　　治：陈旧性损伤
药方組成：枫姜二钱　枫寄生二钱　鸡脚莲一钱
台乌三钱　金银花藤一钱　丝茅根一钱
用　　法：煎水内服，蜂糖为引。
共治42名　疗效75%
病　　例：陈明发，男，4岁，弋阳铁路工人。腰部跌伤有三个多月，经常疼痛，不能做重体力劳动。先后服本方二十多剂，痊愈，现可参加重体力劳动。

主　　治：刺伤感染

药方组成：枫姜一两　艾叶一两　一星剑一两　七星剑一两

用　　法：煎水熏，药渣外敷。

共治16名　疗效100%

病　　例：李泉喜，男，45岁，河潭公社丰田大队人。右足背被竹竿刺入四厘米之深，当时即肿胀疼痛剧烈，不能行走。待取出竹竿后，用上药二次，肿胀消退，再上药二天痊愈。

主　　治：外伤感染

药方组成：芙蓉叶一两　继巴佬柴花一钱　金樱子根二钱

用　　法：各研末，冷开水调搽患部。

共治12名　疗效90%。

病　　例：严财富，男，12岁，上清公社城门大队人。因放牛时被牛绳缠住脚，拖伤全身皮肤，感染肿胀疼痛，创面溃烂流水，用上药外搽，三天后创面迅速干燥，能起床活动，再过三天痊愈。

主　　治：痔疮

药方组成：山黄连二钱　土洋参三钱　木槿根三钱　葛藤根二钱　青木香二钱　反推车虫（牛屎虫）一个

用　　法： 煎水服，砂糖为引。

注意事项： 忌酒、辣椒。

共治3名　　疗效很好。

病　　例： 祝长春，男，成，塘湾公社上祝大队人。今年2月间大便带鲜血，肛门疼痛，检查肛门两侧各有拇指头大的结节，诊断为外痔并发感染。服上药二剂后消肿，炎症消退。

三、傳染病

主　　治： 腮腺炎

药方组成： 芙蓉叶

用　　法： 晒干，研末，放入少许砂糖，将水调敷。

共治12名　　疗效90%

病　　例： 王东华，男，2岁，上清公社城门大队人。今年7月患右侧腮腺炎，局部红肿疼痛，彻夜不眠，烦燥不安。初起用西药治疗无效，后用上药二次痊愈。

主　　治： 白喉

药方组成： 白喉合剂：生地七钱　土牛夕七钱　玄参七钱　连召四钱　麦冬四钱　生石膏四钱　淡竹叶四钱　知母四钱

用　　法： 将上药用瓦罐（忌用金属器具）加入适量开水熬出浓汁后用瓷罐装入备用，应用时频频喂服。

注意事项： ①喂药必须用搪瓷铁匙，瓷匙易于咬碎，喂药时令小孩采用坐位。

②药汁应冷服。

說　　明： 此方从65年以来至67年11月止，共治130余例，效果甚好，其中75％以上都是重症白喉三凹征明显，口唇发绀，声音嘶哑，共计死亡病例六名，余均痊愈出院。现各地都推广采用已有二年多，反映很好。

主　　治： 疟疾

方一：

药方组成： 马鞭草一两(湿)

用　　法： 煎水内服，每日一剂。轻者一剂，重者三剂。

共治1名　　疗效很好

病　　例： 方××，女，成，塘湾公社医院职工。今年11月间寒战发热间歇性发作有五天，每天午饭后发作一次，伴头痛，四肢乏力。既往有疟疾病史。用西药治疗四天未见效果，服本方一剂立即痊愈。

方二：

药方组成： 辣蓼草叶　桃树叶各等量

用　　法： 研末，用水酒制成丸。每次服一钱，每日二次。

共治10名　　疗效80％

病　　例： 赵××，男，成，河潭公社丰田大队人。患者间歇性发作寒战发热三天，伴头痛，诊断为间日疟。服上药二次痊愈。

主　　治： 丝虫病（下血、流火）

药方组成：红牛夕五钱　台乌一钱　丝茅根一两（湿）
算盘子柴根一两（湿）　水竹马鞭一两（湿）

用　　法：煎水内服，米酒为引。

共治20名　疗效80%

病　　例：赵××，女，成，河潭公社丰田大队人。患者畏寒发热伴右下肢疼痛三天，以前每年都会发作一、二次。检查右下肢有疼痛“红线”。服上药，次日体温下降，下肢疼痛减轻，再连服二剂，痊愈。现几年未发作。

主　　治：肺结核

药方组成：百节尺根一两　野花椒根一两　野山楂根一两

用　　法：将母鸡一只，去毛、头足和内脏，和药一同煎服，吃汤和鸡。

共治5名　疗效很好

病　　例：胡××，男，43岁，耳口公社茶山分场人。1964年起经常咳嗽咯痰，有时咯血，消瘦，潮热，食欲差，夜间盗汗，不能劳动。诊断为“肺结核”，到各地治疗，症状未能改善。在今年初，用此方六剂（自已挖药）痊愈。

主　　治：腰椎结核并发寒性脓疡

药方组成：①内服药：铁钉犬二钱　鸟不扑二钱　野葡萄根二钱　猪母藤根二钱　一支香一钱　七叶一支花一钱　骨碎补一钱　金线吊葫芦一钱
②外敷药：野麻根

③外撒粉末：二梅　血竭　炉甘石　龙骨
生半夏

用　　法：①一日一剂，煎水空腹服。
②外用。

注意事项：忌吃鸡蛋、鱼、刺激性东西。

共治1名　　痊　愈

病　　例：黄正太，男，24岁，新田公社樟槎大队人。从66年起患腰椎结核并发寒性脓疡。X光片所见：第四腰椎呈结核性骨质破坏。左腰部有1寸×1.5寸的溃疡面，内有管状脓腔4×8寸，有黄色脓液，恶臭。应用西药治疗效果不著，后改用上述方法治疗。开始用甘草水和粉末冲洗，脓腔内放沙鸡崽2——3个（头里尾外），再放泥蜂窝粉和外敷药，这样脓液慢慢减少，症状大大改善。后阶段再配合用抗痨药，经过五个月，痊愈出院。

主　　治：急性痢疾

方一：

药方组成：叶下珠五钱　阴阳草五钱

用　　法：煎水内服，糖为引。

共治34名　　疗效95％

病　　例：周小菊，女，4岁，周坊公社立新大队人。发热，解脓血便三天，伴里急后重，经用西药治疗无效，投以本方二剂痊愈。

方二：

药方组成：晚禾泡刺根二两（湿）

用　　法：糖为引，煎水服。

注意事项：忌油。

共治10名　　疗效100%

病　　例：曾宪榜，男，38岁，塘湾公社星星大队人。今年一月间解脓血便十余天，每日十多次，伴里急后重，用此方二剂痊愈。

方三：

药方组成：张天罐根二两（湿）白马骨二两（湿）

用　　法：煎水内服，糖为引。

共治20名　　疗效80%

病　　例：郑清莲，女，30岁，上清公社城门大队人。今年8月解脓血便三天，每天20多次，伴里急后重，服上药二剂痊愈。

方四：

药方组成：马齿苋二两（湿）乳汁草二两（湿）

用　　法：煎水内服。每次30——40毫升，每日3——4次。小儿酌减。

共治18名　　疗效100%

病　　例：朱××，男，余家公社人。患急性菌痢。入院时有发热，大便日解十余次，为脓血便，里急后重，食欲不振，四肢无力。大便镜检："脓细胞（卅）红细胞（+）"用药二天后，症状大为减轻，复查大便："脓细胞（+）红细胞消失"再用上药治疗四天痊愈，三个月后随访，未见复发。

主　　治：急性传染性肝炎

药方组成：石掌柏一两　韭菜麦冬三钱　地茄子二钱半
藿香藤二钱　茵陈五钱　红内消三钱

用　　法：用米浆煎服。以豆腐，冰糖为引。每日一剂。

注意事项：忌油荤食物。

共治4名　　疗效很好

病　　例：夏锡义，男，30岁，塘湾公社大塘大队人。于今年八月份起经常感到右上腹疼痛，四肢无力，食欲差，尿黄色。曾服中药四剂无效。于九月十三日到县医院检查发现巩膜黄染，肝大于肋下二指，肝功能不正常，确诊为“急性传染性肝炎”。回来后即服草药，每天一剂，先后共服23剂。服第13剂后，病情开始好转，第14、15剂后全身黄疸消失，食欲增加。于10月13日到县医院复查肝功能已属正常。现每天可吃二斤米饭，挑二百斤担子。

附二次肝功能：

肝功能检查	69.9.13结果	69.10.13结果
①黄疸指数	30单位	4单位
②射香草酚浊度	7	4
③射香草酚絮状	(卌)	(－)
④硫酸锌	12	10
⑤凡登白氏试验	直接(卄)	直接(－)
	间接(卌)	间接(－)

主　　治： 梅毒

药方组成： ①内服药：桐子树根四两（湿）
乌柏树根四两（湿）
②外洗药：蛇见怕　量不拘

用　　法： ①煎水服。
②煎水洗。

注意事项： 服药后有时会头昏，腹内灼热感，但不会影响劳动。

共治16名　疗效90%

病　　例： 邓××，男，61岁，新田公社潜岭大队人。年轻时患梅毒，久治未愈，后服此药六剂痊愈。

內　　科

主　　治： 重感冒

药方组成： 樟树根二钱　细叶香草二钱　台乌二钱
白马骨二钱　关公须二钱

用　　法： 砂糖为引，煎水内服。

注意事项： 忌酒。

共治30名　疗效90%

病　　例： 孙××，男，37岁，河潭公社茅芦大队人。今年二月间头痛鼻塞流清涕二天，伴发冷发热，服本方二剂便愈。

主　　治：头痛
药方组成：马蹄香　四钱（湿）
用　　法：砂糖为引，煎水内服。
共治 6 名　　疗效很好
病　　例：黄福香，女，47岁，塘湾公社星星大队人。经常发生前额头痛，每次发作有半个月左右，用此方二剂便愈。

主　　治：偏头痛
药方组成：梧桐树根二两　石榴皮一钱　乌鸡母蛋一个
用　　法：上药煎水内服，并吃鸡蛋，每日一剂。
共治 3 名　　疗效很好
病　　例：何荷花，女，30岁，塘湾公社星星大队邓家小队人。经常发作偏头痛，服此药五剂便愈。

主　　治：咯血，呕血
药方组成：扁柏叶一两（湿）胎发(新生儿满月头发)灰一钱
用　　法：米泔水适量倒入扁柏叶中，捣烂取汁，加入胎发灰内服，每日三次。
共治12名　　疗效100%
病　　例：李××，男，成，塘湾公社大塘大队人。因反复咯血三个多月，经中西医多次治疗无效，后用此药一剂，立即止血，现有一年多未复发。

主　　治：肺结核咯血

药方组成： 明矾八钱　儿茶（中药）一两

用　　法： 共研末，分成30包。每次服一包，每日3—4次。

注意事项： 咯血停止仍然服2—3天。

共治10名　　疗效100%

病　　例： 余×，男，成，余家公社人。有肺结核病史十余年，有一次咯血不止，用各种止血剂都控制不住，用上药内服一天后咯血立即停止。

主　　治： 哮喘，肺结核

药方组成： 胎盘，洗净，晒干；白芝麻（炒熟）

用　　法： 共研末，每次三、四钱，加白糖少许，开水送服。

共治4名　　疗效很好

病　　例： 许梅芬，女，34岁，南昌市人。有十多年的哮喘史，身体瘦弱，每年都要发作三四次，连服18胎盘后，至今三年未发作。

主　　治： 胃溃疡疼痛，肠绞痛

方一：

药方组成： 台乌根　　樟树根内皮

用　　法： 晒干研末，每次各一钱，开水冲服。

共治10名　　疗效80%

病　　例： 揭年花，女，44岁，河潭埠公社胜利大队人。既往有胃痛史，今年二月间的一个夜晚，突发心窝部疼痛，恶心伴吐酸水。服上药一次立即止痛。

方二：

药方组成： 台乌根40%威灵仙根15%青木香根40%冰片5%

用　　法： 研末混合备用。胃痛每次服一钱半，日服二次。

共治25名　　疗效90％

病　　例： 曹来老，女，53岁，南昌市人。患者既往经常发作胃痛。到此探亲，复发胃痛，甚剧，伴恶心吐酸水，服本药立刻止痛。

主　　治： 急性胃肠炎

方一：

药方组成： 金丝米草二钱　阴阳草一钱

用　　法： 煎水服。

注意事项： 忌食荤腥。

共治213名　　疗效95％

病　　例： 程××，男，40岁，周坊公社献忠大队人。夜间突发呕吐腹泻，伴发热，日解水样便十余次，有中度失水现象，经服本方二剂，同时加服大量盐开水，吐泻即止。

方二：

药方组成： 海金砂藤二两

用　　法： 煎水内服。

新鲜的捣烂取汁，加开水冲服。

共治29名　　疗效90％

病　　例： 陈成愚，男，29岁，河潭公社丰田大队人。今年五月间突发上吐下泻，每日解水样便7—8次，用本方二剂便愈。

方三：

药方组成： 乳汁草一斤（湿）阴阳草一斤（湿）

用　　法：加水二斤，煎至一斤。小孩每次服10毫升，大人每次服40毫升，一日三次。

共治4名　　疗效很好

病　　例：陈水成，男，6岁，河潭公社丰田大队人。今年五月间突发腹泻呕吐，每日解水样便十多次，呕吐2—3次，服上药二次便愈。

方四：

药方組成：鸡脚莲

用　　法：晒干，炒成黑色，研末。每次二钱，开水冲服，每日三次。

注意事項：忌荤腥食物。如腹泻严重可加服六月雪二钱。

共治25名　　疗效90%

病　　例：张国木，男，成，志光公社红旗大队人。突发上吐下泻，每天十余次，有中度脱水现象，经西药治疗未见效，服上药一剂痊愈。

方五：

药方組成：马兰根二两（湿）辣蓼草表五个

用　　法：共捣烂取汁加砂糖少许，冷开水冲服。

注意事項：严重的最多用辣蓼草表九个。

共治12名　　疗效90%

病　　例：张火林，男，31岁，上清公社城门大队人。今年九月突发上吐下泻，每天二十多次，两眼凹陷，严重失水，服上药一剂痊愈。

主　　治：急性肠炎

药方組成：小叶金钱草二两（湿）

用　　法：将上药炒成黄色，再加水2斤煎至半斤，去渣，加米酒二两为引，温服。

共治5名　　疗效很好

病　　例：王木旺，男，19岁，上清公社城门大队人。今年六月患急性肠炎，每日腹泻十余次，伴腹痛烦渴，服上药一剂痊愈。

主　　治：毒菇中毒

药方組成：凤尾草四钱

用　　法：煎水内服。

共治12名　　疗效100%

病　　例：程××，女，30岁，周坊公社献忠大队人。今年7月间，晚饭吃毒菇后，半夜吐泻不止，头昏眼花，四肢无力，用阿托品注射、内服颠茄片等无效。次日上午服此药后，不到十分钟，病人自觉异常舒服，症状大为减轻，吐泻停止，很快痊愈。

主　　治：蛔虫症

药方組成：苦楝树根内皮一斤

制　　法：将上药加水四斤，煎至三斤，加少许白糖调味，备用。

用　　法：成人每次服一百毫升，儿童按此折算，空腹服。

共治27名　　疗效95%

病　　例：黄冬凤，女，7岁，河潭埠五连人。经常夜间发作脐周疼痛，食欲不振，服本药二次，解出蛔虫

40—50条。

主　　治： 钩虫病（黄肿病）

药方組成： 樟树的嫩表炒黄一两

用　　法： 把上药放水2斤煎至半斤，火燉过夜，次晨空腹温服。服药的同时吃乔麦糕。

注意事項： 忌吃糯米、鱼、蛋、鸡等。

共治9名　　疗效90％

病　　例： 唐腊子，男，55岁，贵溪上清镇人。67年3月起自觉手脚痠软，四肢无力，食欲尚好。口唇淡白，脸黄无华，手足轻度浮肿，不能参加劳动，经医院诊断为“钩虫病”，服上药五剂便愈。

主　　治： 风湿性关节炎

药方組成： 生根草二钱　威灵仙二钱　台乌二钱　红牛夕一钱

用　　法： 用上药浸白酒20天后服用。每天服酒一两。

共治5名　　疗效很好

病　　例： 吴冬才，男，50岁，河潭公社五连人。右膝关节疼痛反复发作五年，阴雨天疼痛加剧，用本方服二剂便愈。

主　　治： 风湿性腰痛

药方組成： 枫和梨三钱　八角枫三钱　算盘子柴根三钱　台乌二钱　血管藤二钱　野花生根一钱半　钻骨龙二钱　丝茅根五钱

用　　法：煎水内服。

共治２０名　　疗效90％

病　　例：毕××，男，40岁，河潭公社小田村人。间歇性腰痛二十余年，每逢阴天下雨疼痛加剧，不能作重体力劳动。服用上药第一剂后，自感腰痛减轻，周身舒适。第二剂减去钻骨龙，连续服五剂便愈，现能参加体力劳动。

主　　治：水肿

方一：

药方組成：金刚鞭根五钱　台乌五钱　车前草五钱　接骨草五钱　小叶金钱草五钱

用　　法：煎水内服。

注意事項：忌食糯米、红薯、鸡蛋、盐。

共治50名　　疗效80％

病　　例：彭相林，男，40岁，志光公社金沙大队手工业联社会计。全身浮肿，伴寒热有半个多月，曾用抗菌素、维生素等治疗无效，服本方四剂便愈。

方二：

药方組成：高脚阴阳草根一两半　豆腐一两

用　　法：煎水服豆腐和汤。

注意事項：服药前一天起忌盐，病愈后忌盐七天。

說　　明：除钩虫病以外，其他各种原因的水肿均可用。

共治８名　　疗效很好

病　　例：登春天，女，２２岁，耳口公社富庶大队人。59年１２月颜面浮肿，腹部膨隆（有腹水），服上药三剂痊愈。

主　　治：营养不良性水肿
药方組成：晚禾泡刺根三钱　野山楂根三钱　乌鸡母蛋一个
用　　法：煎水内服。
共治2名　　疗效很好
病　　例：吴××，男，70岁，周坊公社河上大队人。患者重病后全身浮肿，服药三剂，浮肿全消。

主　　治：肾性水肿
药方組成：益母草二两
用　　法：煎水内服，每日一剂。重者可日服二剂，每次四两，连服五天。
共治4名　　疗效很好
病　　例：肖秋香，女，，60岁，塘湾公社兴无大队人。一九六九年十月初，全身水肿，经诊断为急性肾炎，后用本方煎服，每日一剂，只服二天浮肿消失。

主　　治：肝硬化腹水
药方組成：爆竹草一两　龙珠草一两　红内消一钱　韭菜麦冬一两　芒　硝二钱
用　　法：煎水内服。开始每日二剂，五天后每天一剂。服药前用白矾、小苏打、菊花叶、天门冬各二钱研末口服。
注　　意：忌盐。

共治100名　　疗效80%

病　　例： 宁进生，男，45岁，余江县上风公社罗塘大队人。腹水二年，丧失劳力，检查肝未触及，脾大肋下四指，曾被南昌××医院诊断为“不治之症”，后服草药37剂，腹水消失，可以劳动。

主　　治： 慢性肾盂肾炎

药方组成： 海金砂二钱　细叶香草一钱　枫姜二钱
台乌三钱　马鞭草一钱　柚子皮一钱
艾叶五分　韭菜麦冬五分

用　　法： 煎服，砂糖为引。

注意事项： 1·忌吃腥类食物和盐。
2·无浮肿可不用柚子皮。

共治5名　疗效很好

病　　例： 汪××，男，42岁，河潭公社丰田大队人。患慢性肾盂肾炎有六、七年，经常发作腰痛，尿短尿浊，伴浮肿，服此方十多剂便愈。

主　　治： 尿闭

药方组成： 海金砂二钱　车前草子二钱

用　　法： 用开水冲服。小儿酌减。

共治3名　疗效很好

病　　例： 周胜禄之女孩，11岁，文坊公社虹桥大队人。今年九月间突发尿闭一天，伴腹胀，烦躁不安。服此方二次即排尿，次日痊愈出院。

主　　治： 膀胱结石

药方组成： 金樱子根一两

用　　法： 煎水内服，冰糖为引。

注意事项： 禁油腥食物和豆腐。

共治5名　疗效很好

病　　例： 杨金大，男，成，新田公社雷溪大队人。今年九月分经公社卫生院诊断为“膀胱结石”，准备手术治疗，患者拒绝手术，后服金樱子根一两，连服二剂，痊愈。

主　　治： 中暑（发痧斑）

方一：

药方组成： 马蹄香末一钱

用　　法： 用冷开水冲服。

共治20名　疗效90%

病　　例： 王××，男，22岁，上清公社城门大队人。今年5月有一天，在烈日下劳动，突然晕倒，头痛，发热，汗闭，四肢厥冷，服上药一次，半小时后痊愈。

方二：七叶一枝花二钱，用法同上。

方三：

药方组成： 青木香根二钱　茶叶二钱

用　　法： 煎水内服，冰糖为引。

共治5名　疗效很好

病　　例： 潘××，男，成人，文坊公社虹桥大队人。患者在烈日下参加劳动三个钟头后，突然晕倒，头痛，全身酸痛，汗闭，体温41度，诊断为中暑。服第一剂后，体温降至38度，服第二剂后痊愈。

主　　治：贫血
药方組成：还阳丹一两
用　　法：加水一斤，煎成一碗，冰糖为引内服。
共治60名　　疗效100%
病　　例：夏锦文，男，53岁，上清公社上清大队人。患者四肢无力，头昏眼花，颜面苍白，不能做事，用上药一剂便愈。

主　　治：精神分裂症　（早期躁狂型）
药方組成：石菖蒲根二两（湿）八钱（干）　芝麻一两
用　　法：煎水，去渣内服。
注意事项：此方仅适用于发病在三、四个月之内的病例。一般轻症五剂即可，重症十剂痊愈。
共治4名　　疗效很好
病　　例：薛××，女，29岁，上清公社汗浦大队人。六七年十二月突然起病，举止失常，胡言乱语，竟把自已的孩子丢到河里（幸被人发现得救），患者曾到鹰潭、上饶等地医治无效，后服上药十剂痊愈。

主　　治：末梢神经炎

药方組成： 钻骨龙五钱　当归五钱　枫藤五钱　血管藤五钱　金银花藤五钱　锈花针二钱　铁凉伞二钱　翻天棕二钱　红内消二钱　竹叶麦冬五钱

用　　法： 煎水内服，加桂园四个为行。

注意事项： 忌吃盐，孕妇忌服。

共治1名　　疗效很好

病　　例： 周福昌，男，34岁，鹰潭搬运工人。一九六七年自感四肢无力，麻木，感觉异常，腱反射减弱，经西医治疗两年余无效。一九六九年八月来公社医院治疗，步行十五华里，走了七个多小时。经服上药十天后，可以拉板车，共服上药52剂痊愈。

主　　治： 梦遗症

药方組成： 枫姜（去粗皮）二两　公猪肉四两　冰糖二两

用　　法： 煎水，连渣服。

共治8名　疗效很好

病　　例： 夏××，男，28岁，河潭公社九下大队人。患者经常夜间遗精有一年多，伴头昏，四肢无力，到各地治疗效果不著。后服本方四剂痊愈。

小　儿　科

主　　治： 小儿高烧

方一：

药方組成： 红牛夕二钱　肿节风二钱

用　　法： 煎水内服，每日二次。

共治40名　疗效100％

病　　例： 徐永豪，男，1岁，贵溪雄石镇人。患儿高烧三天入院。体温在39—40度之间，精神萎靡，烦躁不安，应用抗菌素无效。经服上药第一剂症状减轻，体温退至38度，服第二剂后体温正常，服第三剂后痊愈出院。

方二：

药方組成： 丝茅根五钱　灯芯草五钱　伏龙肝五钱
青木香五钱（湿）

用　　法： 煎水内服。

共治100名　疗效100％

病　　例： 炉名堂，男，10岁，周坊公社长塘大队人。突发高烧一天，神志清，精神差，曾到大队卫生所治疗无效，用上药一剂即退烧痊愈。

主　　治： 小儿高烧惊厥

方一：

药方組成： 空心菜根四钱　香附子草一钱半　苦瓜根三钱
瓜子金一钱　石菖蒲一钱　灯芯草二钱金丝米草四钱　阴阳草四钱　棕树根二钱

用　　法： 煎水内服。

注意事项： （1）急惊风可配合推拿。
（2）慢惊风可将燕子窝一个除去泥，放在锅里烘干，放入一个鸡蛋，煎成饼状，待温度不烫，垫一层布放在肚脐上。

（3）忌食鱼、蛋、鸡肉等。

說　　明：此方适用于各种疾病引起的惊风。

共治100名　疗效90%

病　　例：李顺沅的女孩，6岁，周坊公社前进大队人。呕吐，腹泻伴高烧。体温40度，昏迷抽搐，大便每日十多次，为水样便，经用氯枚素、四环素、输液等均无效，改用上药二剂痊愈。

方二：

药方組成：半边莲三钱　阴阳草二钱　野菊花二钱　鸡眼草二钱　鹅不食草一钱

用　　法：捣烂取汁，白糖为引，开水冲服。

注意事项：用药前先用铜钱清油刮全身，捏颈后筋。

共治5名　疗效很好

病　　例：冯××，男，1岁，金溪县下山公社人。患乙型脑炎昏迷七天，体温39度，抽搐不停，曾到金溪、鹰潭等地医治无效，服用上药五剂痊愈出院。

說　　明：此方对一切高烧引起的惊风均有效。

主　　治：小儿呕吐

药方組成：土蜂巢一两

用　　法：加开水澄清后。取此药水，加糖内服。

共治108名　疗效100%

病　　例：郑××的小孩，男，1岁，河潭埠胜利大队人。患儿呕吐三天，每日10多次，伴高烧，服上药一次，呕吐即停，症状迅速改善。

主　　治：小儿消化不良

药方组成：张天罐根二钱　肿节风二钱

用　　法：煎水内服，砂糖为引。

共治30名　疗效90%

病　　例：吴奎生，男，10个月，贵溪县人。患儿发热，腹泻四天。体温39度，中度脱水，每日大便十多次，为水样便。服上药二剂体温下降，腹泻次数减少，再服一剂腹泻停止，第四剂痊愈出院。

主　　治：小儿麻痹后遗症

方一：（病程在五个月以内）

药方组成：络枫藤　红牛夕

制　　法：将干的络风藤切成细片，放在桶里，络枫藤和新鲜红牛夕各铺一层，然后将桶口密封，发酵，四十九天后便可用。

用　　法：每次采用发酵的络枫藤一两，加水三斤，酒一斤，煎至一斤便可。1岁小该每天服煎剂一两。

共治150名　疗效85%

病　　例：黄福生的小该，男，4岁，志光公社金沙大队人。患儿高烧后右下肢麻痹三个多月，肌肉萎缩，不能行走，用本方服药二个多月痊愈。现在已能行走，疗效巩固很好。

方二：

药方组成：①内服药：算盘子柴根二钱　金樱子根一钱　丝

茅根一钱　枫姜一钱　竹叶麦冬五分

②外用药：金银花藤　枫姜　艾叶　石菖蒲　继巴佬柴各等量。

③同时配合针炙：足三里、环跳、三阴交，每天轮流扎穴。

用　　法：①煎水内服，米酒为引。

②煎水熏，取渣捣烂外敷。

注意事项：忌吃鱼、蛋、牛肉等物。

共治40名　　疗效80%

病　　例：李根发的女儿，11岁，河潭公社丰田大队人。患儿于6时岁曾发高烧后双腿瘫痪，不能行走有6年余，曾到上海，上饶等地治疗无效。服此药方30余剂，现能行走，双脚恢复了功能。

六、妇产科

主　　治：月经不调

药方组成：台乌三钱　晚禾泡刺根三钱　红牛夕三钱　白马骨四钱　桃仁一钱　算盘子柴根一钱　丝茅根四钱　红枣七个

用　　法：煎水内服。每天一剂，煎二次服。病重服十剂。

注意事项：忌吃血类食物。

共治24名　　疗效80%

病　　例：李××，女，41岁，河潭公社泗塘大队人。经常月经不调，周期错乱，十天、二十天或二、三个月来一次，每次量多，有血块。到过上饶等地治疗无效，服上药十剂便愈。

主　　治： 闭经

药方组成： 关公须二钱半　淫羊藿二钱　台乌二钱　马鞭草二钱　野山楂根二钱　益母草二钱　淡竹叶五分

用　　法： 煎水内服。

共治70名　　疗效70%

病　　例： 李××，女、27岁，河潭埠公社丰田大队人。月经经常四、五十天来一次，血色黑，伴少腹疼痛。服上方二十多剂，月经恢复正常。

主　　治： 月经过多

方一：

药方组成： 鸡血藤　艾叶　冬荀兜　土洋参各三钱

用　　法： 煎水内服。

共治3名　疗效很好

病　　例： 胡××，女，35岁，上清公社城门大队人。两年来每次月经都是量多，经期持续七天至十多天，伴颜面苍白，四肢无力。到各地治疗无效，服上药七剂痊愈。

方二：

药方组成： 竹叶麦冬五钱　矮脚荷根五钱　关公须二钱　张天罐根二钱　算盘子柴二钱　一支香二钱　晚禾泡刺根二钱　丝茅根一两（湿）　瓜子金一钱半

用　　法： 煎服。砂糖和米酒为引。

注意事项： 忌吃鱼蛋猪血和生姜，禁房事49天。

共治70名　　疗效80%

例：吴××，女，42岁，周坊长塘大队人。患者月经过多有十九年，每月行经数次，经期少腹疼痛，二十余年未生育。服药二个月后，月经恢复正常，第二年生育第一胎。

主　　治：白带过多
药方组成：张天罐　白马骨　鸡血藤　土洋参　白鸡冠花各三钱
用　　法：煎水内服。
注意事项：服药间不能下冷水，否则无效。
共治30名　疗效70%
病　　例：倪××，女，31岁，贵溪上清镇人。四个月来白带过多，今年6月服上药四剂痊愈。

主　　治：产后腹痛
药方組成：黄荆根五钱　砂糖一两
用　　法：煎水内服。每日二次。
注意事項：忌辣椒。
共治10名　疗效80%
病　　例：张××，女，23岁，河潭公社茅芦大队人。去年三月产后时常腹痛，服本方二剂便好。

主　　治：奶汁不足
药方組成：牛乳党参二两(湿)　公猪前脚一只
用　　法：煎水，服汤和猪脚。每日一剂。连服三剂奏效。
共治6名　疗效很好。

病　　例：何××，女，42岁，塘湾公社兴无大队人。产后十多天，乳汁甚少，用上药三剂，乳汁显著增加。

主　　治：子宫脱垂
药方組成：何首乌五钱　土人参一两　关公须一两（湿）土当归三钱
用　　法：冰糖为引，煎水内服。每日一剂。
注意事項：忌盐。

共治8名　疗效很好

病　　例：陈××，女，27岁，余江县平林公社石鼓渡人。患子宫二度脱垂有四年多，多次到南昌上饶等地医治无效，在今年4月服上药17剂痊愈，现未发作。

主　　治：不孕症
药方组成：锈花针根一两（湿）　土人参五钱（湿）关公须五钱（湿）　金樱子根一两（湿）
用　　法：煎水内服，米酒为引。
注意事项：月经前服。如果吃上药效果不著，可加用山姜五钱　张天罐五钱　大叶狼箕一个　黄花菜根一两　黄芪二钱　党参二钱　煎水内服。

共治7名　疗效很好

病　　例：江××的妻，36岁，雄石公社岭上大队人。婚后十多年一直未生育，月经不调，行经前少腹疼痛，月经量少，有血块，服上药四剂，四个月后怀第一胎。

七、五官科

主　　治：急性结膜炎

药方组成：黄连二钱

用　　法：将黄连浸于适量水中，数小时后用此水点眼。

共治3名　疗效很好

病　　例：夏敏，男，2岁，文坊公社供销社人。双眼结膜充血二天，疼痛，分泌物多，用此药后迅速痊愈。

主　　治：口腔炎

方一：

药方组成：五爪金龙一钱　肿节风二钱

用　　法：煎水内服。

共治8名　疗效很好

病　　例：华××，男，5个月，文坊公社人。口腔粘膜糜烂，布满白色斑点伴发热，服上药二剂痊愈。

方二：

药方组成：（1）外洗药：五爪金龙二钱　犁头尖草一钱半

（2）内服药：半边莲一钱半　白马骨一钱半　马兰二钱

用　　法：（1）外洗药捣汁，加米泔水适量洗口腔。

（2）煎水内服。

共治20名　疗效95%

病　　例：程金山之女孩，4岁，周坊公社河上大队人。口腔颊粘膜溃烂十多天，疼痛不能进食，舌面及咽两侧均布满白点，西药治疗效果不佳，后采用上述方法治疗四次痊愈。

主　　治： 牙痛

药方组成： 威灵仙根一寸长

用　　法： 用上药咬在患牙上，可速止痛。

注意事项： 止住痛时就拿掉，不能超过30分钟，否则会起泡。

共治6名　疗效很好。

病　　例： 江继恒，男，53岁，上清公社城门大队人。今年8月牙痛很厉害，用上药咬在牙上，立即止痛。

主　　治： 急性扁桃体炎（蛾风）

方一：

药方組成： 蛾风泡叶量不拘

用　　法： 捣烂取汁，白糖为引，加水冲服。

共治5名　疗效很好

病　　例： 丁××，男，3岁，周坊公社姚家大队人。患者咽喉疼痛一天，检查可见咽红，双侧扁桃体均肿大，服本药一剂痊愈。

方二：

药方組成： 马尾松树表去粗皮一两（湿）

用　　法： 捣烂取汁开水冲服。

共治5名　疗效很好

病　　例： 陈××，男，45岁，河潭公社丰田大队人。今年四月间突发喉痛，声嘶，双侧扁桃体肿大，用本方一剂即好。

主　　治：化脓性中耳炎

药方組成：半边莲二两（湿）　冰片二分

用　　法：将半边莲捣取汁，再加入少量冷开水，过滤去渣，再放入冰片调匀，滴耳。一日三次。

注意事項：忌吃鱼蛋。

共治9名　疗效很好

病　　例：杨冬莲，女，38岁，上清公社城门大队人。69年9月患中耳炎半月余，经常从患耳内流出黄色腥臭液体，用上药滴耳三次痊愈。

八、毒蛇咬伤

主　　治：毒蛇咬伤。

方一：

药方組成：蛇见怕一两　犁头尖一两　水胡椒一两

用　　法：煎水外洗，一天三次。

共治65名　疗效100%

病　　例：苏子江的爱人，女，37岁，上清林场胜利大队人。1968年5月被蛇咬伤右脚，当时疼痛红肿。用上药外洗即愈。

方二：

药方組成：樟树嫩枝　乌桕树枝　吊金钟　矮脚荷

用　　法：捣烂外敷。扩加雄黄五分内服。

共治12名　疗效100%

病　例：吴××，男，成，志光公社人。今年割早禾时不慎被毒蛇咬伤右足部，当时疼痛不止，下肢肿胀。用上药四次痊愈。

毒蛇咬伤的诊断和治疗

一、毒蛇和无毒蛇咬伤的鉴别诊断：

①毒蛇咬伤——疼痛剧烈，迅速水肿，伤口齿痕数少。

②无毒蛇咬伤——伤势较轻，齿痕数多，似锯齿形。服一、二剂药即可好转。

二、毒蛇咬伤的主要症状：

有剧烈疼痛、红肿、起泡、起斑（皮下瘀血）曚眼（视力模糊）、吐血、大便秘结、小便不通、寒颤发烧、抽搐、封喉（急性喉头水肿）、昏迷、七孔出血、血尿、谵妄等。

其它症状可出现舌尖起刺、喉痛、腹痛、伤口腐烂、奇痒、头痛。

三、毒蛇咬伤的治疗：

毒蛇咬伤后，首先将伤口充分暴露，顺肌纹刺破伤口，拔出毒牙，（如毒牙未出，可立即用三叉莲与糯米饭嚼烂外敷伤口一小时左右以取毒牙。），清除毒血，清洗伤口可用苦参二两，蛇见怕四两，爬地蜈蚣二两，号桐梗二两（如伤口烂不能用此药），算盘子柴根四两，乌柏树根四两，锈花针根二两，芙蓉花叶根二两，鹅不食草（全草）一两，水胡椒二两，小叶青河梢根二两。煎水先熏，后浸，再洗。

（一）外敷药：

①伤口用药：

伤口不烂：第一次用姜黄一钱，藤黄五分，雄黄五分，雄精一钱，水酒磨敷伤口。第二次可用飞天蜈蚣一钱，坐拿二钱，八角莲三钱，七叶一支花一钱五分，半夏子一钱，兰田七一钱，生草乌末五分，烧酒磨，烟屎为引。

②肿部敷药：

金桐花一钱，锈花针根皮一钱，金樱子表二钱，芙蓉花二钱，山皮枪根皮一钱，上药均晒干研末，若患部发热用桐油调敷；不发热用火酒调敷，均用烟屎为引。

（二）内服药：

马蹄香一钱，红内消二钱，土木香一钱，铁钉树一钱五分，飞天蜈蚣一钱，半边莲二钱，矮脚茶一钱五分，大叶青河梢三钱，砂糖或米酒为引，煎水内服，连服三天，每天一剂。

（三）对症治疗：

1 剧烈疼痛。

外用：野芋头根，肉冬庆叶，滴水珠捣烂外敷；亦可用石马齿苋三钱，食盐少许，捣烂外敷。

内服：藤杜仲三钱，飞天蜈蚣二钱，黄连一钱，野花椒一钱，青藤三钱，燕口青四钱。煎水内服一天3—3次。

2 红肿。

外用：旱莲草，水胡椒，四大金刚，红内消，矮脚荷，砂糖或盐捣烂外敷；另可用鸭掌莲，坐拿叶，金线吊葫芦捣烂外搽。

内服：同上内服药。

3 起泡：

爆竹草的子捣烂点泡；或用坐拿根磨汁点泡；或用芙蓉花三钱，乌柏树叶三钱捣烂滤汁点泡。

4 起斑：

搜山虎枝折断后流出之浆点斑；或用石继巴佬一两，笋壳一钱，金桐花二钱，煎水外洗。

5 曚眼：

茶叶子捣烂取汁点眼。

6 吐血：

蚯蚓五钱，白鸡冠花三钱，红羊嘴五钱，砂糖为引，煎水内服，一天三次。

7 大便秘结：

惊天雷一两（鲜）煎水内服。（小儿取三分之一量）。

8 小便不通：

车前子四钱，木通五钱，半桶子五钱，水花五钱，海金沙四钱，砂糖为引，煎水内服，一天二次；或用松树子一个，加开水磨服。

9 寒颤发热：

六月雪四钱，藤杜仲四钱，青皮枫五钱，石莲子三钱，还魂草三钱，砂糖为引，煎水内服，一天二次。

10抽搐：

肿节风四钱，醒风藤三钱，白马骨三钱，白葛五钱，飞天蜈蚣二钱，四大金刚三钱，红内消二钱。煎水内服，一天二次。

11封喉：

黄连根一两，煎水内服，或乌桕树叶取汁灌入口中。

12昏迷：

黄连三钱，摇头竹一钱，土人参三钱，黄精四钱，红牛夕二钱，青木香一钱砂糖为引，煎水内服。

13七孔出血：

搜山虎三钱，红羊嘴四钱，水花五钱，飞天蜈蚣三钱，红牛夕二钱，杜仲三钱，砂糖为引，煎水内服，一天二次；或用扁柏叶二钱，铁钉树三钱，砂糖为引，煎水内服。

14血尿：

红羊嘴一两，车前草五钱，三白草五钱，鸡血藤根五钱，加米泔水少许，捣烂加冷水一碗，砂糖为引，煎水内服，一天三次。

15谵妄：

天花粉五钱，水花五钱，青藤五钱，定心藤五钱，红木香四钱，白葛五钱，半桶子三钱，马蹄香一钱，砂糖为引，煎水内服，一天二次。

（四）其它症状的治疗

1.舌尖起刺：

爆竹草烧灰一两，冰片一钱，雄黄一钱，共研细末点舌尖。

2.喉痛：

铁钉树二钱，矮脚茶二钱，瓜子金一钱，砂糖为引，煎水内服。

3.腹痛：

青木香二钱，红内消一钱，细叶香草根一钱，砂糖为引，煎水内服。

4.伤口腐烂：

上等二梅，牛屎虫，号桐树根，雄黄共研末敷伤口。

5.伤口奇痒：

斑蝥虫一个，黄烟叶一钱，地姑皮虫10个，蜈蚣一条，朝天椒三钱，上药用纸卷，烧着熏伤口。

四、注意事项：

在治疗中不可下冷水，忌荤腥食物。

病例1.

罗××妻，女，59岁，耳口公社冷水大队人，59年7月份被祈蛇咬伤外踝部，当时整个大腿起泡，起斑，伴有全身畏寒发烧，大小便不通，呃逆不止，胡言乱语，烦躁不安，口渴思饮，全身抽搐。

处理：按毒蛇咬伤治疗用药。

病例2.

毛××，男，38岁，贵溪县周坊公社白田大队下放干部。68年7月份来冷水，晚上开会，不幸被杨梅花蛇咬伤左脚背，当时神志尚清，局部红肿疼痛，伤口出黄水。

处理：按毒蛇咬伤治疗用药。

病例3.罗××，男，16岁，耳口公社冷水大队罗家洲生产队人。54年8月份被扁头青咬伤小腿外侧，患者立即拿砍柴的刀将伤口割掉一块，但伤处仍然肿胀疼痛，并有口腔出血，矇眼，头昏等症状。

处理：按毒蛇咬伤治疗用药。另加用三仙丹晒干，用手搓烂成棉花状放入伤口以止血；口腔出血：用九节菖蒲根切片捣碎成粉二钱，干的吞服。矇眼：用嫩茶子去两层壳，取油点眼。

九、其他

主　　治：猪瘟病

药方組成：石菖蒲一两半　金银花一两　芝麻一两。

用　　法：放水四斤煎成二斤，拌饲料中。

共治猪60多条　疗效90%。

附注：本书方中药物剂量未标明的均以干为准。

草药验方选编

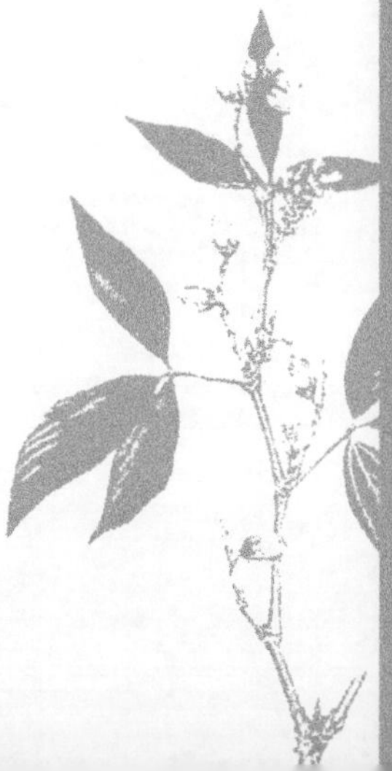

提　要

江西省卫生局编印。

1969年12月出版。共188页，其中目录9页，正文170页，编后2页，插页7页。

纸质封面，平装本。

1969年12月中旬，江西省召开了全省卫生系统经验交流会，与会代表们献出了大量防病治病的有效民间草药验方。编者从群众献出的大量民间草药验方中筛选整理出部分验方，又从编者搜集到的江西省内外草医草药文献资料中选出部分验方，将二者编辑整理，最终形成这本《草药验方选编》。

本书分为11章，即传染病（收录疾病17种，处方140个），内科（收录疾病44种，处方114个），外科（收录疾病28种，处方124个），烧伤、烫伤（收方12个），肿瘤（收录疾病7种，处方34个），叮、咬伤（收录疾病3种，处方73个），皮肤性病（收录疾病14种，处方23个），妇产科（收录疾病19种，处方40个），小儿科（收录疾病11种，处方30个），五官科（收录疾病15种，处方34个），兽医、土农药（收录处方56个）。

每章下先列疾病，每病下又列处方若干。各方组成后有煎服法，部分方后有服药后表现。各方下均注有验方来源。

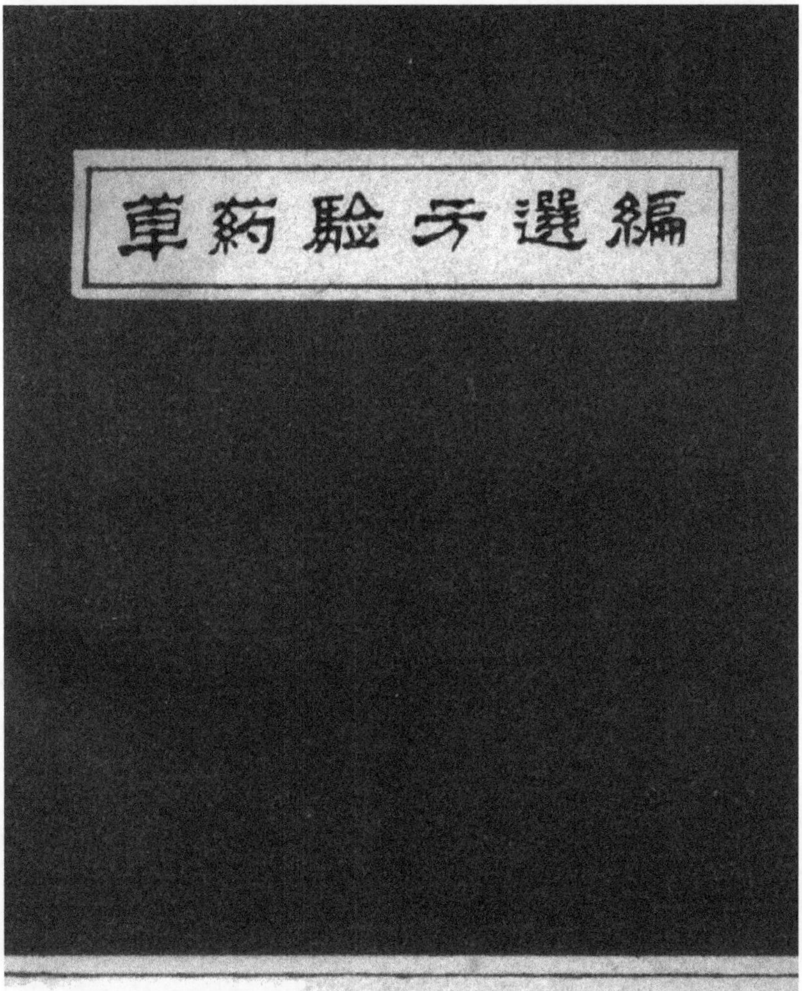
草葯驗方選編
江西省卫生局

目　　录

第一章　传染病

第二章 内　科

第三章　外　　科

第六章　叮、咬伤

第七章　皮肤性病

第八章　妇产科

第九章　小儿科

第十章　五官科

第十一章　兽医、土农药

· 白 页 ·

第一章 传染病

一、感 冒

〔一方〕地胆头、马鞭草、金银花各五钱。

每天一剂，水煎两次服。咳嗽者加桑白皮或枇杷叶五钱。本方对重感冒亦有效。孕妇忌用。

（赣州专区“6·26”卫生人员学习班）

〔二方〕苏叶、薄荷、铁马鞭、干柚子皮、枇杷叶、生姜、葱蔸各二钱，山鸡辣蔸一钱。

煎水服，每天一剂。

疗效达90%。

（奉新县赤岸公社河头大队合作医疗所）

〔三方〕海金沙三钱，大青叶（叶和蔸）三钱，连翘二钱，牛夕蔸二钱。

煎水服，每天一剂。疗效85%。

（奉新县赤岸公社河头大队合作医疗所）

〔四方〕鱼腥草三钱，厚朴三钱，连翘三钱，桑枝一两。煎水服或前三味药研末各一克，用桑枝煎水冲服。

本方治病毒性呼吸道感染（感冒、支气管炎、病毒性肺炎）。

治四百余例，疗效显著。

（莲花县坪里公社浯塘大队合作医疗站草药研究组）

〔五方〕红地胆、香草子（香茹草）、桑白皮各取适量对精肉炖服，日服二次。

（瑞金县壬田公社桥岭大队合作医疗所）

二、白　喉

〔一方〕土牛夕根（鲜）五钱至一两（干则减半）。煎水服。

附：取土牛夕适量加人乳一小盅，捣烂，去渣以汁滴鼻，每一至二小时一次。并观察白膜之变化情况。

共治白喉三例，均愈，白膜一至二天消失。急性扁桃体炎一例，二天症状消失。

（景德镇市人民卫生院）

〔二方〕万年青。取根四十克，加入一百毫升醋，浸泡四十八小时，去渣取汁。

按每公斤体重七十毫克计算，第一天服全量；第

2

二天服第一天量的三分之一；第三天服第二天量的二分之一；第四天服第三天量的二分之一；第五天服第四天量的二分之一。共服五天。同时加用养阴解毒汤。

治白喉心肌炎三例，均痊愈。

（景德镇市人民卫生院）

〔三方〕蜘蛛窝四只烧灰，开水下。二次痊愈。

（景德镇市宇宙瓷厂医务室）

〔四方〕野花生苗蔸上根。

切片，煎水服。小孩三至五钱，大人五钱至一两。放适量牛夕和一、二片槟榔（大白）为引。

（宜春县医药卫生服务站杨发堂）

〔五方〕射干、牛夕各适量。

射干磨烧酒，牛夕擂汁，混合慢噙。

（井冈山专区人民卫生院）

〔六方〕青鱼胆四个，冰片三钱，陈绿豆二两。先将青鱼胆放阴处阴干（胆不能弄破）。制时用火烘干，再将冰片、绿豆、鱼胆研成细末。

用禾草或小竹子将药吹入口内，将口闭紧。如口不得开，可将此药吹入鼻内即可见效。

（新干县）

〔七方〕土牛夕一两（鲜则二两），百两金三钱，桔梗二钱。煎水服，连服五剂。

附方：（1）耳后静脉放血五毫升。

（2）鸡蛋清调面粉敷风池穴。

（3）烟筒屎取适量温开水调服。

治十二例，均愈。

（瑞昌县医防处）

〔八方）青黛一钱，儿茶六分，黄柏六分，蝉蜕六分，硼砂五分，冰片一分，人中白二钱，薄荷四钱。

共研细末，陆续吹入咽喉部。本方清凉解毒，帮助假膜脱落或溶化。

（广丰县医药卫生防治处）

〔九方〕冬青树根皮三钱。取汁用冷水吞服，加适量白糖为引。

（南城县红湖公社文胜大队）

三、百日咳

〔一方〕川百合四钱，冬瓜子二钱，川贝母三钱，竹茹二钱，象贝母三钱。水煎服，每日二次。

（吉水县）

〔二方〕兰花草二至三两（鲜）。水煎服，每日二次，连服三至五日。

（吉水县）

〔三方〕翻天印（全草）七株，黄豆一把。用水先煮黄豆半熟，再放入翻天印，炖水服。

（铜鼓县带溪公社卫生医药站）

〔四方〕兰香草（兰花草）二两。煎服，每日两次。

（某部队林　丁）

〔五方〕扛板归（贯叶蓼，干的）一两。炒后加冰糖炖水酒代开水饮，每日一剂，三至四剂即愈。治愈七例。

（赣州市中医院）

〔六方〕鹅不食草三钱，枇杷叶三钱，兰花草四钱，地胆草三煎。煎水服。

（龙南县濂江公社井冈大队合作医疗站）

〔七方〕八角乌蔸一两，瘦肉二两。炖服，一天一次，服三次。

（南昌县向塘卫生院）

〔八方〕鸡青子三钱，鸡青子蔸一两，山莉子蔸三钱，鸡屎草（全草）五钱。煎水服，日服一剂。

（瑞金县人民医院）

四、腮 腺 炎

〔一方〕板兰根（大青叶根）一两，生石膏一两。煎水服，一日可服数次，待退热停药，不热可除石膏。一般服一至二天痊愈。

（南昌八一麻纺厂卫生所）

〔二方〕苦瓜草，犁嘴草。捣烂外敷。

（宜黄县医药卫生服务站）

五、乙型脑炎

〔一方〕大青叶（根）。

一岁以下服一至二钱，一至五岁服三钱，六至十岁服五钱，十一至十三岁服八钱，十六岁以上服八钱至一两。以上均为一次量，隔四小时服一次。

注：高烧惊厥神志昏迷者加安宫牛黄散。低烧不退可用青蒿草、薄荷适量。

治愈十五例。

（吉安市人民防治院草药研究小组）

〔二方〕1、大青叶一至二两。煎水服，每四小时一剂。治轻型。

2、大青叶一至二两，白马骨（根）一至二两，板兰根一至二两。煎水服。一日一剂。治重型。

治十三例，全愈，且无后遗症。

（乐安县供坊公社供坊医院）

〔三方〕威灵仙（根）五分。用二道米泔水磨汁内服。此方曾抢救过一危重病人。

（南丰县付坊公社太和大队草医付木生）

［四方］大青叶一两，板兰根一两，薄荷叶五钱，惊风草二钱，黄仲一两。煎水服，每日二次。

（高安县《草药秘方验方选编》）

六、脑膜炎

［药方］饮生菜油有甜味，即为脑膜炎。直至吃到有菜油味为止，再嚼生黄豆一撮，即可愈。

（宜春县医药卫生服务站）

七、肠伤寒

［一方］十大功劳五钱，凤眼草三钱，大青叶四钱，海金砂五钱，乳汁草五钱，黄芩三钱，石膏二钱旱莲草三钱。

煎服，每日一剂，分二至三次服）

（原医学院一附院）

［二方］赤石脂五钱，禹余粮五钱，粳米一两。共煮粥服。如大便出血可适量加入参附。

本方主治肠伤寒出血。

（铜鼓县棋坪公社医药站）

八、痢　疾

〔一方〕（1）酸浆煎剂：酸浆（灯笼草）一千克，加适量水煎煮一小时，至汁一千毫升，滤过即得。

（2）酸浆浸膏片：将酸浆根茎粗粉一千克，加入50%乙醇中，按渗滤法制成浓流浸膏。以此浓流浸膏为粘合剂，用淀粉、湖精制成颗粒，70°c干燥，压成片剂，每片相当于酸浆根茎0.75克。

每次内服煎剂10—15毫升或片剂4—6片，每日三至四次。

治菌痢二十多例，服药后快的一天愈，慢的七天愈，一般三至四天可愈。

本药方对扁桃腺炎也有效。孕妇忌服。

（江西省人民医院）

〔二方〕凤眼草三两，仙鹤草一两五钱，地榆一两五钱。切碎，水煎三小时，过滤。将滤渣再加水煮，过滤。合并二次滤液浓缩至600毫升，再加单糖浆40毫升和苯甲酸钠酌量，装瓶即成。

治菌痢，每次服10—20毫升，一日三次。

〔三方〕（1）算盘子根（鲜）四两。用茶油炒黑煎服，一次服，每日一次。

（2）大青叶（鲜）半斤。煎汤，一次

服。对急性痢疾、急性肠炎均有效。

（某部队林丁）

〔四方〕穿山龙二两，海金沙五钱，红公兰一两小叶乳汁草一两。水煎服，每天一至二剂，分二至四次服。

治急性菌痢100%疗效。

（赣州专区卫生防治院）

〔五方〕金珠撮斗（凤眼草）、地锦草（小叶乳汁草）各一至二两。每日一剂，水煎二次服。对肠炎亦有效。

（赣州专区“6、26”卫生人员学习班）

〔六方〕红星草（张天罐）二两，野花生苗一两。

煎浓汁，加鸡蛋及鸭蛋各一个，共煎吃蛋白和药汁，每日一剂。（忌盐）

（宜春县医药卫生服务站）

〔七方〕十字草（水蜈蚣）一斤，乳汁草四钱，地芋四钱。

干后研末，每次服一钱至一钱半，每日三次，开水对服。儿童酌减。

也可治阿米巴痢疾。

（上高县人民卫生服务站）

〔八方〕治痢灵效汤：乌泡热兜、金锁匙、张天灌、叶下金珠、夏枯草、算汁金珠、车前草、荆芥、天花粉、石芦香（鲜全草）各一至二两。煎水服，连服二包，马上见效。白痢红糖为引，红痢用丝瓜络烧灰为引。

（高安县《草药秘方验方选编》）

〔九方〕马齿苋为主，适量配叶下珍珠或叶上珍珠、仙鹤草、地榆。研末，做成小丸。每天服二次，每次服一两。服三天左右即见效。已治几十例。

（高安县医院草医袁俤生）

〔十方〕鲜地脚阴阳草（人字草）一两。煎服，每日一至三剂。对赤白痢有奇效。

（吉水县）

〔十一方〕丝瓜藤近地面上的一段，烧灰存性研末。每次服五分，每日三次，连服三天。

（吉水县）

〔十二方〕珍珠草五分，元宝草二分，人字草五分，马齿苋三分。煎汤服。

（永新县）

〔十三方〕侧柏子二粒，土黄芩一克，厚朴一克共研粉末服，每次二克，每日二次至三次。起消炎、止泻作用。（煎水服量加五倍）。

（莲花县）

〔十四方〕金锦香（张天贯、七孔莲）鲜全草五钱至一两。煎水服。红白痢治愈几百例。

（进贤县前坊公社徐文辉）

〔十五方〕墨兜草、灯心草各四两。煎水，每日一次服。红痢加红糖，白痢加白糖为引。治八十余人，均服一次愈。

（崇仁县马安公社陈呀保）

〔十六方〕千年松一两，关公须五钱，罐子草一两。煎水内服。每日一剂，连服三剂。治愈十例。

（抚州市卫生防治院）

〔十七方〕鸡屎草一两，鱼腥草一两。取全草水煎服，每日一剂。

（瑞金县人民医院）

〔十八方〕白头翁三斤，黄柏二斤半，秦皮二斤，地芋二斤半。

将上药煎出药汁，再加赋性剂压制成片。每片相当含生药一钱。每次服五片，每日三次。

对阿米巴痢疾、急性胃炎、肾盂肾炎也有效。

（莲花县）

〔十九方〕落地红二两。将全草擂井水服。日服二次。对慢性菌痢有特效。

（吉水县）

〔二十方〕（1）石榴皮一两，红糖适量。煎水服。连服三剂。

（2）辣蓼草根（鲜）四两（干的二两），水两碗煎至一碗，上下午各服一半。连服四剂。

对顽固性痢疾屡治屡效。

（瑞昌县医防处）

九、阿米巴痢疾

〔一方〕节节花二两（大叶乳汁草）。炖水内服，每天二至三剂。白痢放红糖，红痢放白糖。治愈菌痢及阿米巴痢一百多例。

（定南县老城卫生院黄明富）

〔二方〕家种苦瓜根一两，白糖一两。水煎，每天一剂，分二至三次饭前服，用三至四剂。小儿减半。治愈急性和慢性阿米巴痢、肠炎、结肠炎、消化不良五十多例。

注：服药后有下腹微痛，无需处理，可继续服药。

（广昌县医院）

十、肝　　炎

〔一方〕马鞭草、田基黄、龙胆草、无根藤、抗青、溪黄草、酢浆草、白茅根各一两。每日一剂，水煎二次服。七至十五日为一疗程。主治急性黄疸型肝炎。

（中国人民解放军某野战医院）

〔二方〕蕨根五钱，铁扫帚根五钱，七叶黄荆根三根，陈山渣茎、叶三钱，丝茅根（白茅根）三钱，白薇（合掌肖）根三钱，土茯苓三钱，野南瓜根三钱，威灵仙茎、叶二钱，茵陈二钱。

水煎二次分服。第一次煎加水一斤半煎成五两服；第二次煎加水一斤二两煎成四两服。

服药期禁忌：腥、香、盐、牛肉、芋头、南瓜、房事等。

服药期可多食豆干及糖。

此系祖传秘方，一般急性黄疸型传染性肝炎，服八至十二剂可愈。

（中国人民解放军驻军某医院，奉新县）

〔三方〕十大功劳六钱，丹参三钱，郁金三钱，白芍三钱，川芎三钱，当归二钱，北沙参五钱，嫩青蒿二钱，桃仁二钱，黄芪二钱，车前草二钱，青麦芽三钱。

加水八百毫升煎至二百毫升，每次服十至二十毫升，每日三次。

主治急性肝炎恢复期，慢性肝炎急性发作。

（一附院）

〔四方〕十大功劳五钱，茵陈六钱，金钱草一两，炒白术四钱，菊花三钱，马兰三钱，秦艽三钱，威灵仙三钱，海金砂五钱，白茅根三钱，甘草二钱。

加水八百毫升煎至二百毫升，每次服用十五至二十毫升，每日三次。

（主治急性黄疸型传染性肝炎）

（一附院）

〔五方〕小叶金钱草一两，十大功劳一两煎服，每日二次。

（一附院）

〔六方〕马兰一两，野菠菜一两，红老虎刺根五钱，大叶金钱草五钱。加水三千毫升，煎熬成二千毫升，每日一剂，分二次服，二周为一疗程。

治三例急性黄疸型肝炎，症状基本好转。

（景德镇市人民卫生院）

〔七方〕白马骨四两，冷腰带二两，大青叶莼二两。煎水服，一日一次，连服三天退烧，十天退黄，肝肿消失。疗效良好。

（南昌县向塘卫生院）

〔八方〕绣花针根五钱，白花蛇舌草五钱，紫金牛五钱，瓜子金五钱，四叶葎一两，观音竹一两，半支莲五钱，疳积草五钱。煎水服，每日一剂。

（新建县药材公司陈会珍）

〔九方〕野棉花根、黄栀子、车前草、土茵陈、地茄子各一两。每日一剂，水煎二次服。

禁忌：肝炎患者，不宜多吃油腻肥肉，禁酒、辣椒、房事。

（赣州专区“6.26”卫生人员学习班）

〔十方〕土茵陈根一两，狮子藤（猫公岔）根一两。

将上药切碎用茶油炒，加猪心一个或猪瘦肉半斤，炖水服。治急性黄疸型肝炎十六例痊愈。

（寻邬县岭峰公社卫生院）

〔十一方〕虎刺二两，七叶一枝花三钱，瘦猪肉三两。共炖，不放盐，吃其汤和肉，每日一剂。

主治无黄疸型肝炎。

（南康县大山脑垦殖场曹逸民）

〔十二方〕野掌柏一至二两，土茵陈一至二两。煎水内服，每日一次。

（贵溪县塘湾公社医院）

〔十三方〕铁菱角三两，金樱子（糖罐子）三两，半边莲二两。煎水服，以半斤瘦肉汤为引，每日一剂，连服四剂。治黄疸型肝炎十例，效果良好。

（抚州市卫生防治院）

〔十四方〕①锈花针一两，麦冬一两半，山兰花根一两，白马骨一两半，黄花菜一两半，石茵陈五钱，白前草八钱，凤尾草六钱，夏连草一两半。煎水内服。有腹水者加白杨一两半；腹膨胀加鸡削梗八钱；严重腹水肛门闭塞另服千层塔八钱至一两，分三次服，通泻后停服，服药后泻而不止，服冷米汤半碗。

②锈花针一两，凤尾草五钱，小金钱草三钱，车前草三钱，黄鳅草五钱，半边莲三钱。煎水内服，每日一剂。

（临川县湖南公社新建大队聂木生）

〔十五方〕①小叶五爪龙（全草）五钱，鹿桂子五钱，龙胆草五钱。煎水服，一日一剂。

②锈花针根一至二两，土茵陈（全草）二至四两，白马骨根一至二两，独足丝毛根半两至一两，灯心草（全草）一至二两。煎水服，一日一剂。

治三十余例急性黄疸型传染性肝炎，一般四至六剂黄疸消退，多数痊愈。

（乐安县增田公社红旗大队合作医疗站）

〔十六方〕茵陈蒿五钱，炒白术五钱，朱苓四钱，茯苓四钱，桂枝一钱，生姜为引。

共服二至三十包。本方主治黄疸。

（宜春县医药卫生服务站）

〔十七方〕肝炎全草一两，过路黄荆根五钱，白茅根五钱。加入猪脚精肉四两煎服，每日服一次。禁忌：酒、食盐。

（上高县锦江公社锦河大队合作医疗站）

〔十八方〕过冬青、绣花针、白马骨、黄栀子、山楂子、野花生。均取兜，各四两。煎水服，每日一剂，连服四剂。

（上高县卫生服务站）

〔十九方〕白马骨二两，山枝子兜一两，矮脚茶五钱。水五碗煎成二碗，每日一剂。初期有寒热者，炖药服三至四剂；寒热已退，则加猪肉（米泔水洗去油）二两，煎水服，或用药水煮鸡蛋二个服亦可。轻者每日一剂，重者二剂，十至十五天为一疗程，一般一至二个疗程有效。

大便不通者宜加乌柏树根一两（水边长的木梓树）。

腹胀者加台乌五钱。

肝脾肿大者宜倍加矮脚茶。

腹水者宜加黄龙退壳五钱至一两，翠云草五钱，山蚂蝗兜五钱。

急性肝炎黄疸已退后宜加翠云草五钱或小叶野鸡尾草一两，再服三至四剂，以防复发。

禁忌：服药期中，忌服鱼类、酒类、芋头、糯米、生冷滞气及咸食。

治疗数人，效果好。

（宜丰县）

〔二十方〕地杨梅（水蜈蚣、金钮子草，露水草、水牛草）

新鲜地杨梅草二两，煎水，去渣，加鸡蛋二枚，煮服。轻症每日一剂；重症每日二剂，早晚分服。一般五至十剂为一疗程。

本方主治急性黄疸型肝炎。

（宜丰县花桥公社同安大队）

〔二一方〕黄枝子根四两至半斤（鲜者酌加）切片水煎，每日二次分服，小儿酌减本方主治急性黄疸型肝炎。

（井冈山人民卫生院草药研究组）

〔二二方〕铁扫帚（全草）洗净后和精肉文火蒸服，无副作用。治愈十多例急性黄疸型肝炎。

（吉安县桐坪公社卫生院周岐山）

〔二三方〕鸡骨草七斤，龙胆草三斤。共煎成浓缩液四百毫升。内加饴糖一千毫升，每五毫升相当生药鸡骨草一钱、龙胆草五分。每次服十毫升，每日三次。

（莲花县）

〔二四方〕柿树根二钱，土茵陈二钱，枝子根二钱，白马骨二钱。煎水内服，每日二至三次。

（莲花县）

〔**二五方**〕双绣花针六钱，土茵陈六钱，白马骨四钱，金钢钻三钱。煎服，每日一剂。十二天为一疗程。对初期肝炎有特效。

（吉水县）

〔**二六方**〕优仙丹（金丝桃，金丝海棠，黄花根）一两，七叶黄荆一两，绣花针（虎刺，鸟不踏，矮凿子）一两。

取上药干兜，对精肉炖服，隔二日服一次，小儿量酌减。连服至愈。

主治慢性肝炎。一般七剂痊愈。

（瑞金县瑞林公社瑞红大队）

〔**二七方**〕金樱子根二钱，芽茵子根五钱，绣花针五钱。煎水内服，连服二个疗程，七天为一个疗程。

（宜黄县[redacted]）

十一、丝 虫 病

〔**一方**〕杜鹃（映山红）根一两半至二两。水煎服，用一至二两砂糖为引，一日服一次，下血时服，连服四次即可。

（金溪县浒湾公社浒湾大队医疗站高义发）

〔二方〕小毛栗树根一两半，淡目鱼一个（不去骨头）。水煎服，每日服一次，下血时（发作期间）服，连服数日即愈。

治十例，痊愈。

（金溪县浒湾公社浒湾大队医疗站高义发）

〔三方〕黄雀梅二两，牛夕三钱，木瓜三钱，汝茅根一两。猪腰同煮一次服，服药后即睡。

（金溪县）

十二、蛔 虫 病

〔一方〕苦楝树二层皮一两。加水一百毫升煎成六十毫升，每次服三十毫升，一天两次。小儿量酌减。

治疗二十八例，疗效百分之九十五以上。

（宜黄县 ）

〔二方〕使君子壳二钱，槟榔一钱五分，苦楝皮一钱。研末，早晚空腹服，一天服完。

（于都县丁秤匀）

〔三方〕葱头、香油(麻油或花生油)、香醋。取生葱头一至二两，炒熟后加入香油、香醋少许内服。治愈六例。本方还可治蛔虫性肠梗阻。

（会昌县周四卫生院）

十三、蛲 虫 病

〔药方〕大黄三钱，黑丑牛三钱，雷丸一钱，白丑牛三钱。共研细末，糖开水送下，五岁以内每次服五分，六岁以上每次服一钱。一般服二次。早晚空腹服。

（上犹县紫阳公社卫生所）

十四、血 吸 虫 病

〔一方〕千下锤六两，乌梅肉三两，提炼乳香三两，提炼没药三两，北细辛三钱，正西党二两，川附片一两，全当归四两，泡姜一两。

制法：上药均研细。乌梅蒸烂后去核和上药共捣匀。炼蜜为丸如绿豆大。

服法：成人每次二十至三十粒（即二至三分）开水送服，每天二至三次。

附注：服后，部分病人稍有轻度头昏、胃脘不适、腹痛、腹泻等现象。但不久即消失。本方千下锤有杀死血吸虫作用。

禁忌：（1）胃肠道出血者；（2）急、慢性胃炎者；（3）严重肝脏损害者；（4）严重心脏病；（5）活动性肺结核患者。

说明：本方还在研究总结

（余江县）

〔二方〕牙皂0.4克，五倍子0.45克。

上述两药均研细，分别装入〇号胶囊内，装紧后即为上述药量。

成人每天三次，每次各二粒，开水送服，连服十天为一疗程。

对急性血吸虫病患者退热作用显著。

本方还在研究

（彭泽县浪溪卫生院）

附：灭钉螺草药方

〔一方〕老虎花根（闹阳花根）一斤半，用清水三十斤浸一宿，煎三至四小时，得原汁十五斤。有效率可达百分之七十。

〔二方〕火麻根一斤，加水十斤，煎至五斤。有效率可达百分之百。

〔三方〕石算原汁（老鸦算）一斤，加水两斤，研碎取汁。效率可达百分之百。

〔四方〕石菖蒲（细叶菖蒲）一斤，加水六斤，煎汁二斤。效率达百分之六十。

〔五方〕金边瓜根（野南瓜、算盘子树）二斤，加水十二斤，煎二小时，取汁六斤。效率达百分之八十。

〔六方〕博洛回一斤半，加水十五斤，煎二小时，取汁五斤。效率百分之八十。

〔七方〕辣蓼草（马蓼草）一斤，加水十斤，煎至七斤。效率百分之六十。

〔八方〕樟树叶半斤，加水五斤，煎至二斤半。效率百分之五十。

〔九方〕辣椒梗半斤，加水四斤，煎至二斤，效率达百分之五十。

〔十方〕木梓树皮一斤，加水十斤，煎至五斤，效率百分之八十。

〔十一方〕烟梗一斤，加水十斤，煎至五斤。效率百分之百。

〔十二方〕松针（松树叶）一斤，加水五斤，煎至二斤半。效率百分之六十。

〔十三方〕野麻根一斤，加水二斤，煎至一斤。效率百分之百。

〔十四方〕鱼门子树叶一斤，加水五斤，搓汁。效率百分之百。

〔十五方〕水老虎（通山虎、西氏毛茛）一斤，加水四斤，捣烂，取原汁。效率百分之九十。

〔十六方〕蛇泡草（蛇莓）一斤，加水四斤，捣烂，取原汁。效率百分之六十。

〔十七方〕闹阳花根合剂（闹阳花原汁四两，辣蓼草原汁四两，石灰水一两）。效率百分之百。（石灰水为每斤石灰加水二斤泡化过滤而得）。

〔十八方〕博洛回合剂：博洛回原液、烟梗原液各等份。效率：百分之百。

〔十九方〕虎烟合剂：老虎花、烟梗各等份。效率：百分之百。

〔二十方〕博洛回二合剂：博洛回原汁五两木梓树叶原汁五两。效率：百分之七十。

〔二一方〕三合剂：石算原汁、老虎花根汁、鱼门子原汁、各等份。效率：百分之百。

〔二二方〕石蒜鱼门子合剂：石算汁、鱼门子汁各等份。效率：百分之百。

〔二三方〕四合剂：老虎花根原汁、鱼门子原汁、烟梗原汁、石算原汁各等份。效率：百分之百。

注：以上灭钉螺草药方的使用方法均为喷灭。

（江西省卫生局血防组收集整理）

十五、疟　疾

〔一方〕七厘丹(痹寒草)一寸长三根，鸡蛋一个。

将七厘丹三根插入鸡蛋内烤熟，在发病前一至二小时服。

治疗数人，有特效。

（崇仁县河上公社丁坊大队罗园生）

〔二方〕石胡荽（鹅不食草）全草塞鼻子，同时用旱连草一至二两煎水内服。

（进贤县张公公社吴成和）

〔三方〕马莽草叶一小撮，捣烂。在发作前敷在手脉膊上。

（宜黄县东陂公社卫生院）

〔四方〕小叶金钱草一撮。用手捻成小条，于发病前一小时塞于鼻孔中。治疗四百多人。

（湖口县流泗公社流泗大队）

〔五方〕香附子蔸（地公蔸）九个，去皮捣烂，开水冲服，每日一次，发病前一至二小时服，连服二次即可。成人每剂用香附子蔸九个，一至三岁小孩每剂三个，四岁以上至十岁每剂五个。

（金溪县浒湾公社浒湾大队合作医疗站高义发）

〔六方〕鲜五爪龙。捣烂如泥，敷于腕关节内侧。治愈五十余例。

（新建县松湖公社）

〔七方〕蕣茎草（鲜）一两。煎水内服，每日一次，连服三次。

（波阳县）

〔八方〕马鞭草（全草）五钱。煎水一次服，三次痊愈。

（景德镇市宇宙瓷厂医务室）

〔九方〕小苏打粉二克，醋四十毫升。

疟疾发作前半小时，将小苏打加入醋中立即倾服。

（某部队卫生所钟学礼）

十六、疯狗咬伤

〔一方〕椿子一两，防风一两二分，大肥珠皂荚（去荚内核仁，农村常用作洗衣用的一只，挫切极细。）

用法：（1）上药方为一天一剂的量，水煎浓汁，临睡前服。（2）上药方须从被狂犬咬伤后算起，满一月（三十天）才可煎服（只能推后，不能太提早，一般推后数天亦可）一剂即可。被咬四十天以上者，连服二至三剂。五十天至七十天左右的，则需连服三至四次。（3）服药后，中毒时间短的，没有什么特殊反映，中毒时间久而重的，服药毒素化解后，小便排出血丝。

禁忌：忌食鱼类、肉类、油腻荤腥，以及与本方相拮抗的药物。

说明：本方是宜丰县易贤也的祖传五代秘方，验案不少。但所介绍的验案，都是被狂犬咬后三十天算起的潜伏期中服食，服后未发病。但是在狂犬病发作后服，则无效。献方者说：发了病，不仅无效，反而受不了。

其用量是按十六两制计算，所载剂量.不要轻易改变。

（宜丰县石市公社医院）

〔二方〕冬葵子一钱五分，挑仁九粒，辰沙（水飞过）八分，班蝥虫七只（用糯米同炒，炒至糯米转黄开花，去米）

用法：（1）被狂犬咬后五天，开始服用，五天至一个月内均有效；（2）上药共研细末（成人量）分作四份，于第五天开始服药，方法如下：第一次，服二份，早晚各服一份，空腹服，均以水酒冲服；第二次，服一份，早上空腹服；第三次，服一份，早上空腹服。

禁忌：妊妇禁服。

说明：服药后，小便解出血丝，约一夜。如解尿腹痛，可用黄连三钱煎水解毒。疯狗咬后服上药末发病。

（宜丰县石市公社医院）

〔三方〕紫竹根、丝茅根、巴茅同各二钱。煎水服，服一次即可。已治四例。

（安义制药厂张曾文）

〔四方〕乌竹子根（鲜）一两，铁扫帚（鲜）半斤。用水三碗煎成一碗，每天一剂，分二次服，连服七天。治疯狗咬伤五例未发病。

（南康县坪市公社刘世千）

〔五方〕马脚迹全草（小叶钱凿草）一两，对二个炒鸡蛋煎水服。在咬伤七天后连服三剂，每日一剂。治疯狗咬伤患者，服二剂后未发病。

（瑞金县武阳粮管所）

〔六方〕臭黄荆兜一两。切碎对炒鸡蛋煎水服，隔七天服一次。治疯狗咬伤患者，服几次后，未发病。

（瑞金县壬田卫生院）

〔七方〕黄竹二层皮一至二两。

燉水放少许食盐内服，每天一剂，连服三剂。

注：疯狗咬伤一周内，服此药有效。治愈十二人。

（定南县药材公司陈运达）

〔八〕斑毛虫、青苔（要用矮的，高的扯丝的不行）。

斑毛虫晒干研末，青苔用流水冲洗干净，直到洗液清洁为止，然后用纱布包青苔捶烂，放在一杯水里洗汁，再捶再洗，反复多次。将斑毛虫粉倒入青苔汁中服下。青苔适量（一握）。斑毛虫，八岁以内一只，十六岁以内二只，十六岁以上三只。也可根据病情增加。服药后会解无痛性血尿，解出三至七只小虫样的东西。

此方用于预防更好。发病后治疗的数十例，无一例失败。

（安福县）

十七、结　核　病

（1）肺　结　核

〔一方〕绣花针二钱，矮脚茶二钱，百部三钱，百合一钱，土沙参三钱，野花生二钱，关公须三钱，煎水服，一天一次。（进贤县张公公社吴成和）

〔二方〕黄花鸡骨二两，两个鸡蛋为引。煎水服每天一剂，连服一周。

（宜黄县）

（2）肺结核吐血

〔一方〕花蕊石一两，白芨五钱，黄芩五钱。共研末，一次服三钱。

（铜鼓县棋坪公社卫生医药站）

〔二方〕珍珠草（根）十至十二粒，研末开水送服。二至三天奏效。此草根呈颗粒状。

（景德镇江村公社卫生所）

〔三方〕鱼腥草、旱莲草各一两半。煎水服，每天一剂，分二次服。

治疗二例，服药二至四日后咯血止，体温复常，脓痰消失，食慾增加。

（景德镇市人民卫生院）

（3）颈淋巴结核

〔一方〕贯众五钱，鲜镰刀草全草一两。煎水服，每天一次，服至第六天，口中则会流出大量痰涎，此时，病灶渐渐消失，服至半月可以痊愈。已治数人，效果很好。

禁忌：服药时，忌食鸡、鱼、肉。

（安义县）

〔二方〕壁虎一只，鸡蛋一个。壁虎烤干，研末放入生鸡蛋内，再将鸡蛋入火内烤熟，吃鸡蛋，一天一次。四至五次即可。治愈数例。

（进贤县张公公社吴成和）

〔三方〕金老鼠屎八粒，鸡蛋一个。先把金老鼠屎煎水后，放入鸡蛋煮熟吃，连服四个。能代替链霉素。

（湖口县江桥卫生院）

〔四方〕夏无踪一钱，矮脚樟五钱，威灵仙一钱半，石老鼠一钱。

煎水内服，每天一剂。还可以用上述药研末早晚各服一钱。用夏枯草煎水送服，效果更佳。

（永丰县）

〔五方〕算盘槎兜二两，木沙子兜（酸桐子）二两，小蓟全草（鱼子芳根）一两，何首乌一两。对泥蛇炖服，隔日一次，小儿酌减。

（瑞金城关中医院）

〔六方〕白马骨根，每次二至三两。与公猪肉三两，龙眼四枚同煎。一年左右未溃破者十次痊愈。

（景德镇市宇宙瓷厂医务室）

第二章　内　　科

一、咳　　嗽

〔一方〕车前草一克，半边莲一克。

粉剂口服，每次一剂，每日二次。

用于呼吸道感染引起的咳嗽，也适用于慢性支气管炎。

〔二方〕芙蓉花一克，鱼腥草0.5克，车前草0.5克。

煎水或粉剂口服，每次一剂，每天二次。

用于呼吸道感染引起的咳嗽，也适用于肺痨久咳。

（莲花县）

〔三方〕柳叶白前五钱，冰糖四钱。

柳叶白前和冰糖，煎服，一日服四次。

用于风寒咳嗽多痰，孕妇忌用。

（德安县爱民公社胜利大队肖广悦）

二、急性支气管炎

〔一方〕枇杷叶、桑叶、磨琪草、崩大碗、白茅根各一两。

每日一剂，水煎二次服。

（中国人民解放军某野战医院）

〔二方〕马兰（黄鳅串）根三至四两，白豆腐一至二块。同煮（放盐不放油），食其豆腐及汤。

每日一剂，一般二至三剂即可愈。孕妇忌服。治五十多例均愈。

（铜鼓县带溪公社卫生医药站）

三、慢性支气管炎

〔药方〕蜘蛛七个，装入胶囊内。

一次吞服，每日一次，共服二次。共治九例，剧咳好转，有的愈。

（景德镇市人民卫生院）

四、支气管哮喘

〔一方〕刁竹一钱五，杜衡（别名：土细辛、马蹄香）一钱五，半边莲一钱五。均用全草。

取未去尿的猪膀胱，剪一小缝，纳入上药，用线扎紧，入水中炖，待猪膀胱熟后，取尿内服，隔日一剂。成人加量。

治九例，基本痊愈。

（瑞金城关中医院）

〔二方〕当归、茯苓、甘草、青皮、川芎、五味、陈皮、贝母、桑皮、杏仁、防凤各二钱。

每日一剂，水煎二次服，连服四剂为准。

适于冬季服。上方中加半夏可治肺病。

禁忌：禁房事，忌烟、酒、辣等有刺激食物十天，忌食鸡、鱼、蛋一月。

（兴国县人民医院）

〔三方〕马蔸铃三钱，前胡三钱，麻黄二钱，细辛一钱，紫苑四钱。

水煎服，每日一剂，分二次服。

（莲花县）

〔四方〕甜杏仁四钱，麻黄二钱，川贝母二钱。泡开水为饮料。

（吉水县）

五、支气管扩张咯血

〔一方〕大蓟根一两，精肉2～4两。

水煎去渣，吃汤和肉，每日一剂，分二次服。

（一附院）

〔二方〕桃仁三钱，薏仁一两，冬瓜仁一两，芦根一两。

水煎，一天口服三次。

（江西省中医院）

六、咯　血

〔一方〕老虎须三钱，同猪肉三两煎水分二次内服，每日一剂。

治五例效果良好。

（景德镇市瑶里公社卫生所）

〔二方〕益母草、白芨、丹参、桃仁、条芩、百部各四钱。

煎水日服二次。

（黎川县医药防治院[redacted]）

七、大叶性肺炎

〔一方〕桉叶一两，奶汁草一两，海金砂一两。

水煎服，每日二次。

本方还可治肝脓疡及上感。

（一附院）

〔二方〕野菊花、乳汁草、凤眼草各一两。

煎服，每日二次。

（一附院）

〔三方〕金银花藤、野菊花、犁头草、地胆头、蒲公英各一两。

每日一至二剂，水煎二至四次服。

咳嗽较重，加桑白皮或枇杷叶五钱至一两。但病人血压低者慎用桑白皮。服至愈。孕妇慎用。

（赣州专区“6·26”卫生人员学习班）

〔四方〕大青叶一两，银花五钱，鱼腥草五钱，黄芩五钱。

煎水浓缩至50毫升，加防腐剂备用，每日二次，每次服50毫升。

本方还可治赤痢。

（江西省中医院）

八、肺脓疡

〔一方〕毛栗树根二两半，山楂子根一两半，米毛根五钱。

将其洗净，加入猪前脚瘦肉三至五两，并服其水和瘦肉。每日一次，至愈。

（上高人民卫生服务站）

〔二方〕白猪肺一个，白芝麻二两，榧子肉（鲜）四两，白牙骨（鲜）五两，砂糖半斤。

先将猪肺煮，去白沫。再将上药放入，取汁口服，每天一至二次。

（广丰县医药卫生防治处）

九、腹部疼痛

〔药方〕白芍三钱，乌药二钱，山楂二钱，延胡索二钱。

煎水服，每日二至三次。

有解痉、镇静、止痛作用。用于溃疡性疼痛，胆道疾患疼痛，肠痰痛，虫痛。

（莲花县）

十、胃　　痛

〔一方〕入地金牛三钱，盘石龟四钱，黑老虎一钱。

共研细末一次服。每日三次。

（某部队林丁）

〔二方〕野樟树根（乌药）五分至一钱。

磨开水内服，寒痛者取冰糖水磨之内服，一天二次。

治愈30人。

（广昌驿前公社姚西合作医疗站姚国和）

〔三方〕青木香根末三至五钱，辣姜子二至三钱。

将辣姜子煎水，用青木香末冲服。

治八例均有效。

（奉新县赤岸公社河头大队合作医疗所）

〔四方〕桂花树根五钱，猪心一个。

桂花树根和猪心炖服，连服四个，一日服二次。有良效。

（德安县爱民公社胜利大队肖广悦）

〔五方〕满山香二钱，穿山龙五钱，穿山子二钱，苗小竹三钱，印度草二钱。

研成粉，每日三次，每次二钱。

（永新县）

〔六方〕秤杆柴，台乌各五钱。

煎水，并用鸡蛋一个作引，内服。

（南城县红湖公社文胜大队）

十一、胃、十二指肠溃疡

〔一方〕1.香附草、支香草、酢浆草、萝卜叶、过山香根、藕节、田基黄各一两。

每日一剂，水煎二次服。七至十五天为一疗程。

2.香附草、田基黄、火炭母、陈皮、支香草、过山香根各一两。

每日一剂，水煎二次服。七至十五天为一疗程。

3.扁柏叶、藕节、稔子树根、香附草、酢浆草、白茅根各一两。

可加蜜糖适量。每日一剂，水煎二次服。煎时尽量浓缩。

本方适用于溃疡病出血患者。

（中国人民解放军某野战医院）

〔二方〕当归三钱，赤芍二钱，川芎二钱，桃仁二钱，枳壳二钱，红花三钱，乌药三钱，丹皮二钱，香附二钱，山甲二钱，黄芪三钱，党参三钱，甘草一钱，延胡索三钱。

煎水服，每日一剂，连服十二至十六剂。

治九十多例，只十一例无效。对大便秘结带黑者效好。

（瑞昌县医防处）

〔三方〕秤杆柴根二层根皮五钱至一两，加完鸡蛋一枚煎服。

每日一次，连服三天。

疗效80%。

（南丰县古城公社干部刘兆贵）

〔四方〕鹅不食草、山姜、石菖蒲、苡米、青木香、蒌草、香附半。

以上各药等量共研细末。每日三次，每次一钱口服。

胃溃疡治30例，疗效85%。

（吉安市人民防治院草药研究小组）

〔五方〕牡力三十两，玉桂五两，元胡十两。

将上药共研细末，加适量粘合剂压片。每片约

0.5克，每次服五片，一日三次。

（井冈山专区人民卫生院）

〔六方〕乌贼骨一克，延胡索一克，山渣0.5克，苦楝子0.5克。

共研细末或煎水（加五倍量）口服，每日二至三次，每次三克。

对胃炎也有效。

（莲花县）

〔七方〕高良姜30%，勾藤根10%，乌贼骨30%，山渣根30%。

以上共研细末，炼蜜为丸，每丸二钱，每日三次，每次一丸，饭后服。

对慢性胃炎也有效。

（景德镇市瑶里公社卫生所）

十二、呕　血

〔一方〕过山香、孩儿血、血见愁各二钱。

煎水服。屡治屡效。

（高安县《草药秘方验方选编》）

〔二方〕观音座莲五钱至一两。

煎水，连渣内服，分二次服。

（宜春县医药卫生服务站）

〔三方〕丹皮三钱，车前草三钱，麦冬三钱，枝子三钱，归尾三钱。

水煎，每日一剂，分二次服，连服5～7日。

治30例，愈28例。

（兴国县南坑公社董登执）

十三、便　血

〔一方〕合掌消根二两，瘦猪肉三两，炖服；

或合掌消根研末，一次一小匙，日服二次，开水送服。

（新建县松湖公社）

〔二方〕七孔莲（全草），

每次四钱与公猪皮半斤同煎服。

四次痊愈。

（景德镇市宇宙瓷厂医务室）

十四、急性胃肠炎

〔一方〕1.凤尾草（鲜）三两。煎水内服。疗效80%。

2.叶下珠、伏地帖、马鞭草（铁马鞭）、金锦香（张天罐）、田皂角，均用干草各五钱。煎水内服。疗效90%。

3.马齿苋（干）二两。煎水内服。疗效60%。

4.瓦上霜适量。将草放锅内炒，红痢加红糖，白痢加白糖。还未炒焦前放水适量煎服。疗效90%。本方还可治痢疾。

说明：如患者呕吐，则加藿草，生姜。如患者腹痛，则可加樟树根，青木香。

（奉新县赤岸公社河头大队合作医疗所）

〔二方〕厚扑二克。研末口服，每次二克，每天二至三次。

（莲花县）

〔三方〕苍耳草根一至二两（小儿减半）。煎水配适量红、白糖，每日一剂，分三次服。

治四例均愈。本方可治痢疾。

（景德镇市人民卫生院）

〔四方〕秋分草一两。煎水内服，每天一剂。治100例，疗效95%。本方可治痢疾。

十五、习惯性大便秘结

〔药方〕蛤蟆过缺。研末，每次服五分。

（高安县《草药秘方验方选编》）

十六、肝硬化腹水

〔一方〕山萝卜三钱，红根草（关公须）三钱。

全身痛加乌药，气逼加防己，腹胀加高良姜，尿少加车前子。煎水分二次服。

治四例，效果良好。

（景德镇市瑶里公社卫生所）

〔二方〕穿破石根（别名：黄凿子）四钱，过山龙根茎四钱，香藤子藤三钱。

水煎服，调少许沙糖，日服一剂。

（瑞金县沙洲公社绵水大队合作医疗所）

编注：病例介绍，服三剂痊愈至今未发。并治好无黄胆型肝炎。

〔三方〕野皂角子兜一至二两。擂汁内服。

（瑞金县人民医院）

〔四方〕白毛藤二两。炖猪肝内服。每天一剂。（连服二至三天。服上方腹水消退后再服治慢性肝炎方）

附慢性肝炎方：金丝桃根二两，虎刺二两，土茵陈适量。前二位药煎水与母子鸡汤兑服，另取土茵陈泡开水当茶饮。

（瑞金县岗面公社卫生院）

〔五方〕翠云草（别名兖州卷柏，孔雀花，孔雀毛，凤凰尾）。

用法：取全草洗净，用根（去细根用主根）二两水五碗煎成一碗半，去渣加精肉二两（米泔水洗去油）炆服。无精肉可用药水煮蛋二枚或纯服药水均可。每日一剂，每10至15剂一疗程。未愈再服。

说明：在服药期间及病愈后戒酒，鱼，芋头，山椒，荤油及动气不易消化的食物。并宜低盐淡食。

（宜丰县棠浦公社塘岑大队）

〔六方〕七厘麻二两，土牛夕一两，五加皮一两。取根皮入药。煎服，每天一次，约20次。

（黎川县医药防治院）

十七、腹内痞块

〔一方〕化白莲四两。煎汁，放精肉二两煎服。

〔二方〕过冬橙子一只。烧灰煮稀饭吃。

（宜春县医药卫生防治医院）

十八、高血压

〔一方〕野芹菜四两

煎水服，一天一次，连服6天。

治愈四例。

（南昌县向塘卫生院）

〔二方〕山棕四钱，鲜淡竹叶三至四钱，代茶喝。一星期可降压。

（景德镇市宇宙瓷厂医务室）

〔三方〕鲜蚯蚓10～20条，用竹竿由蚯蚓一端插入，使其翻过来，清洗后放入白糖内，约半日后化成水，弃外壳与渣，开水冲服，每日1～2次。

（一附院）

〔四方〕黄菊花。每天一两煎水当茶饮。近期疗效明显，远期待观察。

（东乡县王桥公社大塘大队合作医疗所）

〔五方〕夏枯草一两。水煎服，每天1～2次。

（兴国县医院）

十九、心力衰竭

〔药方〕老茶叶树根二两。

加酒适量，水煎服，每日一次

（一附院）

二十、急性肾炎

〔一方〕双叶二钱，枇杷叶三钱，芦根四钱，茅根四钱，前仁五钱，冬瓜仁四钱，地肤子四钱，花粉三钱。

水煎，每日一剂，食慾不振者可加陈皮二钱，茯苓皮三钱。

（井冈山专区人民卫生院）

〔二方〕积雪草二钱，天胡荽二钱，野菊花二钱，益母草二钱，白茅根二钱。

煎水服，每日二至三次。

（莲花县）

〔三方〕积雪草一两，天胡荽一两，野菊花全草一两。

水煎服，每天服二至三次。

（兴国县医院）

〔四方〕益母草一两，陈皮五钱，夏枯草五钱，白茅根一两。

每日一剂，水煎二次服。浮肿退后去陈皮。

本方治急性肾炎伴有高血压者有良效。

（赣州专区“6、26”卫生人员学习班）

〔五方〕1．大叶金钱草，地落苏，海金沙，马兰各一两

2．海金沙，马兰，车前草。

煎水服，每日一剂，分二次服。

疗效：处方1．治愈成人肾炎八例，肾盂肾炎六例。处方2．治愈小儿肾炎八例（无尿或少尿加用冬瓜皮及白茅根。

（德兴县防治院）

二一、急性肾盂肾炎

〔**一方**〕地茄子二两，竹叶麦冬一两，猪蹄（或瘦猪肉）一双。

煎水内服，吃肉和汤。

（上饶专区人民医院）

〔**二方**〕白花蛇舌草一两。煎水，日服一付。

（对肾炎亦有效）

（井冈山专区人民卫生院）

〔**三方**〕金钱草，海金沙，车前草（均用全草）各一小把。水煎服，日服二次。

（吉水县）

二二、慢性肾盂肾炎

〔**药方**〕益母草三两，山栀五钱。

煎水100毫升分三次服，每日一剂，20天为一疗程。

（一附院）

二三、肾性水肿

〔**一方**〕麦冬三钱，石苇三钱，车前草五钱，虎刺三钱，小叶金钱草四钱，白马骨四钱。

煎水服，一日一剂，二次分服。重者可每日二剂。

共治二例，水肿消退，尿蛋白消失，食慾好转。

（景德镇市人民卫生院）

〔二方〕白花商陆根七钱，海藻一两。

共研末，每次服三钱，一日三次，连服三日。服药后可能会引起恶心呕吐。曾治愈三例。

（铜鼓县棋坪公社卫生医药站）

二四、乳 糜 尿

〔一方〕海藻五钱，槟榔五钱

水煎，口服一天二次。

另用五倍子粉，每次吞服一钱。

（江西省中医院）

〔二方〕黄栀子根一两，贯叶蓼一两，绵毛旋复花根一两。

加水同瘦肉炖服，每日一次。

（瑞金县壬田叶礼茂）

〔三方〕第一剂：取丝瓜藤适量煎水，每日服二次，每次服200毫升。

第二剂：黄鸡汗四两，伏地肖三两，铁甲将军一两，加水适量煎服。

第三剂：黄鸡汗四两，伏地肖三两，铁甲将军一两，黄金一两，满山香三两。煎水服。

第四剂：黄鸡汗四两，伏地肖三两，满山香三两，煎水服。

第五剂：伏地肖三两，黄鸡汗四两，煎水服。

用法：开始服丝瓜藤水，连服七天；在服此药第四天开始服第二剂，连服四剂；接服第三剂，连服四至五剂；接上服第四剂，连服二至三剂；再接服第五剂，一直服到痊愈。

（上高县江口公社卫生院）

二五、黄　肿

〔药方〕六月雪兜三两，黄筋（七叶的）蔸三两，桑树蔸三两。

上药用精肉熬汤二碗，吃三次。有特效。

（高安兰坊公社铜湖大队梁运善）

二六、风湿性关节炎

〔一方〕紫金根二两，锦鸡儿三两，五加皮一两，母鸡一只。

药鸡同煮熟，喝汤、吃鸡。连服两剂，可以根治，屡治屡效。

（瑞昌县医防处）

〔二方〕瓜子金鲜草一两，马加簕根（生而红梗的较好）二两。

捣烂，加水酒炖，一次服，一般二至三剂能愈。

（南康县医院朱志宣）

〔三方〕千斤拔五钱，苍术二钱，松节三钱，钻山风三钱，白石凤三钱，红牛夕三钱，木瓜三钱，加皮三钱，石伸根五钱，人白二钱，钻地丰三钱。

水酒为引，煎服。

（安福县）

〔四方〕大风药四两，川牛夕一两，五加皮二两，红松节二个，伸筋藤二两，海风藤一两。

将上药混合研细末，以1：1.8加入炼蜜做成蜜丸。每丸三钱，每日服一至二丸。

（本方主治风寒湿痹）

（遂川县）

〔五方〕新鲜荷叶一张（去茎）。

撕碎放入瓦罐中，加水煮沸，沸后再煮十余分钟，将此水加红糖适量，分二次服，上下午各服一次。

（一附院）

二七、膝关节炎

〔一方〕野棉花根4～5两（干的切片）。

用米酒炒制，再用水煎，另用茶油煎鸡蛋，加水半碗对药水服。

若严重者，在上药中加木瓜五钱，川牛夕三钱。

治100余例，疗效90%。

（兴国县南坑公社董登执）

〔二方〕白山虎四两，白面风一两，钻骨莲二两。

取白山虎煎水除泡，加前胛精肉二两煮服，连服十天左右后，加白面风一两，钻骨二两煎服。

曾治愈二例狗头疯（肘、膝关节肿大变形），其中一例六年不能行走患者。

（宜春县）

二八、关　节　炎

〔一方〕过山龙三钱，钻骨龙四钱，马犹申根三钱，栏杆竹节三钱，枫荷犁三钱，五加皮一两，石菖蒲二钱，桑皮四钱，四大天王二钱，红梅二钱。

煎水，加米酒白糖调服。每日一剂。

（宜黄县[redacted]）

〔二方〕金荞麦（野荞麦）二两。

煮母鸡服，不加盐。还可以浸酒服，一斤酒一两药。特效。

（九江县新塘公社红星大队罗克栋）

〔三方〕白毛藤、丝毛苋各一两。

炆精肉三两，以米酒为引，服五至六次。

曾治愈十余例。

（安义制药厂张曾文）

二九、坐骨神经痛

〔一方〕鸟不宿（大叶老虎卵）根一两，勾藤根一两，麻总管五钱，五加皮五钱，大青根五钱，算盘子根五钱。

煎水服，每天一剂。

（永丰县）

〔二方〕痛风草一至二两。

用蔸，用水五碗煎成一碗半，去渣取汁，煮鸡、鸭蛋服。每十天服一剂为一疗程。

第一次用药汁煮鸡旦二个，鸭旦一个服。第二次用药汁煮鸡蛋一个，鸭蛋一个服。第三次用药汁煮鸡蛋二个服。

（宜丰县医院）

三十、头　痛

〔药方〕白臭枫根一两，红臭枫根一两，红扁河枫根一两，白扁河枫根一两，白面风根一两，鸡青子根一两，三官茶根二两。

对乌鸡蛋煎服（先炖药，取汁再加鸡旦炖服）。日服一剂。

（瑞金县沙洲公社绵水大队合作医疗所）

三一、偏 头 痛

〔一方〕野烟叶（全草）二至三棵，精肉二两。

炆服，每日一次，连服二至三次。

疗效：治愈20多例。

（安义制药厂张曾文）

〔二方〕金线吊虎须三钱，威灵仙藤三钱，竹叶麦冬二钱。

煎水内服，每日一剂。

（万年县陈营公社）

三二、神经痛、肌肉痛、筋骨痛

〔一方〕木防已20克（或倒地拱），非那根25毫克。

研成粉末做成丸，每次一剂，每日二至三次。

（莲花县）

〔二方〕五加皮，大活血，地南蛇各二至三两。浸烧酒一斤。分十余次服，每日一次。

疗效：治愈筋骨病8例）。

（安义制药厂张曾文）

三三、铁 骨 疽

（突然起病，足无红无肿、骨内疼痛难忍，不能行。）

〔药方〕①外敷药：三七芯，山田七芯，山胡椒心，开口剑叶，香叶子芯，杀蛇剑叶。量不拘，共捣烂敷痛处。每日敷一次如无杀蛇剑叶也可。

②内服药：山芝麻（闹羊花、搜山虎）一两，谷酒二两。

取生山芝麻切片，浸谷酒内。三、五天或一周后捞起除去药渣，每次服浸酒半匙，每日早晚各一次，直到病愈。

（宜春县医药卫生服务站杨发堂）

三四、神经衰弱

〔药方〕五味子二钱，酸枣仁四钱，当归四钱，淮山四钱，龙眼肉五钱。

煎水服，每日一剂，分二次服。

（莲花县）

三五、癫　痫

〔一方〕棋蛇三钱，当归五钱，川芎三钱，大罗伞三钱，藤麻消五钱，遥竹消三钱，七叶一枝花三钱姜夏三钱，小蓟三钱，浙贝三钱。

取五十度以上的烧酒三斤浸上述药物，制成药酒，早晚各服一次，每次服一两。

发作期与休止期均应服药，孕妇应去大罗伞，藤麻消。　　　　（安福县）

三六、中　暑

〔药方〕寻骨风根和茎晒干，以白酒喷润晒干研成细末，叫土射散。土射散二钱白开水兑下。

本方治中暑腹痛，还可治呕血。

（新建县西山公社卫生防治站）

三七、中毒性疾病

〔一方〕治黄藤中毒：

牛奶叶（又名奶浆柴），苦楝皮，乌泡刺蔃，大青叶，木梓树叶。

取上药各一把，共捣汁内服1—2次。服药期间，不能吃酒。已治愈100余例。

（修水县黄沙公社）

〔二方〕治野菇中毒

小野鸡尾草八两，香附三钱，大活血，小活血、青木香、田七各五钱，冰片二分。

用小野鸡尾草捣烂取汁，余药研末，用小野鸡尾草汁冲服，日服一至二剂。

经三、四次反复治疗十例，均愈。

（黎川县医药防治院）

〔三方〕治砒霜中毒

1、小叶野鸡尾草二两，算盘子根四两，阴黄竹笋一条。三碗水煎成一碗水服。

（永丰县）

2、过墙藤，小叶野鸡尾草，有光草（全草）各一两。上药洗净，和好井水擂烂，过滤内服，每隔二至三小时一次。

（吉水县）

〔四方〕治樟油中毒

臭黄荆叶二两，小野鸡尾草全草四两，蕹菜全草四两，香附子兜（别名：雷公子）一两。

共擂过滤，取汁内服。

治樟油中毒一例，四剂愈；砒霜中毒一例，一剂愈；“666”中毒昏迷一例，一剂愈；毒菌中毒一例，三剂痊。

（瑞金县人民医院）

〔五方〕治铅中毒

山豆根一两，山枇杷根五钱，称心树根一两，长牛郎根五钱。

炖水或酒，放红糖，每天一剂，分三次内服，连服四剂即愈，治愈五例。

（定南县药材公司陈运达）

三八、矽肺合并肺结核

〔药方〕白芨四钱，百步三钱，桔梗二钱，南沙参三钱，丹参五钱，夜交藤三钱，台乌三钱，金樱根三钱，山楂根二钱，甘草一钱，夏枯草三钱。

如有低热加前胡，咯血加仙鹤草，地星草，紫珠石吊兰。

疗效：在六例病人中，止血最快者二日，最慢者七日，症状显著好转均在服药后二日出现。

说明：矽肺系目前医学上有待进一步突破“大难关”，西医治疗可认为无特殊药。矽肺除危害工人身体外，对[redacted]，促生产也极为不利。目前我院共用中药治疗矽肺合并结核六例，除自觉症状显著减轻外还表现痰少，气畅，胸部轻快，血止，精神饱满，胃纳增加，睡眠良好。

（江西德兴银山铅锌矿医院）

三九、多饮多尿

〔药方〕土棉芪（老棉花柿）二钱，单茅叶根适量。

煎水服，每天二至三次。

（莲花县）

四十、遗　精

〔一方〕金樱子根，络石藤根、松节、酢浆草、陈皮各一两，米酒二斤。

将上药放酒中浸泡，每晚服酒三十毫升，十五至三十天为一疗程。

本方还可治早泄、阳萎。

（中国人民解放军某部野战医院）

〔二方〕金樱根、乌臼根、丝茅根、土伏苓各一两。豆浆水煎服，每日一次。治四例痊愈。

（进贤县前坊公社徐文辉）

〔三方〕地桶（全草）四钱。煎水内服，日服一次，二至三日可痊。

（景德镇市江村公社卫生所）

〔四方〕半边莲一握。用根一握煮鸡蛋，食其蛋及汤。

（峡江县）

2、杉树油三钱（石尔香更好）。煎水服，日服二次，连服二日。

（永丰县）

四一、阳　萎

〔一方〕1、桃树根六钱，土沙参六钱，黄荆籽

(或根)二钱，闹羊花(根)一钱，小活血四钱，煎成水，加白胡椒末一钱，石螺末一钱，内服。

2、土沙参五钱，闹羊花(根)四钱，小活血八钱，金银藤二钱。白糖为引，加入白胡椒末一钱。口服。

治愈二例。

(进贤县张公公社吴成和)

〔二方〕淫羊藿全草一两，独足丝茅草(全草)五钱。水煎服或配入其它中药方剂中辩证论治。

(吉水县)

四二、夹阴伤寒

病症：因患病时，同房后出现精神不振，身痛，腰酸，疲乏、头晕，有时出大汗或发热。

〔一方〕橄榄核一两。烧灰。每次一两，开水送服，一般一至二次就好。

(上犹县紫阳公社刘继钦)

〔二方〕旱莲草。将草根擂汁加白糖一两，加白酒适量内服。一般一至二次即愈。

(上犹县紫阳公社刘继钦)

〔三方〕黄连一钱，黄芩二钱，阿胶三钱。黄连黄芩水煎，阿胶敦，与生鸡蛋黄兑服。

(赣州市防治院第二门诊部)

〔四方〕老樟树内皮一饭碗，炒枯后用红糖煎一至二碗水，吃一至二次。特效。

（高安相城垦殖场赵子颂）

四三、缩阳症

〔药方〕冬茅梗（又名稻草梗，年限越长越好）取半斤煎水服，二次可愈。

（景德镇市宇宙瓷厂医务室）

四四、妇女缩奶症

〔一方〕南瓜须一把，加食盐少许，开水泡服，立即愈。

（高安县《草药秘方验方选编》）

〔二方〕四季葱全草捣烂敷脐心。

（萍乡）

第三章　外　　科

一、外伤出血

〔一方〕山苍子叶、漆树叶各等量。晒干研末，外敷患处。有特效。

（吉水县）

〔二方〕1.樟树嫩叶。捣烂敷伤口。

2.黑龙袍叶。用干叶搓成珠状，敷伤口。止血结口有特效。

（吉水县）

〔三方〕冬青紫叶一小撮。捣烂敷患处。一次可愈。治十一例，疗效百分之百。

（宜黄县[redacted]）

〔四方〕海枫沙适量。捣烂敷于出血处，对动脉出血亦有效。

（德兴县）

〔五方〕野葵花（旱莲草）百分之九十五，冰片百分之五。共研细末，撒于患处，纱布包扎。已治愈八例，屡治屡效。

（景德镇市瑶里公社卫生所）

〔六方〕金腰带（叶）。晒干研末外用。

疗效百分之八十。

（南丰县古城制药厂草医平 林）

〔七方〕马柳叶，加口痰（唾液）捣碎敷于患部。已治愈二十余例。

（安义制药厂张曾文）

〔八方〕松花粉烘干研细末。外敷。有止血消炎生肌作用。治二百余例，效果良好。

（铜鼓县卫生医药处）

〔九方〕紫珠草叶。

叶片晒干研末过筛备用，外敷、内服均可。内服每次二钱，每天二至三次。外敷适量。治愈三十例。对咳血、胃出血也有效。

（龙南县关西公社）

〔十方〕继柴叶、烟叶各适量。捣烂外敷。一次可治愈。

（安福县）

二、铳、枪 伤

〔一方〕1.内服药：连召三钱，大黄四钱，朴硝四钱，黄连二钱，花木通三钱，黄柏三钱，枳实三钱，甘草三钱，洋参叶三钱，玄参三钱，麦冬三钱，生地三钱。

以上药物煎水，对蜜糖二两，瘦肉汤适量，白腊二钱。内服，一天二至三次。吃到大便泻下污黑色，小便无黄色时为止。

火毒甚重者，可加羚羊角一钱，犀角二钱，煎水内服。

2.外敷药：土狗子七个，推车子七个，灶鸡子七个，千斤拔（根）二两，白鹅屎一堆，蓖麻子三钱，石榴皮五钱，磁石三钱，野枇杷四两，土大黄一两，小青叶一两，旱禾子（根、叶）一两，山奈二钱，斩蛇剑五钱。

上药共捣烂外敷伤口。一般敷后三至五天伤口化脓，如未化脓，可内服豆豉五钱，蒸鸭蛋二个，化脓后铁砂可自行逸出。铁砂逸出后敷生肌散（见90页）。

若伴有骨折可用：水蛭三条，红蚯蚓三条，自然铜三钱，骨碎朴三钱，土别虫三钱，伸筋藤三钱，大小活血各五钱，麻拐（田边一种很小的背上有麻点和一条红线的青蛙）五只。

用上药共同捣烂外敷伤口。

四十多年中，治疗四百人以上，效果很好。

3.药名解释：（1）小青叶：又名小冬青、小青、毛迟树、过冬青。系冬青科植物毛冬青。（2）土大黄：又名酸筒梗，坐山虎，斑根。系蓼科植物虎杖。（3）旱禾子：又名腐婢、观音柴。系马鞭草科植物。（4）野枇杷系蔷薇科植物。（5）贯众：实际是狗脊，又名金狗毛薯，系乌毛蕨科植物。（6）土狗子：又名车水狗，即蝼蛄。（7）推车子：又名滚屎虫、牛屎虫、屎壳螂、蜣螂。（8）灶鸡子：常棲居于灶边，形同蟋蟀。（9）斩蛇剑：又名万年青即龙舌兰。（10）千斤拔：又名开候箭、飘海带。系石蒜科植物文殊兰。

（遂川县人民医院刘昌智）

〔二方〕蓖麻仁、山奈(中药)各适量。用猪板油共捣烂，敷伤口上，可拔出铳砂。如无猪板油可用桐油。

（瑞金县壬田公社叶义涛）

〔三方〕牛屎虫三只，巴豆五粒（去壳）。共捣烂外敷。有特效。

（南康县坪市公社陈德楹）

三、耙 铲 伤

〔药方〕鲜野水荷树全草、鲜犁头草各等分，加砂糖适量。加酒酿糟共捣烂，敷患处，一日换一至二次。皮破、流血、肿痛有效。

（瑞金县壬田公社叶义涛）

四、消毒、换药

〔一方〕土黄连根。切碎用其五斤加水十五斤。

熬成四至五斤备用。用于洗伤口，换药。

（龙南县人民卫生防治院）

〔二方〕百分之十至十五桉树叶溶液。外用冲洗伤口。可代替酒精消毒皮肤。

（一附院）

〔三方〕凡士林五百克，桉叶粉五十克，芙蓉叶粉五十克。煎后置于盛消毒纱布内，即制成桉芙纱条。外用于烧伤、化脓创口、脓肿切后引流。

（一附院）

五、疮、疖、痈、肿

〔一方〕银花一两，蒲公英一两，地丁一两，蚤休一两，野菊花五钱。煎水浓缩至五十毫升，一次服，每日服二次。

（江西中医院）

〔二方〕败酱草一两五钱，水黄连四钱，皂角刺五钱。煎水浓缩至五十毫升，一次服，每日二次。

（江西中医院）

〔三方〕银花一两，连召五钱，苦参五钱，荆芥三钱。煎水浓缩至五十毫升，一次服，每日服二次。主治多发性疖肿。

（江西中医院）

〔四方〕天茄子（龙葵、天泡草.毕剥草）四份，犁头草一份。均用全草，捣烂，敷患处。主治疮疔。

（瑞金县）

〔五方〕夹食草全草一两。用鲫鱼和沙糖捣烂敷患处，每日一至二次。

曾治颈疖，敷一次药止痛，二次破口，三次愈。

（瑞金城关医防[redacted]）

〔六方〕人丹（或明矾）一钱，丝瓜叶、芜柏叶、苦瓜叶各取嫩叶五钱。加冷开水捣烂取汁搽患处，每日搽六至七次，反复搽至愈。

（瑞金沙州绵水大队合作医疗所）

〔七方〕猪芯雷头草。取全草适量，捣烂外敷患处。对疽疮有特效。

（高安县《草药秘方验方选编》）

〔八方〕地木香二两。晒干粉碎加麻油调敷患处。已治愈十余例。主治面部生疖疮。

（安义制药厂张曾文）

〔九方〕青代三钱，绿豆粉一两，麦粉一两，滑石三钱，土木香五钱，冰片一钱半。共研细末敷患处。主治黄水疮。

（永丰县）

〔十方〕金银花、大青叶、野菊花、西风草各等分。煎水洗浴。主治黄水疮。

（永丰县）

〔十一方〕土牛夕四两，四季青四两，生半夏二两，野菊花叶二两，雷藤叶二两，雄黄五钱。共研细末用适量粉末以茶油调擦患处。主治痈肿。

（永丰县）

〔十二方〕九连江一两，野菊花兜一两，内红消二两。水煎内服。一至二次可愈。

主治疔疮。

（峡江县）

〔十三方〕野山七（叶）、灯龙草、八稜麻、黄荆叶、马齿苋、苦蔸麻、野艾叶。各适量。捣烂外敷。主治疔疮。

（峡江县）

〔十四方〕食盐三钱，生黑芝麻三钱，藤王三钱，蓖麻仁二两，明矾二钱，雄黄二钱，生黄豆三钱。

制法：生黄豆、生黑芝麻用口嚼烂，蓖麻仁去壳。先将藤王、明矾、雄黄研末。再加入上面三味药一起碾烂。（注：藤王有毒，切勿入口）。

用法：先将患处消好毒，用银针刺一下，再将该药敷上，一至两天换一次。

严重者可加内服药，五味消毒饮合黄连解毒汤。大便秘结加大黄、元明粉，壮热口渴者加生石膏、知母。

禁忌：腥、辣、酒。

主治疔疮、无名肿毒。

（新干县七琴公社卫生院曾洪叶）

〔十五方〕芙蓉叶粉一份，凡士林三份，调成软膏。外用。

（一附院）

〔十六方〕箭毒胃苋一个，米酒适量。混合捣烂敷患部。已治二十多例。

（安义制药厂张曾文）

〔十七方〕七叶一枝花一两，五爪龙半两，黄茯梅半两，半边莲一两，活力青半两。捣烂，加水酒适量调匀外敷，每日二次。先后治愈疖毒十三例。

（抚州市卫生防治院）

〔十八方〕千层塔一两半，半边莲一两，犁头尖一两，金钱草一两。捣烂加醋五十毫升，捣匀外敷，每日一次。

先后治愈二十例。

（抚州市红雨桥公社东风大队）

〔十九方〕芙蓉花、野菊花、酒糟。芙蓉花和野菊花各等份，加酒糟不计量，敷于患处。治八例均好。

（新建县松湖公社梁勋明）

〔二十方〕生乌鸦头、金线吊蛤蟆各等量。捣烂

68

为泥。取适量敷患处。

禁忌：不可内服。

（新建西山公社防治站）

〔二一方〕地胆草（铁灯盏）适量。与鸡蛋煮熟内服，也可将鸡蛋、水、草药和冬酒或烧酒捣烂敷患处三至四次即愈。

主治腋疽。

（吉水县）

〔二二方〕牛卵子（根），取适量捣烂外敷。

主治腋窝下脓肿。疗效百分之九十。

（南丰古城制药厂平林）

六、蜂 窝 织 炎

〔一方〕了哥王（棉稻子）叶。取适量捣烂加米酒少许敷患处，每日换药一至二次。敷药至愈。

（瑞金县草医草药调查组）

〔二方〕土半夏（三角草）、半边莲、蒲公英、犁头草各适量（均全草）和酒娘糟捣烂，敷患处，每日换敷一至二次。

（瑞金县武阳中赖大队合作医疗所）

〔三方〕七叶一枝花、野苦瓜根、天南星根、红背铁凉伞根各等量。晒干磨酒（白酒为好）外搽。

（龙南县关西公社）

〔四方〕黄莲三钱，白芷三钱，红花二钱，川芎二钱，川椒二钱，桃仁二钱，冻片一钱五分。

水煎服，每日一剂。功效甚佳。

（新余县）

〔五方〕内红肖、外红肖、土三七、坐蓊、苎麻蔸、土黄连、大蓟叶各适量，共捣烂．敷患处。对无名肿毒初起者可消散。

（新余县）

〔六方〕半边莲一克，水浅草一克，紫花地丁零点五克。共研细末，口服每次三克，每日二至三次。

（莲花县）

〔七方〕大青叶蔸，野南瓜各五钱加酒糟适量捣烂敷患处，每日一次。

（吉水县）

〔八方〕小冬青（叶）一撮捣烂和酒糟调和，加热敷患处。（吉水县）

七、瘰　疽

〔一方〕天胡荽（鲜）、田皂角全草（鲜）各适量捣烂敷患处。敷二次即愈。

（井冈山专区战地救护学习班）

〔二方〕一枝香叶适量，捣烂敷患处。

（瑞金武阳白竹大队粟坑生产队）

〔三方〕青木香、土木香、五爪龙、马兰、铁骨伞蔸、天南星、半边莲各适量。加米酒娘捣烂外敷。如患处水肿明显则加八棱麻顶叶心五至七个。

（奉新赤岸公社河头大队合作医疗所）

八、牛 疽 疯

〔一方〕刀豆子适量。磨醋搽患处。

（瑞金县）

〔二方〕鸡屎草二两，擂烂取汁内服，渣加冰片二分。外敷。

曾有患者嘴唇突然厚长，发热，烦躁不安，经用上述药方均治愈。

（瑞金县）

九、淋巴结炎

〔一方〕葱头、桃叶、生姜、艾叶各等量。捣烂外敷，一天一次。治愈五例。

（宁都县石上公社湖岭大队卫生防治室 彭 峰）

〔二方〕大叶野鸡尾蔸、芳春头根皮（鸟不骑、老虎卵）取适量。捣烂外敷。

（宜春县）

十、破伤风

〔药方〕鸡青子籽一两，蝉蜕一两。水煎服，每日一剂，至愈。

（瑞金沙洲绵水合作医疗所）

十一、急性乳腺炎

〔一方〕桔核子一市斤，百分之五十乙醇一千五百毫升。泡七天后回流煮沸六小时，过滤即成。每日三次，每次十至十五毫升。

此方临床使用近十年，证实有效。本方还可治类风湿性关节炎。

（南昌铁路中心医院）

〔二方〕莳田泡(早禾子蔸、三月泡)全根适量。用其药以蔸朝上尾朝下悬挂在患侧乳房，二十四小时见效。治愈十二例。

（宁都县石上公社湖岑大队卫生防治室彭　峰）

〔三方〕野蕃薯蔸（紫花地丁、野蕃豆），棉稻子叶（了哥王、黄皮子、金腰带、流民草）各适量共捣烂，对酒娘糟敷患处。

（瑞金黄柏付桥大队合作医疗所）

〔四方〕琴叶蓉（牛乳子树根）鲜的一两。放在内衣袋着即可愈。治愈几十例。

（未化脓前有效，化脓后无效。）

（定南县药材公司陈运达）

〔五方〕矮脚蒲公英（鲜）蔸三钱，青木香（鲜）三钱，樟树芽（鲜）五钱，生姜（鲜）二钱。

先将上药共锤烂，敷患处，一日一次。

禁忌：各种发食，醒食和有刺激性食物。

注意：有外感必须内服除感药。经治十二例，疗效百分之百。（新干县）

〔六方〕瓜子金一两，马兰根一两五钱，三白草根六钱。

水煎服，一日一剂，二次分服。

另用：三白草根、马兰叶捣烂如泥与烧酒调和外敷。

（峡江县）

〔七方〕豆皮叶柴蔸三两煎水服，每日一剂，连服三剂。

另加外敷：水杨柳根一两，五爪龙一两，半边莲一两，豆皮叶柴蔸一两。共捣烂以酒糟调敷患部。先后治愈六例。

（抚州市卫生防治院）

〔八方〕干老丝瓜一条，烧灰，每服五钱，每天一次，加少许白糖冲开水服，连服三剂可愈。化脓者，连服五至六次。治五例，效果好。

（安义县）

〔九方〕猪婆草（全草）二两，鸭蛋二个。

煮服，每日一至二次，一至二天即愈治疗二十多例，有百分之九十的疗效。

（丰城县老塘公社前进大队熊海宜）

〔十方〕水杨柳（中药白前）。

水杨柳根（鲜）一至三两煎水内服。

水杨柳根捣烂和甜酒糟拌匀外敷于患处，不计量，一天换药三次，二天痊愈。治疗十五例，愈十四例，一例治晚化脓。

（新建县松湖公社梁勋明）

〔十一方〕马兰（马兰琴）全草一两煎水，酒糟下。乳癌配合外敷。二次痊愈。

（景德镇市宇宙瓷厂医务室）

十二、下肢溃疡

〔药方〕生白芨适量。捣烂外敷，一日二次，三次可愈。有特效。

（南昌八一麻纺厂卫生所）

十三、慢性溃疡

〔药方〕桐油、鲜桑白皮适量。捣烂敷于创面，干后再敷至愈止。

此系祖传秘方。

（赣州专区“六 二六”卫生人员学习班）

十四、脱 肛

〔一方〕檵木根（檵柴）切片（越存越好）四两至半斤，加猪直肠五寸左右，水煎二次，第一次取汤服，第二次连猪直肠服，每日一剂，直至痊愈。

此系祖传秘方，效果很好。

（井岗山人民医院草药研究组）

〔二方〕莳田苞莸（拦路虎）二两。擂井水内服，每天一剂。轻者一次可愈，重者连服数天。

（瑞金瑞林瑞红大队合作医疗所）

十五、疝 气

〔一方〕老虎卵、算盘子莸各二两。用乌鸡蛋三个煎水服。治愈八人。

（东乡县王桥公社大塘大队合作医疗所）

〔二方〕石榴花虫七个。放在瓦上焙干研末，冲冰糖水。早晚服用。治三例有效。

（九江县新塘公社红星大队罗克栋）

十六、急性兰尾炎

〔一方〕白花蛇舌草一两，海金砂一两。水煎服，开始每四小时一次，二至三次后，改用每日二次。

（一附院）

〔二方〕白花蛇舌草二至四两（干的全草）。水煎一小时，每天一至二剂，分二至四次服。治愈六十五例。

（赣州专区“六 二六”卫生学校）

〔三方〕野菊花一两，金银花藤一两，叶下红、积雪草、犁头草、白茅根各五钱。

每日一至二剂，水煎分二次至四次服。如无叶下红，可用蒲公英一两代替。孕妇慎用白茅根。

（赣州专区“六 二六”卫生人员学习班）

〔四方〕（1）内服高良姜三钱。

（2）外敷矮脚茶二两，加糯米饭捣烂外敷痛处。

本方还可治兰尾脓肿、局限性腹膜炎。

（景德镇市瑶里公社卫生所）

十七、肠粘连、疤痕殭硬

〔药方〕地榆一斤，加水二百五十毫升，煮沸加水达八百毫升，去渣备用。电离子导入。

共治术后肠粘连四例，有的痊愈，有的症状很快消失。

（景德镇市人民卫生院）

十八、肠 梗 阻

〔药方〕春树皮一两，五子妹根一两，乌药根一两。煎水服，每日一剂，有的可一次见效。

（上高县上甘山公社长山大队医疗站）

十九、泌尿生殖系炎症

（1）尿路感染

〔一方〕金银花、海金沙藤、金钱草、金樱子根白茅根各一两。（均用鲜草）

每日一剂，水煎二次服。

（中国人民解放军某野战医院）

〔二方〕车前草（干）半两，积雪草（大叶金钱草）（干）三钱，凤尾草（干）三至五钱，海金沙或小叶金钱草（干）二至三钱。

煎水内服（当茶喝）

（奉新县赤岸公社河头大队医疗所）

〔三方〕金银花藤、海金沙藤、小叶金钱草、车前草、地胆草各一两。

每日一剂，水煎二次服。重症者每日二剂，四次服。

（赣州专区“六、二六”卫生人员学习班）

（2）膀胱炎

〔一方〕野白莱三钱，鹅不食草三钱，积雪草五钱至一两。

均取生的，切碎水煎，每日一剂，分二次服。

本方还可治尿道炎、肾炎。

治十八例，效果良好。

（寻乌县城郊公社岗背卫生服务站）

〔二方〕海金沙二钱，灯心草二钱，半边莲二钱车前草二钱。煎水服，每天二至三次。

本方还可治肾盂肾炎、尿路结石合并感染。

（莲花县）

（3）睾丸炎

〔药方〕荔枝核五钱，水线草、一点红、积雪草酢浆草、白茅根各一两。水煎服。七天为一疗程。

（中国人民解放军某野战医院）

二十、胆 结 石

〔一方〕鼠菊草（全草）四两，小叶金钱草四两。煎水服，连服七天。重症可服三周。

治四例，二例特效，二例症状好转。

（湖口县江桥卫生院）

〔二方〕黄枝子根二两，金钱草一两。水煎服，每日一剂。

（井冈山人民卫生院草药研究组）

二一、泌尿道结石

〔一方〕石韦草一两，车前草一两，生枝子一两生甘草一至三钱。

肾炎加海金沙三至五钱，发烧加白茅根或生石膏一至二两；蛋白、血尿多加白茅根。煎服，一日一剂。

共治尿酸性结石十二例七例解石，四例好转，一例结石大而手术。服药三至七天见效。

（南昌八一麻纺厂卫生所）

〔二方〕天胡荽、石韦、半边莲、海金沙各一至二两。

水煎服，一日一剂。

本方对肾结石、肾绞痛亦有效。

（上犹县人民医院）

〔三方〕八正散、金钱草一两，海金沙六钱，月石二钱，冬葵子六钱，鸡内金三钱。

水煎，日服一剂。

（井冈山专区人民卫生院）

〔四方〕金钱草二两，呆宅草一两，鸡内金四钱，海金沙四钱，石韦四钱。

煎水服，每日二次。

已治愈数十人，解出结石最大0.4×1.3公分。

（黎川医药防治院[redacted]）

〔五方〕鸡内金四至五钱，化石粉四至五钱，积雪草（金钱草）四至五钱，木通一钱。排石止痛。

（上高卫生服务站）

〔六方〕海金沙一两，天胡荽一两，车前草五钱野米仁根五钱，白茅根五钱，土牛夕三钱。煎水服，每日一次，连服三至五次。

（弋阳县）

〔七方〕土大黄五钱，海金沙五钱，土牛夕一两，黄龙退壳一两。

煎水服，每日一剂。

（永丰县）

二二、血　　尿

〔一方〕野荸荠半斤(鲜)，海金沙藤半斤（鲜）

猪后腿精肉适量。炖水服，每天一剂，分二次服。

治结石所致血尿。治愈八例。

（南康坪市公社黄谟林）

〔二方〕干冬瓜粉一两。

每日一剂，分三次开水冲服。

（一附院）

〔三方〕血见愁（全草）一市斤。

水煎，分六次服，每日二次。

（吉水县）

〔四方〕白茅根四钱，白连子七钱。

炖精猪肉吃，一次可愈。

本方主治暑热引起之血尿。

（峡江县）

二三、尿闭有痛

〔药方〕白前五钱至一两，凤尾草五钱，车前草五钱，枝子蔸三钱，台乌（水杨柳）五钱。煎水服。

（宜春县医药卫生服务站）

二四、小便失禁

〔药方〕水灯芯五钱，独脚苏毛五钱。

煎水服，每日一剂。

（宜春县医药卫生服务站）

二五、腰痛（腰肌劳损、扭伤）

〔一方〕鸟不骑根四两，过山龙四两，铁拳头四两，刀结豆根四两，遥竹肖一两，水酒二至三斤。炖服，分两天服。有奇效。

（宜春县医药卫生服务站）

〔二方〕茜草（小活血）五至六枝，与白马骨等量。煎水服，每日二次，三日愈，治急性较好。

（景德镇市江村公社卫生所）

〔三方〕石老鼠莵五钱，驳骨连全草五钱，牛夕根三钱。共擂加水酒，对炒鸡蛋二个煎服。日服一次连服数天。

（瑞金县城关医防[illegible]）

〔四方〕大骨子草一两。将根、节煎汤取汁对炒鸡蛋再加水酒、白糖少许内服。

（瑞金沙洲公社绵水大队合作医疗所）

二六、跌打损伤

〔一方〕（1）荞麦面二斤，镇江香醋一斤，制成软膏。

（2）蒲公英、大叶五爪龙等量，加少许面粉和香醋制成软膏。

外用。

（一附院）

〔二方〕土别一钱，莪术二钱，田七二钱，台午二钱，桃仁二钱，山林一钱，朱力一钱半，威灵仙一钱，赤芍一钱，生地三钱，骨碎补一钱，六汗一钱，归尾四钱，红花一钱，泽兰一钱。共用水酒煎服每日一剂，每剂分二次服。

治疗二百一十例，愈一百八十例。

（兴国县）

〔三方〕天南星（生）一两，细辛二钱，土坝王二至三钱，威灵仙二钱，田七二钱，皂角二钱。共擂烂对水加白糖服或用水煎服，每天一剂，分二次服。

（兴国县南坑公社董登执）

〔四方〕八棱马根一至二两加小活血五钱，红丝茅根三根捣碎外敷和煎水再服，每日一次。

（景德镇市江村公社卫生所）

〔五方〕大叶十大功劳、枫荷梨、矮脚樟各五钱，金毛苟四钱。煎水服，一天一次，连服五天。

（南昌向塘卫生院）

〔六方〕生乌鸦头、生南星等分，根据受伤部位适量敷用。

禁忌：破皮出血禁用，不可内服。

（新建县西山公社防治站）

〔七方〕冷水丹一株，搓碎用冷开水吞服。

已治愈二十余例。

（安义制药厂张曾文）

〔八方〕黄荻梅一两半，四季青一两。关公须五钱，金腰带五钱，七厘丹一分，大活血一两，小活血一两，活血藤一两。

煎服，以水酒为引，每日一剂，连服三剂。治愈五例。

孕妇忌服。

（抚州市卫生防治院）

〔九方〕夏无踪（老鼠屎）八钱。和烧酒适量磨汁，用白糖水冲服。

（临川县新建大队聂木生）

〔十方〕过山龙根(干)三至五钱(外用不拘量)。煎水服，每日二次；或捣烂和烧酒适量搅匀后外敷。

注意：开放性损伤应敷在创口周围肿胀处，勿敷在创口上。

（吉水县）

〔十一方〕铁凉伞（不拘量）。取叶捣烂或捣烂拌烧酒。外敷。

注意：开放性损伤应敷在创口周围肿胀处，勿敷在创口上。

（吉水县）

〔十二方〕石老鼠三钱，八角莲五钱，白胶香四分。共研末，每服五分，早晚各一次，

水酒送服。

主治老伤。

（永丰县）

〔十三方〕菖附苑、大蒜头三个，生姜三片，丐粉，黄珠子。捣烂敷于患处，三付后若不消肿再用黄豆子，绿豆子，铁砂灰，用嘴咬烂，丐粉和桐油调和敷于患处二付即有效。

（浒坑职工医院草医室蔡方阳）

二七、骨　折

〔一方〕八月瓜一个，接骨木一两，菊花三七一两，土里开花土里谢一棵。加甜酒捣烂外敷，每二日外敷一次，连敷三次即愈。

（新建县药材公司陈会诊）

〔二方〕铁拳头根六钱，七叶一枝花六钱，石老鼠五钱，大黄鳅串六钱。同酒酿糟共捣烂。把骨折接好后，敷上药，外用杉皮包扎固定，日夜各换药一次，敷药不宜太厚，否则皮肤易起泡。

（瑞金县壬田公社叶礼茂）

〔三方〕（1）内服药：土牛膝五钱，七叶一支花五钱，铁拳头三钱，野花麦蔸五钱，川山龙五钱，

石仙草一两，铁马鞭三钱。研末，分三次兑酒服，每日一次。

（2）外用药：五爪龙、尿臊树、铜灯柱、七叶莲、牛膝、薯梁各二两。同酒捣烂，敷患处，外用夹板固定，每日换药一次。一周后可去夹板。

（瑞金岗面公社何大梅）

二八、断指再植

〔一方〕莳田泡（三月泡）嫩茎叶、连钱草（大叶金钱草）全草、细香葱（四季葱）葱白葱须，放在土瓦片上用火烤熟。上药各等量以白糖为引，捣烂外敷。

（德兴龙头山公社东坞大队王谷水）

〔二方〕红根草（关公须）、老虎刺、野葵花（旱莲草）各二两。捣烂，外敷于患处用此方接活了一个十一岁小孩大部份被断离的大拇指。

（景德镇市瑶里公社卫生所）

〔三方〕（1）生肌散：冰片二钱，轻粉二钱，大黄二钱，黄柏二钱，山奈二钱，白芷二钱，象皮三钱。共研极细粉，有止血生肌作用。

（2）麻拐接骨丹：水蛭三条，红蚯蚓三条，自然铜三钱，骨碎补三钱，土别虫三钱，伸筋藤三钱，大活血三钱，小活血三钱，麻拐五只。共研细末，有较强的接骨作用。“麻拐”有新鲜活的更好。

用法：手脚趾斩断后一昼夜内（最好还有鲜血时）立即将生肌散合麻拐接骨丹撒于伤口（有活的“麻拐”则用活的整只捣烂混同外敷），外用杉皮夹板固定。上药后，如伤口不红不肿，可不去动它，如发生红肿，可再换药一至二次。一般十天左右断指可自行愈合。恢复功能。

一患者三个指头被刀截断，敷上药，小夹板固定，半月断指愈合。

说明：麻拐是田边一种个体较小，背上有麻点和一根红线（筋）的青蛙。遂川民间遇鸡腿骨折断时，常用活的麻拐数只，整个捣烂外敷断腿，一般七至八天后，鸡的断腿能自行愈合，恢复功能。

（遂川县[illegible]卫生组）

〔四方〕（1）“止血接骨散”外敷药：百两金子（珍珠伞子）二钱，凌霄花根（倒挂金钟）二钱，钻骨散二钱，珍珠粉五分，冰片一钱，小老鼠（未开眼）五只，陈石灰二两。先将小老鼠和陈石灰一起捣烂，其余各药均研为末，然后混匀，外敷。

（2）内服药：凌霄花二钱，鸟不停三钱，枫荷梨三钱半，猪前腿一个为引煎服汁及肉。

（弋阳县旭光垦殖场医院）

〔五方〕黑公猪板油一斤，尔香四钱，没药四

钱，儿茶一两，血竭四钱，射香五分，冰片四钱，松香四两，洋冰二两，黄腊六两

先将猪油熬油去渣，再下净松香，后下洋冰、黄腊，再下尔香、没药、儿茶、血竭，最后下射香、冰片，文火慢熬即成膏，待冷瓶贮备用。外敷，三日一换。

治三例二愈。

（德兴铅锌矿职工医院）

第四章　烧伤、烫伤

〔一方〕南瓜囊、桐子树花。取适量浸入木梓油内（南瓜囊可多些），适当放些甲鱼（鳖）蛋浸入油内。（一般一斤油剂加蛋一个）。浸泡时间约三个月，越长越好。

烧伤伤面先用盐水洗，后把已浸溶化了的药液涂在患处，干了再涂。直至脱痂后，再在创口上撒上收口药粉。（收口药粉：硬建七花。晒干研末过筛，一斤花粉配入一至三钱冰片拌匀即成。）

（上饶县卫生组）

〔二方〕菠菱叶、麻油各适量。

药晒干研细末，用麻油调成糊状，涂患处。每日二至三次。

（鹰潭医卫处）

〔三方〕1.内服药：连召三钱，大黄四钱，朴硝四钱，黄连二钱，花木通三钱，黄柏三钱，枳实三钱，甘草三钱，洋参叶三钱，玄参三钱，麦冬三钱，生地三钱。

煎水，对密糖二两、瘦猪肉汤适量、白腊二钱内服。一日二至三次。吃到大便泻下污黑色、小便无黄色时为止。

火毒甚重者，可加羚羊角一钱，犀角二钱，煎水内服。

2.外敷药：先用小青叶或冬青树叶煎水外洗创面。将下列药物捣烂，外敷：

野枇杷（根）四两，小青叶（叶）四两，土大黄（根）二两，旱禾子（根、叶）二两，大黄五钱，黄柏一两，白芷三钱。

如前四种药是新鲜的，捣烂后可立刻用来外敷；如系干燥的，应研粉后一并调麻油或茶油外涂。

二度以上烧伤，甚至肌肉腐烂、化脓感染者，用生肌散：

冰片二钱，轻粉二钱，大黄三钱，黄柏三钱，山奈一钱，白芷二钱。

上药研末，用小青叶煎水清洗创面，撒上上述药末。如果需要生皮，可加象皮三钱。若创面渗出液较多，应在生肌散内加熟石膏五钱（熟石膏要放置湿地上过夜才能用。有缩水作用）。

烫伤的外敷药中应以贯众为主；硝伤以土大黄为主。

烧伤的创面生出嫩皮后常涂甜酒娘，可使新生嫩皮保持原来的肤色。

90

四十多年治疗中，效果很好。

生肌散对断指再植有较好效果。

（遂川县人民医院刘昌智）

〔四方〕映山红根皮（烧灰）二两，黄连五分，青黛一钱，冰片二钱。以茶油调擦患处。

（永丰县）

〔五方〕大黄五钱，黄连五钱，地榆五钱。

共研细末和麻油调匀擦患处。

（吉水县）

〔六方〕地榆炭（或杉木炭）、冰片等量研末，用麻油调。

先洗净伤口，取上药敷伤面。

（永修县药材公司）

〔七方〕千里光（黄花母、九连光）、鲜白芨（两药量8：2），七星丹（鹅掌金星）全草。

千里光、鲜白芨共入水煎汁，开始浓缩时取出千里光，再浓缩些时候取出白芨，并将汁也取出，锅内涂麻油或茶油，与药再煎成胶即起。另将七星丹烘干研成细末，适量加入胶内搅匀保存备用。用时敷涂伤面。治二例二度烫伤患者，效果好。

（铜鼓县卫生医药处）

〔八方〕麻油三斤，猪油二斤，桐油一斤，羊油半斤，松油一至二两。米蜡四两，黄蜡二至四两，蛇莓（蛇泡子）六两，五倍子六两，红丹六至八两，冰片二至四两。（注：十六两一斤计算）。

配制：先将麻油、猪油、桐油、羊油放入铁锅内，加蛇莓、五倍子炸成焦黄色时，过滤除渣。然后再取油放入锅内，加入黄蜡、米蜡、松油，用烈火熬煎，使药物溶解，待药油滚沸时，均匀地放入红丹，同时用桃枝按一定方向搅动，使红丹分布均匀。红丹下完后，改用小火熬煎，至药油滴水成珠，说明火功已到，即灭火。待冷却到 80°C 左右，慢慢地放入冰片搅匀，用瓷缸装好放入冷水中浸七十二小时，即可应用。

用法：将药膏涂于消毒纱布或质量较好的清洁纸上，贴于创面。也可直接涂于创面上。每天换药一次，分泌物多的可换二次。到表皮新生时，则用烧伤粉，可加速创面愈合。

此药的优越性，具有良好的止痛、消炎、去腐生肌作用，对小面积烧伤可在较短期治愈，而且二度无疤痕，三度只稍有疤痕。

（赣州专区“6.26”卫生学校）

〔九方〕地锦草、蛇泡子、地胆头、银花、五倍子、千里光、酢浆草、一支香各等分。

共研细末，包装，有条件的可低压消毒后备用。

将药粉均匀撒于创面上，以保持创面干燥为宜。

应用于分泌物少的伤面较好。

（赣州专区“6.26”卫生学校[redacted]）

〔十方〕生姜一两，石膏一两，石灰三两，冰片二钱，生大黄二钱（研末），七星草一两，野枇杷根一两。

前五种药调水，后二种擂烂，共调匀外敷，每天换药一次。

（兴国南坑公社董登执）

〔十一方〕小冬青树叶三份，大叶冬青树叶（冬旦子叶）二份

上药均取生的药汁加泉水少许搽患处，后期再加搽米酒娘，使皮肤复原。治二十例烫伤痊愈。

（南康县坪市公社罗庆忠）

〔十二方〕鲜黄竹嫩叶，生木油。

将嫩叶烤干研末，调油外敷。

治小面积烧伤十例，痊愈。

（会昌县石逕公社）

第五章 肿 瘤

一、鼻咽癌

〔药方〕野菊花一两，十大功劳五钱。煎服，每日一剂，分二次服。本方治鼻咽癌合并感染。

（一附院）

二、食道癌

〔一方〕芙蓉花叶、夏枯草、紫花地丁各一两（生药），石打川、半枝莲各一两。

煎水一天服，共服六十天。治疗二例，疗效明显。

禁忌：治疗期间，忌食猪油、猪肉。

（南昌县向塘卫生院）

〔二方〕龙葵草（鲜全草）二两（干草用一两）。煎水服，每日一次。食道癌、胃癌各治愈一例。

（进贤县前坊公社徐文辉）

三、胃　　癌

〔一方〕白花蛇舌草(干)三钱，飞天蜈蚣（干）二钱，米茅根（干）三钱。

煎水服，每天一剂。本方也可治食道癌。

（上高泗溪公社中宅大队傅宽祥）

〔二方〕白花蛇舌草（全草）半斤，龙葵根四两，猪殃殃（又名锯子草）二两。

煎服，每天一剂。

治十余例，证明对胃癌、淋巴肉瘤，白血病有一定疗效。

（乐安增田公社红旗大队合作医疗站）

四、肝　　癌

〔药方〕龙葵一至二两，十大功劳五钱至一两。煎服，每日二次。

（一附院）

五、宫　颈　癌

〔一方〕白花蛇舌草、铁菱角、龙葵各等量，共研粉。撒于宫颈。

（一附院）

〔二方〕黄药子根一两，三白草根一两，白花葛藤根一两，旱莲草（全草）四钱，白花蛇舌草一两，白芍三钱，熟地三钱。

煎服，每天一剂。

治三例，效果明显。

（乐安增田公社红旗大队合作医疗站）

〔三方〕丹参三钱，孩儿活血五钱，大活血五钱，小活血三钱，内红肖（南五味子）三钱，腾子瑶肖三钱，过河龙三钱，益母草五钱，三白草（白花莲）五钱，乌药五钱。

煎水内服。治两例均见效。

（奉新县上付公社医院）

〔四方〕苗苋里一两，冷腰带四两，凤尾草一两，龙眼肉二两。

煎水服，一天一次。

治疗四例，疗效明显。

（南昌县向塘公社卫生院）

六、绒毛膜上皮癌

〔药方〕龙葵一至二两。煎服，每日三次。本药还可治纤维肉瘤等肿瘤。

（一附院）

七、抗癌药丸

〔处方〕丹方#十两，田七二十两，牛黄六两，黄连五两，琥珀十两，陈皮二两，黄芩五两，黄柏五两，犀角三钱，贝母二两，山慈姑十两，桑椹三两，山药十两，玉金二两，甘草三两，银花三两，黄芪三两，祈蛇三两，白芨十两。

共制成一万片。

丹方#：明矾二两，牙硝二两，水银二两，煅皂矾一两，珠砂五钱。

疗效：60年以前应用于晚期恶性肿瘤50余例，其中效果显著有泪囊癌、鼻咽癌、溶化性骨瘤、口底瘤、宫颈癌和肝癌各一例。前三例存活五年以上，后三例生存一年半至四年半。六二年至六四年治二十二例，好转十五例。

（井冈山专区人民卫生院治癌研究小组）

附：外省一些地方治疗肿瘤中草药方

一、主治：鼻咽癌、肺癌及其他肿瘤。

处方：白花蛇舌草（干）三至四两，清水洗净，加水四斤，煎四至五小时，得汤一斤半，分数次内服，一天内服完。

民间亦有加瘦猪肉同煮，肉与汤同服。

疗效：有一定疗效。少数病例服药后肿瘤缩小，但疗效出现较缓慢。

（广东中山医学院肿瘤医院）

二、主治：气管乳头状瘤。

处方：大麻蜂窝四份，银花二份，穿山甲一份，蒲公英二份。共研细末，炼蜜为丸，每丸重三钱。每日早晚各服一至二丸，温水送服。

（重庆第一中医院）

三、主治：消化系统癌症。

处方：内服药：黄药子十两（小两）浸于三斤白酒（六十二度好白酒）内，装入陶罐子（小口）里，用石羔封口，糠火烧二小时左右，也把可陶罐放于锅内慢火蒸二小时，再把陶罐提出，稍冷后，放入冷水中浸七天七夜，取出过滤。

外用药方：将内服药酒（配方黄药子量加倍）浓缩成不同的浓度，加等量的甘油，配成不同浓度的甘油剂，用于粘膜刺激性小。

用法：视病人饮酒量大小酌情服用，勤喝、少量喝效果更为显著，以口内不离酒味，而又不醉为好，一般日服五十至一百毫升。

疗效：显著。治疗二十八例，十八例症状基本消失，其余也有明显的好转。

（山东莱西县人民医院）

四、主治：胃肠系统肿瘤。

处方：藤梨根（猕猴桃）二两半，加水一斤，用文火煮三小时以上。

每日一次，十至十五日为一疗程，休息几天后，再服，共四个疗程。

对鼻咽癌、宫颈癌也有效。

治一例转移性乳腺癌至今存活六年。

（浙江省）

五、主治：食道癌。

处方：普贴刺（菝葜、山姜）根（鲜）一斤，（干的半斤）。加水二碗，煎三至四小时，倒出药液，加肥猪肉二两，炖至三分之一即可。

一天内分服（早上不要服用）

疗效：有较明显的近期疗效。

注意：1．药必须洗净。

2．不要用铁锅。

3．禁忌刺激性食物。

（福建省）

六、主治：食道癌。

处方：外用方一：桐油一斤，大黄半两，青代二两，冰片半两，石羔七两。

外用方二：桐油一斤三两，大黄六两，青代二两，石羔八两，木鳖一两，冰片一两，黄柏半两，明矾半两。

内服药方一：硼砂五两，牡蛎粉五两，蛤蜊粉五两，朱砂一两，冰片一两半。共研细末，每包重五分。日服三次，每次泡磁石五钱作引子。应用时根据病情增减。

内服药方二：黄连五两，大黄五钱，青代一两，冰片五钱，代赭石一两，硼砂五钱，瓦楞子一两，磁石五钱。研为细末，每两粉加生猪胆汁一斤。每日三次，每次十毫升。

内服药方三：夏枯草四钱，半边莲一两，郁金四钱，白薇四钱，地骨皮四钱，山豆根四钱，白头翁四钱，花粉四钱，土茯苓七钱，元参四钱，地龙四钱，瓜蒌四钱，槐角四钱，红藤七钱，板兰根一两，大白三钱，神曲一两，只实四钱，牛旁子三钱，二花五钱，大黄三钱。（应用时根据情况增减）

内服药方四：夏枯草四钱，半边莲一两，乌梅四钱，黄柏四钱，皂刺三钱，蜂房二钱，生地五钱，赭石五钱，瓦楞子八钱，石斛四钱，元参四钱，白头翁四钱，柴胡三钱，白菊花四钱，陈皮三钱，丝瓜七钱，芦根四钱，公英三钱，地丁四钱，山茨菇三钱，大黄二钱，黄连一钱。（应用时根据情况增减）。

疗效：对癌瘤可缓解症状，减少痛苦，延长寿命。

对食道癌效果较好。

（河南洛阳工农兵医院）

七、主治：食道癌。

处方：（一）硇砂三十克，加开水七十毫升，放在乳钵内研匀过滤，再加白醋三十毫升放在蒸锅内蒸干。每日服三次，每次二分。

（二）天葵子一斤泡入三斤白酒内，二、三天即可。每日服三次，每次一两。

两方同时服用，饭前服。

疗效：治疗二例，一例治愈，一例好转（拍片肿块接近消失）。

（湖北公安县郑公区卫生院）

八、主治：食道癌、肺癌。

处方：葵树子三至四两，连皮及核研碎，加水三斤，与肉二两，同煎六至七小时，煎成半碗，温服。每天一剂，共煎二次，第二煎加水一斤半，煎三至四小时。

并有用葵树子二两，半枝莲二两合煎。

疗效：有一定近期疗效，普遍能减轻症状，增加食慾，延长寿命。

附：葵树子是葵树的果实。

（广东中山医学院，华南肿瘤医院试用）

九、主治：胃癌、扁桃腺癌、甲状腺癌、鼻咽癌、转移性鳞状上皮癌。

处方：紫草根一至一两半，每日炖服一至二次。

疗效：经治病例均获很好效果。

注意事项：紫草根性凉，对胃脾凉寒者易生付作用。服药期间忌烟酒及刺激性食物。腹泻时暂停服。个别病人服后稍有呕吐、恶心、腹泻、脾胃不适。

（福建省）

十、主治：胃癌、肝癌、肺癌、宫颈癌。

处方：龙葵一斤，蛇果半斤，白英一斤。（脑瘤及血液系统的肿瘤主药是蒟蒻（干）十两）随症加减十天煎服。

疗效：经调查，有效病例十例以上。

注意：含蒟蒻的草药要煎三小时后才能服用。

（上海国营群力草药店）

十一、主治：肝癌。

处方：外用药：桐油一斤，大黄六两，石羔七两，明矾三两，青代二两，黄丹二两，冰片一两，马前子三两，五倍子三两，黑矾三两。

内服药：天南星三钱，夏枯草五钱，元胡五钱，半边莲一两，茯苓四钱。加水五百毫升，煎成二百五十毫升，加卤水五十毫升。日服三次，每次十毫升。

（应用时根据病情增减）

疗效：对癌瘤可缓解症状，减少痛苦，延长寿命。

对肝癌效果较好。

（河南洛阳工农兵医院）

十二、主治：龟头癌、肝癌、食道癌、胃癌。

处方：制硝后的原液、乌梅。

用包头地区的泥制硝后的原液（深棕褐色，比重一点三以上）一千毫升，加乌梅二十七枚（碎之）煮沸三十分钟，后用多层纱布过滤，取滤液用。

用法：内服：每天二十至三十毫升，分三至六次服。

外敷：用纱布浸湿后敷于患处，一天换二次。

疗效：共有五十二例肿瘤病员有好转。

对龟头癌、肝癌、食道癌与胃癌有一定疗效。

付作用：腹泻，一般一周后腹泻症状自行消失。个别病例可引起皮肤荨麻疹。敷药局部有疼痛。

（内蒙包头二九一医院）

十三、主治：宫颈癌、宫颈糜烂。

处方："六二一"外用药：射香五厘，黄柏五钱，冰片一分，轻粉一钱，蜈蚣二条。

"六五一"外用药："六二一"加雄黄研成细粉，以棉球沾取，将此棉球放于宫颈患处。每日更换一次。

内服药：生白芍三钱，紫胡八分，昆布一钱，海藻一钱，全蝎一钱，蜈蚣二条，香附三钱加减。

疗效：治疗一至二期宫颈癌患者十例，观察三至八年，九例阴道涂片均转阴性；八例宫颈均已光滑为正常，盆腔无恶化。

（山西中医研究所，山西医学院附属一院）

十四、主治：宫颈癌。

处方：儿茶三钱六分，乳香三钱三分，血竭二钱五分，硇砂三分五厘，章丹一两五钱五分，冰片三分五厘，没药三钱，硼砂四分，雄黄四钱四分，蛇床子一钱四分，钟乳石四钱四分，射香四分，白矾十九两五钱。

制法：先煎白矾煎到没有生性放入八味药（除射香、章丹、冰片、血竭）再放开水适量，以后煮到药有粘条再加入冰片及射香又加开水二勺煮到粘，将药滴在铁板上呈约一分钱的硬人民币大，冷却即可。

用法：外用，上宫颈，每四至五天换药一次，三至六月为一疗程。

疗效：可使局部病灶干净，糜烂面有不同程度的缩小。个别病例完全光滑。

（北京中医研究院广安门医院）

十五、主治：癌性溃疡。

处方：甘石六十克，陀僧六十克，上片一点五克。共研细末，再与猪板油二百五十克捣匀，捶成软羔状。

（重庆第一中医院）

第六章 叮、咬伤

一、蛇咬伤

(一)《江西草药》编写组整理编写方:

壹、蛇伤的诊断:

毒蛇与无毒蛇形态简易鉴别

蛇别		毒蛇	无毒蛇
蛇身	头部	一般呈三角形也有椭圆形的	一般呈椭圆形，也有三角形的
	体态	粗短	细长
	斑纹色泽	明显	不明显
	自肛门至尾梢	突然细小	逐渐细小
	尾巴	短而钝或呈侧扁形	长而尖细
牙齿		有尖锐凸起的沟牙或长而稍弯曲的管牙	无
动态		栖息时常蟠团，爬行时蹒跚大意	栖息时不蟠团，警惕性高，爬行非常敏捷

毒蛇和无毒蛇咬伤后的简易鉴别

蛇别	毒蛇	无毒蛇
伤口情况	咬伤时不觉疼痛，4～5分钟后，发生剧痛、肿胀或麻痹，局部发硬，或有明显的压痛，而且不断加剧。伤口一般不出血，也有出血不止的。	被咬时非常疼痛，没有红肿和麻痹，十几分钟后逐渐减轻或消失。伤口有出血现象，约半小时血止结痂。
全身情况	咬伤十分钟至二小时，出现全身中毒症状，头晕、眼花、全身发麻、咽痛、四肢无力或恶寒战慄、恶心呕吐及全身酸麻肿胀等。	无
简单鉴别法	嚼山梗菜、烟丝或口中含少量烟油，没有苦辣味道的感觉。	有苦辣味道的感觉。

蛇毒种类及其所引起的症状鉴别

蛇毒种类	神经性毒素	血循性毒素	混合性毒
主要损害系统	神经系统	血液循环系统	两者都损害
局部症状	伤口一般不红不肿，不起水泡，不出血，不甚痛；但有麻痹感。	伤口急剧肿胀，疼痛，起水泡或出血，皮肤肌肉坏死发黑溃烂。	两者症状兼有
全身症状	头晕，精神倦怠，呼吸困难，全身麻木，最后昏迷死亡。	发冷发热，七孔出血，内脏出血，最后心脏衰竭死亡。	两者症状兼有

五种毒蛇咬伤

蛇名	地方名	活动时间	活动地方
银环蛇	竹节斑　百步梯 手巾花　竹节蛇 寸白蛇	晚上	小溪河边， 潮湿草地， 小路两旁
眼睛蛇	扁头风　五毒蛇 饭铲头　蝙颈蛇	白天	荒山坟墓 丘陵地区
五步蛇	蕲蛇　斗盘蛇 棋盘格　白花蛇	上午和晚上，多盘栖在石洞和草丛中	石山，石溪，茶山草丛中
竹叶青	青竹蛇，红线竹叶青，青竹标，小青蛇	早晨晚上最活动，喜栖息于竹木树上	竹林丛中，喜栖息在杂草丛生的山坡。
蝮蛇	七寸子　麻七寸 狗屎蝮　土公蛇	下午 晚上	田坝马路，小道两旁

的 鉴 别 诊 断

蛇毒性质	局部症状	全身症状
神经性毒	不红不肿，不起泡不出血；只有微痒和麻痹感觉。	昏睡，精神萎靡，颈部强直，胸部紧逼感，呼吸困难，瞳孔散大口流泡沫，潜伏期长。
神经性毒和血循性毒（混合毒素）	伤口红肿，剧烈疼痛，麻木，有水泡或血泡，皮肤由暗红色变紫黑色，泡破溃烂。	全身浮肿，瞳孔缩小，全身淋巴结肿痛，口唇青紫色，潜伏期短。
血循性毒	伤口牙痕大而深，伤口出血或出血不止，痛如刀割，肿胀迅速延展，皮下出血形成块片状，瘀斑，皮肤由紫变黑，起水样血泡，泡破溃烂，腐肉脱落，臭气难闻。	头痛眼花，视觉增大，甚至双目失明，口渴心烦，神志昏迷，甚至发狂，七孔出血。
血循性毒	伤口出血少，很快肿胀，痛如刀刺，不麻木，有瘙痒，皮肤紫色，起紫红色水泡。	眼花，咽喉肿痛，畏寒战慄，象打摆子，口鼻出血，喷吐泡沫。
血循性毒	伤口青紫色，出血少，水肿迅速，皮肤光亮，一般不起泡，疼痛剧烈，痛如胀裂。	眼睑下垂，怕光有复视感（一个东西看成两个东西）

贰、蛇伤的急救

被蛇咬伤后，患者应立即采取如下方法就地进行急救：

一、结扎——立即用胶皮带，小绳子，手帕或将衣服撕下一条，扎在伤口的上一个关节的上方，阻止蛇毒随血液运行到全身。但结扎时间一般不宜过长，要每半小时放松一次，放松三分钟后，再结扎起来，以免血液循环受阻过久而造成组织或肢体坏死残废。

二、排毒——扩创后随即用手或用青草从上到下，由周围向伤口挤压，同时用水或小便冲洗伤口，如此反复挤压和冲洗5—10分钟，至血液由紫黑变鲜红色为止。有条件者还可以：①把伤口放在尿桶内浸泡1—2分钟，然后如上法挤压冲洗排毒；②用6—8根火柴发火，烧灼伤口，这样，一方面可破坏蛇毒，另一方面扩大了伤口，易于排毒；③在挤压排毒时，可抓两个蜘蛛放在伤口上让它交替反复吸血（蜘蛛吸血后，放在水上，让它自动吐出毒血后，再行吸血）。

三、敷药——在野外徒手情况下，可就地取药，进行伤口敷药。①就地抓一把青枝嫩叶的野草，放在口内咀嚼后，外敷伤口周围，然后用布片、手帕或纸包扎，送往家里或附近医院治疗；②挖点耳屎或刮下齿垢，涂在伤口上；③用烟油（烟屎）外搽伤口或取烟屎一小块冲冷水一大碗内服；④取蜒蚰（鼻涕虫）加入食盐几粒，即成鼻涕样粘液，用鸡鸭毛涂布伤口周围。

叁、蛇伤的治疗

蛇伤的治疗内容，分基本药方和辩证论治药方两个部分。可根据本地中草药源情况，灵活选择配方，及时防治。

甲、毒蛇咬伤的基本药方

一、内服药方

〔一方〕十全蛇药散

一见喜一两(斑叶兰)，二面针一两(竹叶椒)，三步标五分（独角莲），四叶对五分（多穗金粟兰），五皮风一两(五加)，六月雪一两(白马骨)，七叶一枝花一两，八角莲一两，九节鞭一两（万年青），十大功劳一两（阔叶）。

共研细末，用乌韭（小叶野鸡尾草）一两煎水送服每次二钱，每天4—6次。

〔二方〕蛇伤急救散

纤花耳草一两(蛇总管)，八角莲五钱，马蹄香三钱（杜衡），石乳香三钱（中药），沉香末八分（中药）。

共研细末，每天一剂，分4—6次。取半边莲生汁一两送服。

〔三方〕逍遥散（对银环蛇伤更好）寮刁竹二两（逍遥竹），百两金一两，青木香一两，一见喜一两（斑叶兰），万年青二两。

共研细末，每次2—3钱，每天3—6次，用野菊花一两煎水送服。

〔四方〕伏龙汤（对五步蛇伤更好）

万世竹一两(耳叶牛皮消)，仙茅三钱（仙人棕）白花蛇舌草一两，石蟾蜍三钱（粉防已），八角莲三钱，王瓜三钱（苦瓜莲）。

共煎水内服，每天一剂，分三次内服，严重患者每天二剂。

〔五方〕五味饮

斑叶兰一两（一见喜），白花蛇舌草一两，王瓜五分（苦瓜莲），瓜子金五分，天花粉三钱（野麻瓜）。

共煎水，每日一剂，分四次内服。

〔六方〕五色汤

七叶一枝花三钱，大青一两，千金藤三钱（乌龙），淡竹叶三钱，瓜子金五钱。

共煎水内服，每日一剂。

〔七方〕三黄蚣甲汤（中药方）

香白芷五钱，黄连二钱，黄柏三钱，黄芩三钱，川蜈蚣1—2条，炒甲珠二钱。

共煎水内服，每日一剂，分三次服，严重者每日二剂。

辨证论治：

银环蛇伤加白茯苓、积壳；

眼镜蛇伤加天花粉、白芍；

五步蛇伤加五灵脂、夏枯草；

竹叶青蛇伤加大青叶、淡竹叶；

蝮蛇咬伤加青木香、广木香；

手上蛇伤加桂枝，足下蛇伤加牛夕。

〔八方〕八两半

八角莲八钱，百两金一两，狭叶韩信草五钱（半支莲）。

共研细末，每天一剂，分4—6次，用半边莲和三叉剑各半取汁一两兑服。

〔九方〕三仙饮（主治五步蛇伤出血）

耳叶牛皮消一两（万世竹），龙牙草五钱（仙鹤草），仙茅三钱（仙人棕）。

共煎水内服，每天一剂。

〔十方〕香连解毒丸

青木香，石蟾蜍（粉防已），大青，耳叶牛皮消（万世竹），竹叶椒（万花针），八角莲，王瓜（苦瓜莲），瓜子金。

上药等分研末，用天门冬、野菊花水煎浓汁混合药末做成丸子，每服3—5钱，每天四次。

〔十一方〕黄药酒（对出现神志昏迷患者如银环蛇咬伤尤效）

黄独三两（金线吊蛤蟆），独角莲五钱（三步标），杜衡五钱（马蹄香），粉防已一两，青木香一两，八角莲一两，万年青一两。

白酒三斤，浸泡一周，每次口服五钱，每日4—6次。

二、冲洗药方

〔一方〕柳叶白前（水杨柳），三叉剑（鹅掌金星），山葡萄（见肿消）。

适量煎水熏洗。

〔二方〕贯众（山鸡公），鱼腥草，蛇莓（五爪龙）。

适量煎水熏洗。

〔三方〕多穗金粟兰（四叶对），扛板归（河白草），野菊花，野葡萄。

适量煎水熏洗。

〔四方〕蜂头菜（水灯基），木芙蓉花，黄药子。

适量煎水熏洗。

三、外搽药方

〔一方〕止痛消炎酒

生南星一两，生草乌五钱，生川乌五钱，香白芷五钱，川三七三钱，川蜈蚣三条，金蝎三只，蟾蜍五钱，雄黄块三钱，冰片五分（以上中药），鹅掌金星一两，独角莲五钱，八角莲五钱，黄药子一两，浸酒1—3斤，频频外搽。

〔二方〕野菊花一斤，乌韭一斤，虎刺根二两（研末），芙蓉花二两，七叶一枝花一两，生南星一两，生半夏一两（以上中药），香白芷一两，五灵脂五钱，黄栀子一两，苦参一两，生大黄五钱。

野菊花和乌韭两味水煎浓汁，其他各味研末，加凡士林软膏混合成膏，备用外搽。

四、外敷药方

〔一方〕百部，蒲公英，木芙蓉花，乌柏树叶，山葡萄（过山龙）。

适量捣烂外敷。

〔二方〕半边莲，苍耳草，金银花，天胡妥（小叶破铜钱）。

适量捣烂外敷。

〔三方〕苦蕺，大青叶，黄荆叶，蛇地钱．犁头草。

适量捣烂外敷。

〔四方〕八角莲一两，七叶一枝花一两，耳叶牛皮消一两（万世竹），天葵五钱，生草乌五钱，生南星一两，山葡萄二两（见肿消），乳香、没药各二钱（中药）。

共研细末，用水酒调敷。

〔五方〕三花膏

芙蓉花，凤仙花，七叶一枝花。

上药等分研末用凡士林调成软膏备用。

主治：退红、消肿。

〔六方〕二虎散

独角莲，生南星。

各等分研末，水酒调搽。

〔七方〕独胜胶

千里光（一扫光），取汁和猪胆汁3比1熬成胶涂搽伤口。

乙、辩证论治

一、蛇毒攻心（如神志昏迷，糊言乱语，手足抽搐）

中药方：珍珠母三钱，勾藤四钱，白芍三钱。（严重患者，加玲羊角五分，磨汁冲服）

上药煎水送服安宫牛黄丸一粒。

草药方：石乳香五钱，朱砂根三钱，寮刁竹三钱。

共研末分两次用内服药“五方”煎水冲服。

二、恶心呕吐

石半夏（滴水珠）一粒（研末），生姜汁三钱，用石荠苧（土荆芥）三钱，白菊花三钱，鹅掌金星（三叉剑）三钱。

煎水冲服。

三、口吐白泡

牡荆嫩枝一两，半边莲二两。取汁内服。

四、瞳孔散大有复视感者

青木香一两，石蟾蜍（倒地拱）五钱，天葵（千年老鼠屎）五钱。

煎水内服。

五、瞳孔缩小、视物模糊

白菊花一两，瓜子金一两。

煎水内服。

六、头痛头晕

仙茅五钱（千年棕），野菊花一两。

煎水内服。

七、咽喉肿痛、舌头胀硬麻木

绶草（盘龙参）一两，万年青叶5—7片，大青叶三钱。

煎水加醋徐徐含服，严重者可配合针刺耳三穴和金津、玉液二穴，效果更好。

八、胸痛胸闷

杜衡(马蹄香)二钱，柳叶白前三钱(水杨柳)，石胡荽五钱。

煎水内服。

九、腹痛

半边莲汁一两，八角莲(研末)二钱。

温开水冲服。

十、全身关节疼痛

耳叶牛皮消(万世竹)一两，虎刺(绣花针)五钱，鬼针草一两。

煎水内服。

十一、兼有寒热表症者

珍珠菜(红头绳)五钱，紫苏三钱，石荠苧(土荆芥)三钱。

煎水温服。

十二、全身红肿起乌泡

苦蘵(灯龙草)一两，马蓼草(辣蓼草)一两。

煎水内服。

十三、心烦不安

瓜子金一两，野南瓜五钱(算盘子)。

煎水内服。

十四、七孔出血

抱石莲一两，白茅根三钱，夏枯草三钱，紫花地丁三钱，旱莲草（墨汁草）一两。

煎水冲田七末一钱内服。

十五、咳嗽出血、痰中带血

白茅根一两，天门冬五钱，大青叶一两。

煎水内服。

十六、鼻出血

金锦香（七孔莲）五钱，蛇地钱一两，淡竹叶五钱。

煎水内服。

十七、牙齿出血

仙茅三钱，三白草（百节藕）五钱，夏枯草五钱。

煎水内服。

十八、大便出血

铁苋一两（蚌蛤藏珍珠），扛板归（豆干草）一两。

煎水内服。

十九、血尿

柳叶白前三钱（水杨柳），白马骨三钱，天胡荽一两。

煎水内服。

二十、伤口出血不止

黑白散：白芨、旱莲草，等量研末。

在压迫止血的同时，加用“黑白散”调醋外敷，用带绷紧，即可止血，四小时后再行换药。

二一、红肿过甚

用鹅掌金星、鱼腥草、水杨柳捣烂冲开水熏洗患肢后，选下方外敷。

〔一方〕叶下珠，珍珠菜（红头绳），半边莲，山葡萄（见肿消）。

鲜草各适量捣烂加酒、水各半调敷。

〔二方〕凹叶景天（石马苋），佛甲草，蛇地钱，野葡萄。

鲜草各适量捣烂加醋和食盐少许调敷。

二十二、肿胀严重者

〔一方〕蜂斗菜（水灯基），柳叶白前（水杨柳），贯众（毛鸡公），鱼腥草，山葡萄（见肿消）。

鲜草各适量捣烂煎水熏洗患部。

〔二方〕用外搽“一方”药酒外搽。

〔三方〕独角莲，生南星，黄药子，七叶一枝花，芙蓉花，山葡萄（见肿消）。

各适量捣烂加水酒外敷。

〔四方〕大青，生半夏，蘑芋（蛇玉米），蛇莓，山乌龟，马齿苋。

鲜草各适量捣烂加水酒外敷。

二十三、红肿起水泡

先用注射器吸出水泡内毒水，同时注入一点外搽“一方”的蛇伤药酒后，并可用佛甲草，凹叶景天（石马苋）取汁外搽；用大青叶一两，万年青五钱。

煎水内服。

二十四、伤口周围发黑起紫红色血泡

同上法处理血泡后用外搽“一方”药酒外搽，用马蓼一两（辣蓼），鬼针草一两、石荠苧（土荆芥）五钱。

煎水内服；如局部溃疡了，则用外搽“六方”“二虎散”外搽。

二十五、收口方

〔一方〕白芨，七叶一枝花。

各等量晒干研末备用。

〔二方〕（中药方）

飞珠砂八分，锻儿茶六分，白腊一分，锻石脂八分，锻甘石二钱，锻龙骨八分，血竭五分，制乳香钱半，冰片五分。

共研极细末备用。

二十六、伤口久不收口，流黄水

博落回（土坝王），何首乌（叶）。

各半研末，桐油调搽。

肆、蛇伤后应注意事项

一、被蛇咬伤后，不要惊慌，要保持镇静，心中要树立一个信念："蛇伤是一定会治好的"同时也要正视它，不可粗心大意，应立即按蛇伤急救方法首先进行自我急救，处理好伤口，然后到医院或家里及时治疗。

二、不论那种蛇咬伤，都应当做病危患者看待。特别是银环蛇咬伤，当时局部不红、不肿、不出血，只有微痒麻痹感，俨如蚊虫叮咬了一下，容易使人麻痹大意。直至4—6小时后，蛇毒进入人体血液循环，扩散到整个全身，病情严重，加之医治不当，往往就会造成死亡。为此，对银环蛇咬伤，一定要分秒必争，及时抢治，这是一个关键问题。

三、药方中所介绍的水煎内服药和外敷药，最好使用新鲜的。外敷药不宜过厚，不论那种外敷药，原则上一般不敷在伤口上，应空出一小孔，便于毒水外流，一般情况下，首先服药，外洗，然后搽药、敷药。

四、外敷药一般每天一次。病情严重者，早晚各敷一次；在换药前应先服药，后洗清伤口再敷药，如伤口皮肤变黑溃烂者，就不宜再行敷药。改用蛇伤药酒外搽。

五、蛇咬伤口，往往会自动闭合，如发现伤口闭合时，应先取银针或用消毒针刺破伤口，然后再行敷药。

六、蛇伤患者，往往会出现并发症或导致慢性病急性发作，应注意预防，并根据病情，及时进行辩证论治。

七、蛇伤患者，应注意护理。特别是昏迷病人更应仔细观察，及时进行有效的治疗。有条件时，可经常测量体温、呼吸和血压。

八、蛇伤患者，应多供开水，多吃新鲜水果。这样，可促进毒液的排出。但不宜喝茶、食鸡、牛肉、鸡蛋、糖等荤腥油腻及烟、酒、辣椒等刺激性食物。如果病情好转后胃口不好时，可吃一些瘦猪肉。特别要禁食糖和蛋。

（二）、其他各地献方：

〔一方〕1．叶内藏针六两，苦瓜莲六两，金锁匙四两，生半夏二两，土南星二两，步步青六两，犁头草六两，野牯酒八两，青木香四两。

共研细末备用。用时以凉开水调成糊状敷于患处，中间空出伤口，使毒液渗出，用猪胆汁或牛口水调敷更佳。

2．苦瓜莲、土南星、藏针根、火烧柴各等份擂汁。结合按摩术，在肿胀上端三寸，围圈其毒，使毒液往伤口渗出。

临用时开八风穴或八邪穴，伤口周围针刺梅花形。

3．大象贝四两，蓼刁竹二两，对叶消二两，青木香五钱，白菊花四两，鸭婆脚一两半，七叶一枝花七钱，八角莲五钱。共研细末，每天服三次，每次一至三钱，温开水送服。

4．二龙急救散：天龙六条，地龙四条，川黄连五钱，珍珠（豆付煮过）二钱，珊瑚三钱，西牛黄三钱，玳瑁（黄连煮过）二钱，白殭蚕（糯米炒过）三钱，正琥珀五钱，正玛瑙四钱，正元寸一钱。共研细末，成人每服五分，小孩酌减。往往一至二次取效。孕妇忌服。此方高热、谵语、神志失常、牙关紧闭、七窍出血者皆治。

5．川黄连三钱，浙贝母三钱，香白芷三钱，生甘草三钱，川芎三钱，当归尾三钱，川黄柏三钱，白殭蚕三钱，车前仁三钱，白菊花五钱，枯黄芩三钱，北连召三钱。

对一切毒蛇咬伤，发热、全身肿胀、四肢抽搐、呼吸困难、痉挛欲死，与二龙急救散同服即能取效。

每天一至二剂。大便秘结加大黄五钱。

附注：上述五方，共治206例，其中187例痊疗，16例好转中断治疗，3例死亡。其中治祁蛇18例、眼镜蛇47例、青竹蛇57例、蝮蛇71例、银环蛇 5 例（ 3 例死亡）、金环蛇一例、其他毒蛇14例。

（永丰县）

〔二方〕刚咬时，将生烟丝久擦伤口，内服竹烟筒内烟屎，有甜味时，一直吃到有烟臭味为止。

（宜春医药卫生服务站）

〔三方〕野蘡莱（野苦瓜藤、竹茅）取全草加唾液擂烂敷于患处。已治疗二十余例各种蛇咬伤。

（安义制药厂张曾文）

〔四方〕石壁花，龙胆草。

石壁花适量嚼烂敷伤口，龙胆草五钱煎水内服。

如果病人疼痛较剧，可嚼服大青三至五钱。

（玉山县）

〔五方〕外洗药：毛茶子叶、鸭屎镜皮各等量煎水外洗。

外敷药：鸭屎镜皮（臭黄荆）、毛茶子叶蔸皮、七叶一枝花、五爪龙、四方草各等量，捣烂外敷。

内服药：青木香五钱，土黄连五钱。水煎服。

治疗青竹蛇咬伤六例，瓦子角蛇咬伤二例

（宁都石上公社湖岭大队卫生防治室彭峰）

〔六方〕牛舌杈（牛舌枫）、臭头翁（臭牡丹）各等量。

取叶切碎擂成二成烂，再加米酒小半碗（连酒糟）与其捣匀外敷天门（前囱处），每24小时换药一次，患处用金银花藤煎水洗。一般三至五次即可。

注意事项：天门处要将头发剃光后外敷，同时口服酒。如患处起血疱者不要马上挑破，待疱成黄色，再用针刺个小孔即可。若以上两药各等量效果不行，可加大牛舌枫的量。治十四例痊痊。

（石城横江卫生院）

〔七方〕百部。

蛇咬伤后，立即生服百部二至三个，再将百部二个捣烂敷伤口周围。若肢体肿胀，用薯芋一两加唾液捣烂敷肿胀上方一寸处。即可防止肿胀向上漫延。

（景德镇瑶里公社卫生所）

〔八方〕瓜子金（金锁匙、远志草、小英雄）。

药用全草，根据肿胀情况用其量。口嚼或捣烂外敷（伤口上亦可外敷，不必扩创）。在肿胀处如八邪等穴位用三棱针刺。严重者可取瓜子金、犁头草、半边连适量捣汁内服。

共治七例蝮蛇咬伤患者全部治疗。

（铜鼓县卫生医药处）

〔九方〕（一）外用药：柏叶麻肖、五叶南星、检草麻肖各适量。共捣烂外敷，每日换敷一次。

（二）内敷药：七步莲三钱，内红肖二钱，独脚莲一钱，坐兰三钱，苦瓜连二钱，开口剑二钱，检草麻肖一钱，九牛子二钱，红青木香二钱，柏叶麻硝三钱，水蜈蚣二钱，合掌肖三钱，七叶一枝花三钱。

煎水口服，日服一剂，连服一周。一患者伤后七小时，眼闭、身黑、大小便秘、饮食不进、口流涎。用检草麻硝三根研末，开水送下，服后即解小便，再以明矾一钱溶于白开水中送下，又用穿扬箭一两煎水灌下，后解大便。接敷外用药和服内服药一周即痊。

本方主治竹节蛇咬伤。

（宜春县医药卫生服生服务站杨发堂）

〔十方〕柏麻硝、蛇头、健菊花、水缺内雄黄、红青木香、一支云、独立花、七叶一枝花、检草麻硝、独脚莲各三钱。

先用黄枝子、菊花泡水洗伤口，再取上方共研细末与鲜芳瓜草、犁嘴草捣烂成膏状，外敷伤口，共敷三至四十天左右。

本方主治蛇咬伤后溃烂见骨创面。

（宜春县医药卫生服务站杨发堂）

二、蜈蚣咬伤

〔一方〕辣蓼草。取适量捣烂外敷。有特效。

（峡江县）

〔二方〕马尾松。取适量用火烧，将伤部放在烟上熏，会立即止痛消肿。

（天河煤矿张友春）

三、土蜂叮伤

〔药方〕大水葫叶。取适量，火烤软后绞汁，取汁滴在叮咬处。一般用药后，痛止肿消。

（吉水县）

第七章　皮肤性病

一、湿　　疹

〔一方〕蕨箕粉。将挖来的蕨箕洗后晒干备用，同时将患处用水酒洗后，用蕨箕粉撒患处或用甘油调擦患处。

此系祖传秘方，用药期间，患处忌用水洗。

（赣州专区"6.26"卫生人员学习班）

〔二方〕梨落柴根皮（鲜）适量与猪油捣烂用布包好放入火内烤热，乘热擦患处。另用梨落柴根皮煎水洗患处。有特效。

按：此药有毒，不可内服！

（井冈山专区市战地救护学习班）

〔三方〕青黛一钱，海蛤半钱。

研成粉末，与凡士林适量调匀。敷患部。

（莲花县）

〔四方〕芜柏树叶，糯米（用水浸胀）。

取适量捣烂，取浓汁搽患处。每日搽三至四次。（搽后会痛）

（瑞金武阳公社竹阳大队合作医疗所）

〔五方〕犁头草（全草）五钱，小叶野鸡尾（全草）五钱。混合加豆腐捣碎拌和，外敷。疗效80%。

（南丰县古城公社[redacted]付主任武冬秀）

二、阴囊湿疹

〔一方〕油罗蜂窝，烂泥田松树皮，苋菜杆，檵柴二层皮，鸡内金，丝瓜皮，染兰家织布角，离罗柴蔸皮，蛇蜕。

共烧灰，用茶油、冰片调敷患处，先用早禾米泔水洗净后搽药，干后再搽。如有渗出液流出者，再加油纸扇烧灰。

（宜春县医药卫生服务站杨发堂）

〔二方〕鸡公柴适量焙干研末，用麻油调匀，外涂患处，每日一次，涂一周。治癒数人。

（安义县）

三、荨麻疹

〔一方〕田皂角（禾镰草）四至五两，柴丹参五钱。

将禾镰草煎水洗，柴丹参煎水内服，米酒为引。

（德兴县防治院）

〔二方〕七叶黄荆根二两（切成片），甜米酒二两。煎水服，一天一次，连服三天。

治三例，效果很好。

（安义县）

四、风　疹

〔药方〕铁扫帚、马齿苋、金银花、野菊花、夏枯草、水杨柳、墨汁草、大力仔、连召、水灯蕊各三钱。水煎服。

（永丰县）

五、接触性皮炎（漆疮子）

〔药方〕盐同甏（别名：敷盐柴，盐肤子，五倍子）适量。取叶煎水，薰洗患处。

（瑞金县瑞林卫生院）

六、带状疱疹

〔一方〕土木香二两，苦瓜莲一两，一点红五钱。研末用冷开水调成糊状敷患处。

〔二方〕海漂蛸一两，蓼刁竹五钱，飞来鹤五钱，青木香一两。共研细末，用时，以适量油调搽。

（永丰县）

〔三方〕柿油。将柿油涂患处。治愈数人。

（安义县）

七、皮　　癣

〔药方〕羊蹄（新鲜全草）

每日二次，揉搽患部

（一附院）

八、牛皮癣

〔药方〕花椒四钱，枯凡四钱，扑硝二钱，野菊花六钱。

煎水洗患处，每日一次。

（莲花县）

九、头　　癣

〔一方〕猪油（炼好的）半斤，松香二两，硫黄二两，胡椒一钱八分，韭菜八节。配成膏。将患者头发及痂皮剃光，敷上药膏，每日换药一次。约五至十天可愈。

（广丰县医药卫生防治处）

〔二方〕陀参一两，醋适量。

陀参研细末用醋调搽患处，每日3～5次。

（万年县陈营公社）

十、神经性皮炎

〔药方〕茅膏菜（地下珍珠）100克，乙醇（75%）适量。

将茅膏菜洗净晒干，去珍珠小珠后，全草浸入适量75%酒精中，浸七天后，滤过，使全量成1000毫升。用上药每日外涂一次。同时每天内服磷酸氯化喹啉0.25克（一片），每五天停药两天。治十例，近期效果显著；远期效果，待观察。

（江西省人民医院）

十一、剥落性皮炎

〔药方〕五倍子

焙干研成粉末，以菜油调匀，不拘多少，用鸡羽取药外敷患部，每日搽药两次。

（江西省中医院）

十二、白斑病

〔药方〕补骨脂30克。

用50%酒精130毫升浸泡一周，取其浸液，每日晚上搽患处一次。次日患处若仍为白色，则搽后稍晒太阳。

（赣州专区“6.26”卫生人员学习班）

十三、酒渣鼻

〔药方〕大青蔸四钱，银花藤四钱，辛夷（别名：木毕花）钱半。

水煎服，日服一剂。

编注：病例介绍，一例服二剂瘉。

（瑞金沙洲公社绵水大队合作医疗所）

十四、淋　病

〔药方〕鱼腥草二钱，蛤蟆藤五钱，车前草三钱，南天竹草一钱。

水煎服，有结石加透骨消二钱。

（永丰县）

第八章　妇产科

一、妊娠高血压

〔药方〕夏枯草一两。

煎服，每日二次　　　　（一附院）

二、引　　产

〔药方〕土牛夕。

将新鲜土牛夕主根1.5至2寸用冷开水洗净，把朝下方向一端主根放入宫腔内，一般在24小时左右胎儿娩出。

注意：放药后，有的可能发生微寒发热反应。

（鹰潭医卫处）

三、早产大出血

〔药方〕土当归（大肚妈根、山当归）五钱，土柴胡（流尼妈）五钱（全草）。

烤干研末和鸡蛋炒，加红糖和酒适量内服。重者日服三剂，饭前服。治癒三十例。

（定南药材公司陈运达）

四、产后出血

〔一方〕旧棕衣（越旧越好）二两。放碗内烧成灰，冲开水内服，十五至三十分钟即见效。

治疗10例，90%疗效。

（丰城县老圩公社前进大队熊海宜）

〔二方〕血见消二两，益母草二两。

煎水内服，每天一剂。

（上饶专区人民医院）

〔三方〕散血丹，直毛标，毛灯草（头顶一支香）。

取全草各等量，共研为末。每日一次，四钱炒蛋，水酒煮服。

治四例均瘛。

（铜鼓县卫生医药处）

〔四方〕牛戳咀（鲜）二两，山薄荷五两，白牙骨（鲜）五两。

用砂糖水、黄酒煎水，鸡汤冲服。每天一次，连服三次。

（广丰县医药卫生防治处）

五、产后淤血、腹痛

〔一方〕仙鹤草（干）一两，山苍子树根五钱。

水煎服，也可调酒服，每日一剂。

治五例，效果良好。

（寻乌城郊公社岗背卫生服务站）

〔二方〕绉纱皮根四两，煎水一碗服，有特效。

（峡江县）

六、胎死宫内

〔药方〕灯笼草二两。

煎服，每日三次。（一附院）

七、妇女阴痒

〔药方〕风不动四两，西风草一两，大青叶一两，明矾五钱。

煎水熏洗。一般一至二次即癒。

（永丰县）

八、阴道壁慢性溃疡

〔药方〕芙蓉叶粉和龙葵粉。

取适量混合，撒于阴道感染创面，隔日一次。

（一附院）

九、阴道滴虫

〔药方〕大蒜。

捣碎，配成20%溶液，冲洗阴道。

共治四例，疗效佳。

（景德镇市人民卫生院）

十、子宫颈炎

〔药方〕芙蓉花。

取适量，研成粉末。撒于宫颈，隔日一次。

（一附院）

十一、月经不调

〔一方〕夜豆（又名狗粪）。

取根。每次三钱至四钱，红糖一分。经前、经后三天服二剂。

服后有的产生头晕。

（景德镇市宇宙瓷厂医务室）

〔二方〕蒜盘子根五钱，黄花鸡骨一两，祁艾梗五钱，益母草五钱，月月红花三钱，马兰根五钱，伸筋藤五钱。

将上药切碎酒炒待冷后加水煎汁。用水酒与白糖调服。

（永丰县）

〔三方〕香贝子根一两半，柠树根一两，半毛根五钱，倒挂杨柳根一至二两。

煎水服，每天一剂。在月经期服，每月服二至三次，连续服二至三个月。

禁忌：鱼、旦、牛肉等食物。

本方还可治经前奶胀，输卵管炎。

（上高甘山公社长山大队合作医疗站）

十二、倒　　经

〔药方〕仙茅根。鲜的一两、干的三钱。

水煎，对精肉汤服。

（高安县《草药秘方验方选编》）

十三、痛经不孕

〔药方〕茶叶树根五钱，小茴根五钱，高山虎脚二两。

月经来时，将前两味药同适量米酒煎水加红糖服。经净第二天再将后一味药炖白毛母鸡，加少许米酒、食盐服下，一月服一次，连服三个月即怀孕。已治好三十余例。

（安义县）

十四、功能性子宫出血

〔一方〕旱莲草（全草）一两，侧柏叶一两。水煎，每日一剂，分二次服。

（一附院）

〔二方〕地榆根二两，金樱子（糖罐子）蔸半两，精肉三两。

煎服，每日一次，连服二至三次，以红糖为引。

本方还可治白带过多、月经不调。治白带过多以白糖为引。治血崩以红糖为引。

治疗40例。

（安义县制药厂张曾文）

〔三方〕巴蕉蔸二两。

煎水服，每日一次，连服二天即瘉。

治瘉数人。

（安义县）

〔四方〕头发灰、旧棕衣灰、蒲黄（炒）、艾（炒）、仙鹤草、百草霜（锅底灰）。

先将后四位药煎水，用药汁同前二位药灰冲服。

（上犹县人民医院曾凡松）

〔五方〕茅莓根一两。炖瘦猪肉适量服，日一次。

（上犹县）

〔六方〕白面枫根五钱至一两。炖猪肚或鸡服。

（于都县银坑公社张德祥）

〔七方〕蒜盘子根五钱，鸡冠花五钱，棕梗五钱，仙鹤草三钱，还魂草二钱，艾梗五钱，何首乌四钱。

煎水服，每日一剂。

（永丰县）

〔八方〕观音坐莲五钱，白映山红五钱。

水煎服。

（安福县）

十五、白　带

〔一方〕新鲜小叶梧桐子蔸一斤，米仁一至二两。

将蔸切片晒干，用水酒反复炒三次，成黄色后装放地下露一夜，与米仁一起煎水至二分之一的浓度后加白糖服。每日一剂，服三天，一般二剂见效，严重的三剂见效。

（兴国县南坑公社）

〔二方〕白果树根的皮。取适量先煎水后对一个鸭蛋，一次一碗，日服三次，连服三天。

（瑞金县冈面卫生院）

〔三方〕白根子。

取根，每次三至四钱，煎水，以鸡汤或荔枝汤下。

（景德镇市瓷厂医务室）

〔四方〕竹叶麦冬二两。

取鲜全根水煎，鸡汤冲服，每天一次，连服二天。

（广丰医药卫生防治处）

〔五方〕金不换四两。同猪肉炖服。

（峡江县）

十六、子宫脱垂

〔一方〕金樱子根四两，棕树根二两。

水煎，兑鸡汤服，每日一剂，分二次服，如加用蓖麻子捣烂敷百会穴，效果更佳。

（丰城县淘沙公社淘沙大队）

〔二方〕鸟不骑（楤木、老虎卵）、离罗柴蔸、青鱼胆草各四两。

煎水外洗阴部，每日早晚各一次。洗后再以芦枝柴烧灰拌醋（淡）放在月经带上外敷。病愈后三个月不能挑重担、久蹲。

（宜春县医药卫生服务站杨发堂）

〔三方〕黄芪三钱，党参五钱，升麻三钱，大罗伞四钱（鲜大罗伞用火煨干、酒炒）。

（安福县）

十七、盆腔炎、附件炎、子宫内膜炎、卵巢囊肿

〔**药方**〕丹参一斤。加水250毫升，煮沸后加水至800毫升，去渣备用。电离子导入。

共治十三例。有的痊愈，有的症状消失。其中一例卵巢囊肿治后疼痛消失，肿块缩小，质变软。此方正在研究。（景德镇市人民卫生院）

十八、避　孕

〔**一方**〕棕树根（或芯）一至二两，在月经净后与猪肠炖服一次，可以终身绝育。经十例应用，其中九例失去生育能力。一人服药后受孕，原因是用了失效的干枯树根，故未达到绝育目的。凡服此药绝育者，均无任何付作用，月经正常，身体健康。

（中国人民解放军某医院、奉新县）

〔**二方**〕连前子二两，莲须二两，花椒（有籽的）五分，寒水石一两五钱，零陵香一钱五分。

共研细末，月经净后每日服二次，每次一两，服完为度。可避孕一年。

附：光用零陵香二钱，每次经后煎水服一次，可避孕一个月。

（中国人民解放军某医院、奉新县）

〔三方〕冬葵子六钱，高粱蔸（洗净）三两。

将两草药加水二碗煎成一碗，在月经干净三、五天后内服，连服二次，连服二个月，共服四次即可绝育。

注意：（1）服药期间禁房事；

（2）孕妇和喂奶妇女禁服。

（吉水县）

十九、催　奶

〔药方〕鲜奶党一两，前猪脚一只。炖服。

（安福县）

第九章　小儿科

一、小儿高热

〔一方〕杨柳根（水边被水冲过的白根）三钱。

取干根，煎水内服，每日一剂，分二次服。二小时可见效。

（景德镇市瑶里公社卫生所）

〔二方〕白茅根（根）七根。煎水服。二小时内见效。

（景德镇市江村公社卫生所）

〔三方〕过潭龙一克，倒地拱一克。煎水（加药量）或研末服，每天2至3次。有退热止咳作用。

（莲花县）

二、夏季热

〔一方〕丝瓜叶、苦瓜叶、艾叶、荷叶、南瓜叶。

将上述五味药适量地擂成汁，用冷开水冲服。有特效。

（崇仁祀陂公社论沅大队黄远虎）

〔二方〕连钱草二两。水煎服，每日二次。

（赣州专区“6·26”卫生人员学习班）

〔三方〕仙鹤草二钱，千重塔五分。

将上药各煎水，用开水冲淡作茶喝，交替使用，至热退。

（广丰县医药卫生防治处）

〔四方〕南瓜叶、丝瓜叶、苦瓜叶、荷叶、梨子皮各三钱。

煎水服，每天一次

（弋阳县葛溪公社）

三、小儿气管炎

〔药方〕麻黄七分，芥子一钱，莱菔子一钱，桔梗一钱，杏仁一钱，甘草一钱。水煎服，每日二次。

（吉水县）

四、小儿肺炎

〔一方〕黄荆、绣花针、野南瓜、茅栗子蔸、山枝子各三钱。

水煎服，每日一剂。

高热不退者加大青叶，小便短赤加车前草。功效显速。

（新余县）

〔二方〕接骨金粟（肿节风）三钱，红牛夕三钱。

煎水空腹服，每日二次。

（贵溪县人民医院）

五、小儿消化不良

〔一方〕无叶藤1.5克，厚朴0.5克。

煎水（加五倍量）或共研粉末口服，一至二岁小孩每次二克，每日二至三次。

治疗287例，疗效显著。

（莲花坪时公社湣塘大队合作医疗站草药研究组）

〔二方〕鲜乳汁草1～2两。

煎服，每日一次。

（一附院）

〔三方〕阴阳草、鹅不食草、叶下珠（均用全草）各等量。晒干研末备用。日服三钱，开水冲服。

（吉水县）

〔四方〕小叶香薷（干草）五钱至一两。水煎服，每天一剂，或泡开水饮服。治癒百余例。

（进贤县前坊徐文辉）

〔五方〕消食草（山墨草）半斤，山渣子三钱，夜明沙三钱，鸡肫皮二钱，寒水石二钱。

半岁至一岁五分，二至三岁五至八分，四至八岁一钱，开水对服，最好拌猪肝或鸡肝服。

（上高县人民卫生服务站）

六、小儿营养不良

〔一方〕奶汁草五钱，铁马鞭五钱，观音草五钱至一两。

煎水一碗加红糖兑服。每日一剂，连服三剂即愈。已治100余人，效果良好。

伴有腹泻者加灯芯草适量同服。

（安义县）

〔二方〕1、叶下珠全草五钱至一两。

炖鸡肝或猪肝服，每天一次。

2、连钱草五钱至一两。

水煎服，每天二次。

（赣州专区“6·26”卫生人员学习班）

〔三方〕1、观音草（又叫爵床、疳积草）全草碾末。

2、观音草、石胡荽（鹅不食草）各等份碾末。

3、观音草、石胡荽、马鞭草（铁马鞭）各等份碾末。

先用粗针刺四缝，挤出黄水，后选用上述任何一方，加猪肝一两，切碎同蒸，连服二至三次。治100例，疗效90%。

（奉新县赤岸公社河头大队合作医疗队）

〔四方〕疳积草60%，山楂20%，使君子20%，共研细末，每服五分至一钱，开水冲服。

（景德镇市瑶里公社卫生所）

〔五方〕铁苋一两，木瓜一钱，石榴皮一钱，酒饼半个。

煎水服，治三例，效显。

（铜鼓县卫生医药处）

七、小儿疝气

〔一方〕薏苡仁根50%，丁香5%，乌药5%，桔核心10%，荔枝核10%，小茴香20%，共研细末，蜜炼为丸，每丸一钱，每次服半粒或一粒，每日三次。

（景德镇市瑶里公社卫生所）

〔二方〕吊立庆一两，台乌三钱，枝子蔸五钱，黄枝子一两，瘦肉二两。

上药共煎，除渣服（忌盐）

（宜春县医药卫生服务站）

八、小儿气胀、水臌

〔药方〕蜂蜜、葱、生姜、麻油、石菖蒲根各适量捣烂。

敷肚脐。屡治屡瘾。

（瑞昌县医防处）

九、小儿麻痹症

〔一方〕瓜子金（又名金锁匙、八麻金锁）（鲜草）五钱，石鹿角五分。煎水服。

〔二方〕合掌肖（又名旦草）（干）一两半，用开水泡胀，再放入锅中加水酒或米酒糟适量煎服。

（上高江口公社卫生院）

〔三方〕甜酒糟、广桔叶，枫树叶，樟姜，生姜各等量，加冬酒炒熟擦患处或外敷患处。

（吉水县）

〔四方〕半边枫（荷边凤）一至二钱，节节枫一至二钱。煎服，以精肉为引。

（吉水县）

十、小儿遗尿症

〔一方〕桑螵硝七个，铁扫帚二钱。

水煎服，每日二次。

〔二方〕兰花满山红根一两。

水煎，兑鸡汤服。

（赣州专区“6·26”卫生人员学习班。

十一、婴儿湿疹

〔药方〕鲜薜荔叶二两，黄连三钱。

加米汤适量擂烂，以汁搽患处，或同时服汁二、三汤匙，一日二次。

（龙南温庆音）

第十章　五官科

一、中耳炎

〔一方〕老鼠屎，虎耳草，鬼针草各五钱。

煎水服，一天一次，连服五天。

（南昌向塘卫生院）

〔二方〕虎耳草（研末），胎发（烧灰），指甲（烧灰）。共研末混合，吹耳内。

（宜春县医药卫生服务站）

〔三方〕蛇葡萄叶。

将上药捣烂，取自然汁滴入耳内，每天三次，三天全愈。治七例均愈。

（新建松湖公社梁勋明）

二、鼻　衄

〔一方〕生枝仁五钱，研细末，用冷开水冲服。有特效。　（永丰县富溪公社富裕大队医疗站）

〔二方〕棕子二两。水煎内服，每天一至二次。治疗三例全愈。

（丰城县老塘公社前进大队熊海宜）

〔三方〕金刚草八钱，海金沙五钱，白鸡冠花五钱。煎水服。（陕江县）

三、鼻　炎

〔一方〕狗杞根皮五钱，甘草五钱。煎水当茶喝。治二例见效。

（奉新河头大队合作医疗所）

〔二方〕石胡荽全草（鹅不食草）。

捣烂如泥，用棉球粘少量塞患侧鼻内。每天六次。本方治慢性鼻炎。

（赣州市防治院二门诊部）

四、慢性泪囊炎

〔药方〕炙全蝎三钱，焙干研末，每日二次，每次三分，开水送服。有特效。

（遂川县）

五、咽喉炎

〔一方〕百两金、大青根各一两。

煎水内服，每天二次。治四例均好。

（新建县松湖公社梁勋明）

〔二方〕坐兰（干、鲜均可）五至八钱。煎水内服。（宜春县医药卫生服务站）

六、急性扁桃体炎

〔一方〕水线草、一点红、积雪草、南岭荛花根（了哥王）、白茅根、二面针各一两。

水煎服，每日一剂，分二次服，二至六剂为止，勿多服。

本方还可治多发性疖肿，慢性口腔炎。

（中国人民解放军某部野战医院）

〔二方〕金锁匙半两，凤凰草一两，雄黄、红花倒水莲各适量。

取金锁匙，凤凰草捣烂加雄黄适量加烧酒适量，用红花倒水莲蔸适量将上药擂烂，取汁内服，渣外擦患部。有特效。（吉水县）

〔三方〕红牛夕根（鲜的）一至二两（干的半至一两）。煎水内服。经治五例，均有疗效。

（奉新县赤岸公社河头大队合作医疗所）

〔四方〕坐骨五钱，九牛子五钱，开口剑二钱。煎水内服，每日一剂。

（宜春县医药卫生服务站）

七、牙　　痛

〔一方〕鲜骨碎补去毛切片一两，瘦猪肉二两，炖服，一日二次。服三、四次即断根。

（井岗山专区、市战地救护学习班）

〔二方〕杨梅树根三两。

煎浓汤作含嗽剂，含嗽数次即癒。

（吉水县）

〔三方〕刺蒺藜、骨碎粉各适量。

水煎服。本方治疗老年人牙痛有良效。

（太和县）

〔四方〕鲜六月霜一两，鲜凤尾草一两，鸭蛋两个。

用上药和蛋煎水，去渣内服二次见效。治四例均癒。

（新建县松湖公社梁勋明）

〔五方〕六月霜（鲜草）一两。

煎水一碗去渣，再用鸡鸭蛋各一个煮服，每天一次，连服二至三次。

（宜黄县卫生处）

〔六方〕倒地拱。将其切片，放痛牙上含，或磨水含嗽。

（瑞金县壬田公社叶礼茂）

〔七方〕车前草、白马骨、灯芯草各二钱。

煎水，先嗽口后服。半小时内见效。

（景德镇市江村公社卫生所）

八、牙冠周围炎

〔药方〕五瓜龙根（去皮）2至4两。

煎服，每日二次。本方还可治化脓性腮腺炎。

（一附院）

九、走马牙疳

〔一方〕血竭一钱，人中白一钱，冰片五分，枯凡三钱。

上四药先研末过筛备用，涂布口腔溃疡处。治十余例。

（龙南县关西公社）

〔二方〕月石三钱，冰片三钱，青黛三钱，信石二钱，红枣五至六个，甘草三钱。

甘草，月石，冰片，青黛共研末。信石塞入红枣内，放在火笼里煅见烟尽取出，和前四种药共研末，外涂牙内。

（瑞金县人民医院）

〔三方〕鲜威灵仙根适量，捣烂如泥（捏成蚕豆大），敷于患者前额中央部，每天敷一次。若干威灵仙根则加少许米酒捣烂，敷法同前，一次见效，三次痊瘉。

（安义县）

〔四方〕珍珠宝塔草（地耳草，贼骨草）（鲜全草）二两或干草一两，用温水浸后，捣碎取汁 100 毫升，炖服，每天一次，三至四次可愈。同时可用此汁漱口。治十四例，均瘉。

（抚州市红雨桥公社东风大队）

十、急性结膜炎

〔药方〕野菊花 1 至 2 两。

水煎后以其蒸汽熏眼10至15分钟，每日一次。

（一附院）

十一、眼　　翳

〔药方〕鲜半边莲，鲜犁头草。

上药等份捣烂，敷于患眼上，六小时换药，敷上后有往外拔的感觉，但对眼球无防碍。治二例均瘉。

（新建县松湖公社梁勋明）

十二、角膜溃疡

〔药方〕木贼草三钱，草决明三钱，生地三钱，当归三钱，黄连适量。

水煎去渣，其药汁与猪肝汤兑服。外用黄连磨人乳滴患眼。

（南康县大山脑垦殖场彭良恩）

十三、角膜白斑

〔药方〕白麻骨（又名白马骨），六月雪。用枝干烧成灰，涂患处，每日二次。以早期疗效最好。

（景德镇市江村公社卫生所）

十四、青光眼

〔药方〕田螺胆数个。将胆囊捣烂，用胆汁点入眼内。

（太和县）

十五、夜盲症

〔一方〕夜明砂一两半，镰刀草一两，土活血一两，牛肝二两。

水煎服，每日一剂，有效。

（新余县）

〔二方〕大青叶蔸（臭柴蔸）。烧灰拌蒸猪肝，内服，每天一次，至消失夜盲为止。

（宜春县医药卫生服务站）

第十一章　兽医、土农药

一、兽用民间草药方：

Ⅰ、生猪疾病治疗草药方

（一）猪瘟（烂肠瘟、猪霍乱）

〔一方〕绿豆与黄豆各一斤混合煮熟喂猪。

〔二方〕独大蒜二两，细叶凤尾草（小鸡尾，野鸡尾，野黄连）二两，香樟子（樟树子，樟子）四钱，山豆根（洋古槎，豆叶槎）四钱，细马蓼（辣蓼草）五钱，车前草、大青叶二至三两，共研末加烟屎水喂服。

（二）猪丹毒（打火印）

〔一方〕将大蒜二两用开水泡一昼夜，给猪内服，或过滤后的清液给猪肌肉注射，剂量每头猪三十至六十毫升。

〔二方〕野连召根一两，枝子一两，金银花藤一两，棉茵陈二两，山豆根五钱，桔梗五钱，大青叶二两，铁凉伞六钱，刺黄连一两，土大黄二两，共煎水喂服。

（三）猪肺疫（锁喉风、硬颈瘟、猪巴氏杆菌病）

〔一方〕前胡六钱，桑白皮二两，石菖蒲八钱，地菜子一两，野菊花兜二两，天冬六钱，瓜蒌六钱，苏子四钱，青木香三钱，麦冬五钱，野苎麻花一两，野连召六钱，桃树枝一两，薄荷五钱，枇杷叶五钱，共煎水喂服。

（修水县药材公司）

〔二方〕四黄素注射液：黄连百分之十，黄柏百分之二十，黄芩百分之二十，大黄百分之二十，知母百分之十，银花百分之五，大青叶百分之十，冰片百分之五。

制法：将上药切碎，放入缸中，加蒸溜水泡浸一星期后，再倒进锅内煮沸一小时，过滤，再蒸溜，分装高压消毒。

用法：皮下或肌肉注射，每公斤体重零点五毫升，每日二次。

本方还可治疗猪丹毒。

（南昌县制药厂试制）

（四）猪喘气病（病毒性肺炎）

〔药方〕青木香四钱，陈皮三钱，芥菜子八钱，瓜蒌一两，豆角皮（豆角壳，豇豆皮）二两，天台乌四钱，地菜子六钱，野苎麻花一两，小茴香蔸一两，麦冬三钱，桑白皮二两，共煎水喂服。

（五）猪中暑

〔药方〕车前草二两，香茄（细叶荆芥）八钱，白花茵陈一两，野鸡尾二两，鱼腥草二两，大蒜二两，青木香五钱，大叶青一两，银花藤一两，水灯蕊一两，煎水喂服。

（六）猪感冒

〔药方〕前胡四钱，过路擦（过路黄荆，满天星）一两，独活三钱，甘葛（葛根）五钱，荆芥三钱，土茵陈一两，威灵仙六钱，葱蔸一两，水芦根四钱，紫苏一两，共煎水喂服。

（七）猪风湿病

〔一方〕狗骨头或猫骨头炒焦研末用水酒或酒煎水喂服。

〔二方〕大活血一两，勾藤一两，过路擦蔸一两，矮脚茶一两，山木通六钱，野薄荷八钱，杉树稍五钱，土牛夕五钱，土茵陈一两，地南蛇（过山龙）四钱，五加皮五钱，水酒四两做引，共煎水喂服。

（八）猪奶房炎

〔一方〕水杨柳二两加水酒煎服。

〔二方〕蒲公英四钱，银花藤一两，野南瓜槎二两，野连乔蔸一两，艾叶一两，通草三钱，黄花蔸一两（或叶二两），共煎水喂服。

（九）母猪乳少或无乳

〔药方〕天丁刺五钱，留行子（王不留行）一两，牛乳党参二两，通草二钱，土桂枝三钱，枣子根二两，黄花根一两，用水酒煎服。

（十）猪湿疹（棉子疮）

〔一方〕鲜野芋头（煮熟）一斤，混入饲料内服。

〔二方〕山豆根二两，金银花二两，白仙皮二两，煎水混入饲料内服。

（十一）猪大便结（肠结）

〔药方〕土大黄一两，陈皮四两，天台乌四钱，油木梓根一两，青木香四钱，大皂四钱，共煎水喂服。

（十二）猪消化不良

〔药方〕山楂一两，麦芽五钱，高粱子（炒烧）二两，共煎水喂服。

（十三）猪蛔虫病

〔药方〕苦练皮二钱，野苡米蔸四两，石榴皮二两，煎水加二个鸡蛋花混入饲料内服。

（十四）猪疥癣（癞皮病）

〔药方〕1.臭蚂蚁窝烧灰（存性）用菜油调擦患部。

2.犁头槎根上的皮一两，鲜虾子五钱，

混合用鲜猪油二两捣碎调擦患部。

（十五）猪发烧（无名热）

〔一方〕丝瓜藤（秋季）从地面的蔸部向藤上量三尺斜割断，把断头放入瓶内二十四小时可自然流水一斤至一斤半。取二至四两给猪内服或拌饲料内喂服，或将其水滤过给猪肌肉注射，每天三次，每次四十毫升。

〔二方〕水杨柳二两，大青叶二两，犁头草二两，马蹄草八钱，共煎水喂服。

（十六）小猪仔伤寒

〔一方〕饭一碗与食盐一两，炒焦为末，用开水冲服，一天两次。

〔二方〕荆芥二钱，薄荷一钱，苏叶一钱，苍子槎一钱，过路擦三钱，前胡三钱，威灵仙三钱，甘葛三钱，桑叶二钱，白菊花二钱，共煎水喂服。

（十七）仔猪白痢

〔一方〕檵槎子（檵槎）五钱（炒焦），陈早谷半斤（炒焦），凤凰衣五钱（烧焦），共研末调服。

〔二方〕人苋珍珠（杂斗珍珠）七钱，叶下珍珠七钱，半边莲一两，节节红（紫草）二两，铁扫帚一两，煎水喂服。

（修水县药材公司[redacted]）

Ⅱ 耕牛疾病治疗草药方

（一）牛百叶干

〔一方〕生芝麻半斤，捣碎用菜油一斤调匀内服。

〔二方〕土大黄二两，枳壳一两，刺黄柏二两，山木通一两，枝子一两，李仁五钱，野连召兜一两，沙参一两煎水服。

（二）牛气胀

〔一方〕大蒜捣碎，用开水冲服。

〔二方〕大皂角二两烧灰，开水冲服。

（三）牛宿草不转

〔药方〕小茴香蔸一两，萝卜子一两，高粱子四两，山渣二两，陈稻谷一斤，麦芽二两，香附子二两，鸡内金三个，混合用醋二两，炒后煎服。

（四）牛大便下血

〔药方〕节节红一两，朝天罐五钱，公母草一两，银花藤一两，大叶青二两，青木香八钱，黄荆槎子三两，荆芥一两，叶下珍珠七钱，水灯芯五钱，香附子一两，共煎水灌服。

（五）牛脱肛

〔一方〕艾叶二两，紫苏二两，薄荷二两，石卜二两，五倍子五钱煎水洗患部后用手送进肛门。

〔二方〕小茴香兜一两，萝卜兜一两，香附子五钱，勾藤一两，牛子六钱，槐花四钱，天台乌七钱，薄荷六钱，陈皮六钱，苏叶八钱，共煎水内服。

（六）牛肺喘病

〔一方〕桃树芯四两，柳树芯五两，豆角皮四两，共煎水服。

〔二方〕马勃八钱，沙参八钱，桔梗六钱，枝子一两，青木香五钱，葶苈子一两，芥菜子八钱，麦冬八钱，桑白皮二两，淡竹叶八钱，瓜蒌一两，野菊花兜二两，苏子八钱，共煎水灌服。

（七）牛肺癀

〔一方〕菜油一斤，拌生鸡蛋八个调匀灌服。

〔二方〕刺黄连一两，刺黄柏一两，山豆根二两，土茯苓四两，枝子一两，土大黄一两，麦冬八钱，射干一两，瓜蒌一两，银花藤二两，野连乔兜一两，生芝麻半斤，共煎水内服。

（八）牛中暑发痧

〔一方〕鲜黄荆子二两，鲜鱼腥草四两，鲜车前草二两，青鱼胆五钱，混合捣碎，用冷水灌服。

〔二方〕青木香八钱，大青叶二两，白花茵陈二两，枝子八钱，香茹八钱，水灯芯一两，鱼腥草一两，棉茵陈一两，车前草一两，共煎水灌服。

(九)牛风寒

〔药方〕荆芥一两，甘葛一两，薄荷一两，苏叶一两，萆薢六钱，苍子槎一两，黄花茵陈一两，淫洋藿八钱，威灵仙一两，过路擦二两，共煎水灌服。

(十)牛风湿

〔药方〕五加皮一两，大活血八钱，牛夕八钱，威灵仙八钱，八稜麻一两，淫洋藿八钱，伸筋八钱，木通八钱，地南蛇一两，土茵陈一两，大马蓼一两，细辛一钱，共煎水灌服。

(十一)牛花草胀

〔一方〕蜂蜜二两加葱四根捣碎用手送入肛门。

〔二方〕皂角一两炒焦研末用手送入肛门或煎水灌服。

(十二)牛烂红薯中毒

〔药方〕1. 红茶叶一斤，煎水内服。

2. 菜油一斤半，灌服。

3. 鸭蛋十个，灌服。

(十三)牛斑苗虫中毒

〔药方〕野鸡尾二两，刺黄柏二两，山豆根二两，野连乔兜一两，土茯苓二两，铁凉伞一两，盲肠草二两，共煎水服。

(修水县药材公司[redacted])

二、灭水稻虫草药方

一、水莽子煎剂：

制法：水莽子（根、茎、叶）半斤，捣碎。食盐一两。加水五斤，置锅中用火煎熬至一斤，过滤，即得母液。

用法：取母液一斤加清水四斤，用喷雾器喷射。每亩水稻田需母液四斤。

效果：对水稻螟虫、稻飞虱、浮尘子、菜蚜等有胃毒作用，死亡率达百分之九十五以上。

说明：水莽子是一种野生植物，有剧毒，在制造、使用过程中要注意人畜安全。

二、烟梗煎剂：

制法：烟梗半斤（叶及烟蔸更佳）加水五斤，置锅中，微火煎熬，至一斤，过滤即得母液。

用法：取母液一斤，加清水一斤，用喷雾器喷射，每亩水稻需十斤母液。

效果：对水稻螟虫有特效，对稻飞虱、浮尘子死亡率达百分之九十以上。

三、枫杨煎剂：

制法：枫杨树叶一斤，切碎加水三斤，置锅中用火煎熬呈红褐色，过滤，即得母液。

用法：用尽母液喷射，每亩需母液二百斤。

效果：防治稻飞蝨。死亡率达百分之九十，对浮尘子也有一定效果。

说明：用水浸泡枫杨树叶也有同样作用，不论浸泡或煎熬，如药液变成黑色则失效。

四、樟树叶煎剂：

制法：樟树叶二十斤，兑水八十斤，熬煮二小时，得母液五十斤。

用法：用净母液喷射，每亩水稻需母液一百斤。

效果：对稻飞蝨、浮尘子、螟虫、卷叶虫、稻苞虫防治效果达百分之八十至九十。

五、三合剂：

制法：乌桕、苦楝（叶、果、皮）、闹洋花各一斤，切碎加水十斤，煎熬二小时，过滤，即得母液。

用法：每斤母液加清水二斤，喷射，每亩水稻需要母液十斤。

效果：对水稻螟虫、稻飞蝨、浮尘子效果良好。

六、石灰硫磺粉：

制法：石灰百分之九十，硫磺百分之十，混匀，

168

过筛即成。

用法：将石灰硫磺粉撒于露水之禾上，每亩需三十斤。

效果：对稻飞蝨、浮尘子防治效果达百分之八十，对稻瘟病，也有一定防治效果。

七、茶枯、石灰、烟梗粉。

制法：茶枯百分之五十，石灰百分之三十，烟梗百分之二十，磨成粉末，混和过筛即成。

用法：在中午太阳较大，水温较高时撒入田中，每亩需五十斤。

效果：对水稻螟虫、稻飞蝨、浮尘子防治效果达百分之八十。

八、杨梅树皮、金腰带、砒霜粉。

制法：杨梅树皮百分之六十，金腰带百分之三十五，砒霜百分之五。磨成粉末，混和过筛即成。

用法：撒入田中，每亩需十斤。

效果：对水稻螟虫、稻飞蝨、浮尘子防治效果达百分之八十左右。

九、巴豆、樟树叶、茶枯粉。

制法：巴豆百分之二十，樟树叶百分之三十，茶枯百分之五十，分别烤干研粉，混和过筛即成。

用法：在中午太阳大，水温高时撒入田中，每亩需二十五斤，撒药后须关水二天，水位一寸以下。

效果：对水稻螟虫、稻飞蝨、浮尘子、卷叶虫，稻苞虫的防治效果达百分之九十左右。

十、马、硫、石合剂。

制法：马前子一两，硫磺二两，石灰七两。先将马前子加水五斤，煎成二斤，再加入硫磺煎十分钟，再加入石灰煎十分钟，取出过滤，即得母液。

用法：取母液一斤加水十斤喷射，每亩稻田需母液二斤。

效果：对水稻螟虫、稻飞蝨、浮尘子的杀灭效果达百分之九十左右。

（以上药方均由吉水县螺田公社土农药厂制成）

十一、六·二六杀虫粉：

断肠草百分之六十，辣蓼百分之二十，苦楝树皮百分之五，辣椒树百分之十五。均洗净晒干研粉而成。此药经过省农药厂检验有效，其中断肠草最毒。

本方主要防治稻螟虫、菜青虫、棉牙虫。

（南昌县制药厂）

170